U0251123

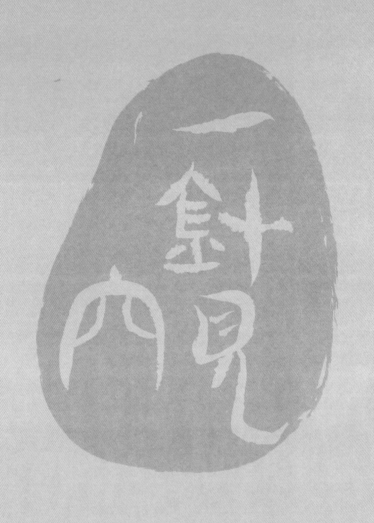

一针见穴

手指上的医院

宗绍峰 著

云南出版集团公司
云南科技出版社
·昆明·

图书在版编目（ＣＩＰ）数据

一针见穴：手指上的医院/宗绍峰著. -- 昆明：
云南科技出版社，2017.11（2018.7重印）
ISBN 978-7-5587-0115-3

Ⅰ.①一… Ⅱ.①宗… Ⅲ.①穴位疗法 Ⅳ.
①R245.9

中国版本图书馆CIP数据核字（2017）第278345号

出　品　人：杨旭恒
总　策　划：杨旭恒
策　　　划：高　亢　高建勤
　　　　　　段丽彬　刘　康
责任编辑：王建明　李永丽
　　　　　　邓玉婷　蒋朋美
封面设计：晓　晴
责任印制：翟　苑
责任校对：叶水金

云南出版集团公司
云南科技出版社出版发行
（昆明市环城西路609号云南新闻出版大楼　邮政编码：650034）
云南骏美彩印包装有限公司印刷　全国新华书店经销
开本：787mm×1092mm　1/16　印张：18.75　字数：400千字
2017年12月第1版　　2018年7月第2次印刷
定价：46.00元

序

2017年1月18日，中医界发生了一件标志性大事件。

中国国家主席习近平在瑞士日内瓦访问世界卫生组织并赠送针灸铜人雕塑。

在中国最高领导人首次到访世卫组织之际，在全世界的瞩目下，将蕴含着中医文化精髓的针灸铜人作为礼物相赠，寓意着与西医人体九大系统有着异曲同工的中医人体经络、穴位体系正式启航远行，走向全球。

卫生与健康是全球性的课题。对任何国家而言，没有全民健康，就没有全民小康。

气候变暖、环境污染、资源枯竭和物种消失，人类罹患各种急、慢性疾病的概率越来越大。医疗费用已经成为压在各国政府和人民身上越来越重的负担。认识和研究人体经络系统，有效利用穴位诊疗，或许是治愈疾病、降低费用的唯一出路。

手指点穴治病也称为指针疗法，是从中华武术演变而来的中医外治疗法之一。医者一点一按，病者应手而起，驱邪祛疾，点石成金，化腐朽为神奇。堪称国粹中医传承千年的瑰宝。

中医的理论基础是疏其气血、令其调达、而至和平。也就是扶正祛邪、平衡阴阳、正气存内、邪不可干。

而气血运行的唯一系统为人体的经络系统，穴位是气血运行双向调节的自动枢纽。没有经络系统就无从行气血、营阴阳、络表里、调虚实、济寒热、处百病、决生死。没有穴位就无法控制、调节人体随时变化的气、血需要。头部需要气血时没有及时供应上去就会脑部缺氧、低血糖，头部不需要气血时大量供应就造成高血压、脑溢血。关键就在"开关"，这个"开关"就是人身上的穴位。

人体疾病无论是外邪、不节或过用，都是因为各种原因导致经络阻塞或不畅。几乎所有常见疾病和许多慢性疾病，都可以通过刺激穴位、疏通经络，令其恢复自动调节功能来治愈。

而疏通人体经络不需要任何复杂的仪器、设备，也不需要各种高深莫测的理论基础，只需要一根手指！

无论世界多远，无论身在何处，只需要伸出自己的手指，就可以疏通经络，调达气血，扶正固本，恢复健康。

让供不应求的医疗资源或高昂的医疗费用去医治那些真正的急病、重病和疑难杂症吧，捧起伟大祖先留给我们的经络穴位瑰宝，轻松快捷地治愈亿万人民的身体疾病。减轻人民的家庭负担，降低国家、政府的医疗保险支出压力，增强民众的身体素质，提高人民的生存质量，从而达到全人类健康、长寿、快乐的生活目标。

"拯救之法，妙用者针。劫病之功，莫捷于针灸。故《素问》诸书，为之首载，缓、和、扁、华，俱以此称神医。盖一针中穴，病者应手而起，诚医家之所先也。"（《标幽赋》注解）

作为中华武术和中医民间疗法精粹的点穴神技，通过中医诊断的四诊合参、因病论治、因人施治，让指针诊疗有了腾飞的目标和方向。云南科技出版社杨旭恒社长慧眼独具，把指针点穴的神奇效果浓缩于书名《一针见穴》，使中华武术和国粹中医的博大精深与神奇功效一目了然地呈现在读者面前。在此表示感谢。

大道至简。最伟大的真理往往是最简单易懂的。一套经络，一根手指，经纬坐标，就是一所医院，可带给中华民族和全世界人民幸福与健康。

这，才是中医的灵魂和目标。

目录

CONTENTS

第一章
引　子

一、假酒与筷子

2016年6月6日上午，我应邀前往昆明高新技术开发区活草堂植物保健产业公司交流。该公司曹总经理是多年的故交，戴董事长毕业于上海交大医学院生物医学系，长期研究仿生科学。

作为仿生专业的高级工程师，戴董自主研制了仿生胃、脾、肝、肠植物萃取的全自动生产线。通过模拟人体接纳、吸收食物过程，提取并冻干玛卡、松茸、葛根、石斛、苦竹、雪菊、三七、辣木等植物精华，以利于服用、饮用后最大比例地吸收植物营养和保健成分，从而达到以食代药，食饵代医的治未病效果。

在与戴董品茶交流的过程中，曹总先去办公室处理一会儿工作，返回后一直坐在旁边闭目沉思，很少插话。直到中午才加入进来一起进行了业务上的补充和说明，但谈话过程中一直在用手揉弄眼睛。我和戴董都以为是头天晚上没睡好的缘故。

几个小时的交流中，我也向他们详细描述了人体经络穴位的大致状况以及在生命科学中的重要作用。

中午我们三人前去午餐，到餐厅包房里坐下，斟上茶，曹总才解释说前一天与朋友打羽毛球，结束后用餐时一位朋友带来一瓶别人赠送的茅台酒，邀请大家畅饮。没想到自己喝完酒后眼睛就开始干、涩、胀痛，昨晚点了眼药水、眼药膏，可是一直到今天都未缓解。眼睛睁开就难受，更无法与人对视。刚才看我们愉快交谈，就忍着没有打搅我们。

略懂白酒的我和戴董同时判断是喝了假茅台酒。真茅台酒原浆勾兑后须窖藏三年以上才能出厂，饮酒后酱香浓郁润滑，口不干、不锁喉、不上头。喝酒后出现眼疾一定是假酒，曹总问我有没有什么穴位可以缓解一下。

餐厅没有点穴棒，在餐桌上准备进餐，用手指感觉不大卫生，况且这种小病也不需要气功点穴。抬眼看看周围，随手在桌上拿了一根筷子，让他双脚脱了鞋踩在鞋子上，调转筷子另一头，分别在他两只脚面的太冲、行间穴各点了1分钟。点穴过程中他疼得大叫受不了，点完后让他多喝茶水。

5分钟后，曹总开始不断地流清鼻涕，他出去卫生间清理，几分钟后返回包房，告诉我们说眼睛的不舒服状态大为缓解，已经可以睁眼和看人、看物了。

等到午餐结束，他眼睛的干、涩、胀痛感基本消失。分手时，我从车里拿了点穴棒送给他，让他回家后临睡前再点一遍，多喝点温开水。第二天上午，曹总微信告知眼睛已痊愈。

白酒藏湿毒、火毒，多饮伤肝肾。肝开窍于目，火毒太盛，由眼睛溢出，故眼有疾而恙。肝火太旺木侮金，故湿毒滞于肺而不得泻。通过点穴太冲、行间，调降肝火，火毒由大敦排出；疏肝理气，木不再侮金，湿毒由肺经祛除，肺开窍于鼻，故清涕骤增。身体中的火毒、湿毒由经络快速排出，眼睛的各种疾患自然很快康复。

二、泰国治顽疾

2016年6月15日，我和内人从昆明飞去泰国，前往小女儿的出生地清迈府，去探望小女儿的泰国义父骏刚兄一家。

骏刚兄和他的发小文新大哥驾车来清迈国际机场迎接我们，老友相见，叙旧谈心，推杯换盏，不亦乐乎。聊到健康的话题，骏刚兄和文新大哥对我描述了身体近况和病情。

骏刚，男，64岁，泰国籍。

自述心肌梗死、糖尿病、痛风、肾功能衰退、血脂高、血压高。长期服用西药。

最影响日常生活的病痛是抽筋，随时随地都会抽筋，部位经常移动，甚至脚、腿、腰、背同时抽筋。白天、夜里都会发作，痛苦不堪。

经望闻问诊，辨证湿热内滞，风痰干络，肺虚胃热，脾湿肾衰。

穴位处方：拍八窝除湿气（双肘窝、腋窝、髀窝、膝窝）；按揉风市穴祛风，太冲穴治抽筋，三阴交穴调脾肝肾。当天点穴5分钟后抽筋状况消失，此后未再发作。

文新，男，64岁，泰国籍。

自述十多年来右腰至腿部坐骨神经疼痛，求医问药多年未果，西医、中医治疗均未有改善。经常夜里痛醒便无法再入睡。

经望闻问诊，辨证气滞血瘀，阴虚火旺，肝胆火灼，热极生风。

穴位处方：点按血海穴、风市穴、太冲穴。治血虚，祛风邪，排肝毒。

当双手拇指点按到他双腿上的血海穴时，文新大哥立时感到有两股强劲的气血沿双腿上冲直达锁骨；再点风市穴，觉得酸痛难耐；点到太冲穴时，已经额头微汗，痛不可当。点穴当晚，困扰他多年的坐骨神经痛未再发作，整夜睡得安稳舒泰。之后的连续几日，旧疾都未再发作。

告别时赠送他们点穴棒，并医嘱如下：点按前饮温开水500mL以上，每个穴位按揉108次，每天点穴一到两遍，点穴后忌冷风、冷饮、冲凉。有时间就拍一拍八窝。

一个月后，骏刚兄微信通话告知了，他们每天都坚持拍八窝，点穴位，当作日常锻炼，他们的抽筋病症和坐骨神经痛都未再发作。

三、医疗费用日益增长之"痛"

昂贵的医疗费用是国计民生所有负担中最不可预知和最可能倾家荡产的，也是各国政府医疗保障体系中最为庞大的开支。如何减少医疗开支和负担是各个国家政府和人民的共同追求，有效防治疾病，缩短治疗时间，减少治疗成本是降低医疗费用的首要前提。

政府、医院、患者都不堪重负，医疗保险这座靠山让人民不再具有保障生老病死的基本安全感。

因缺乏法律、医疗保险、执业制度等保护，中医继续衰落。中医师收入低、执业难、传承无继的严峻形势已然是笼罩在中医发祥地国家和人民头上的巨大阴影。

国内中高收入人群开始在世界范围内寻找更好的医疗资源，赴海外享受先进发达的医疗服务。越来越多患者开始漂洋过海到美国、德国、英国、日本、新加坡、韩国、泰国等地寻求医治时，一个专门提供海外就医咨询服务的产业也应运而生，并成为一种新的趋势。出国看病人数成倍增长。

那么普通的老百姓呢，没有经济能力出国看病，那只能坐以待毙吗？

世界上可以开发利用的天然资源日益减少。实验室里用小白鼠实验出来的西药副作用渐渐突出；疫苗、抗生素的大量使用，带给人类越来越多的急慢性疾病和潜在疾病。中医"神农尝百草"的天然中草药几近枯竭，国内中草药产地不道地，种植草药的农残、重金属含量超标，药材炮制行业后继无人等，莫不令人忧心忡忡。

中医六法有砭、针、灸、药、导引、按跷。导引已经失传，点穴、砭石、灸焫、按跷也被弃之敝屣。古代治愈"重症肌无力"的砭石被踢出医院，治愈"中风、脑梗"的导引基本失传，治疗"痿厥寒热"的按跷沦落到按摩店，可治愈卵巢囊肿、子宫肌瘤的灸焫被抛弃于养生馆，"一针中穴，病者应手而起"的神奇九针仅轮为汤药形式上的陪衬。

即使在中医院设置康复理疗科，中医的这些宝贵治疗方法也只是作为一个类似于按摩的摆设。唯独留下的汤药和针刺，汤药因药材不道地、炮制不规范、农残和重金属超标而药效乏力。以前君、臣、佐、使几味药，用药罐煎煮，即可药到病除，现今几十味药，用药锅熬煮，服后劳而无功，甚至还产生不少副作用。

针刺则因急功近利以埋线方法把线埋入人体经络、穴位以求达到西药注射达不到的疗效，或者以电针的刺法以图快捷省事，早已偏离了中医九针"温针比金，补泻迎随"的传统与神奇。

对于地球和人类而言，造物主在创造人类之时，就已经给人预留了帮助治愈疾病、恢复身体健康的药库。这座取之不尽，用之不竭的医药宝库，就是中华伟大祖先五千年前就发现的人体经络和穴位。中医始祖《黄帝内经》、医圣张仲景《金匮要略》和众多医学典籍早已告诉炎黄子孙人体所有疾病都是因为经络、穴位堵塞，"通则不痛，痛则不通"。

《金匮要略》："千般疢难，不越三条：一者，经络受邪入脏腑，为内所因也；二者，四肢九窍，血脉相传，壅塞不通，为外皮肤所中也；三者，房室、金刃、虫兽所伤。以此详之，病由都尽。"

任何疾病，都与经络受邪、血脉壅塞、气血不足、外伤导致经脉阻塞有关，人体所患任何病症都是因为自身的十二条经络、任督二脉、奇经八脉堵塞。而堵塞的地方就在人体的经络与穴位上。只需要点开穴位、疏通经络，就可以缓解或治愈疾病，恢复健康。人类与生俱来的身体里上千个穴位是取之不尽、用之不竭、无成本、无副作用、绿色、环保的"药匣子"。

由于传统中医的教学方式主要是家传师承，言传身教，致使中医的针灸包括点穴治病长期停留在经验治疗层面。无论是疏通经络还是点按穴位，基本只是循经疏通，循经找穴，治疗的效果也参差不齐，因人而异。几百年来，点穴术只能是作为民间的传统医术，而无法登正规医院大雅之堂。其原因就是因为缺乏中医的四诊合参、辨证施治，因此难以作为具有指导作用的医学学科。

在药源紧缺、医院、医生、手术室、病床等医疗资源不足，过度医疗突出、医患矛盾严重的现代社会，无论中、西医院，如果在每个医院设立一个指针诊疗科，将可以把每天前往医院寻医问药的大部分病人缓解或治好回家。而治疗的方法就是用手指、点穴棒、筷子或者穴位贴来为病人快捷治疗，回家后病人可自己持续点按，通过电话、巡访、复诊等方法完成指针疗程，即可缓解或痊愈。

在家里持续治疗，不仅解决了医院资源、设备、医生、病床等不足的矛盾；也便于病人生活、护理和康复；同时减少了病人家庭和国家医疗费用的负担。这是利国利民的大事情。

中华文化讲求大道至简。中国武术有"飞花摘叶，以气御敌"

的出神入化。中医点穴亦有以指为针、摘木为棍，点穴疗疾，病者应手而起之神奇功效。

手指医院不仅治疗器具方便快捷，而且治病的"药"就是每个人与生俱来所携带的经络、穴位。对于中国乃至全世界人民而言，这是绿色、环保、低成本、取之不尽、用之不竭的宝贵资源。

手指医院辨证诊疗可以通过穴位坐标代码体系实现标准化、远程化、全球化，在互联网上看病、问诊、辨证、遣方、处病，指导人们用手指甚至筷子的方法祛除疾病，恢复健康。通过点按穴位，疏经通络几乎可以缓解或治疗现代所有急症和慢性病，甚至交通不方便的农村、山区，也可以通过互联网远程就医诊疗。

中国已经14亿人口，全球人口已经超过70亿。假如未来可以通过全球标准化诊疗，互联网看病，而药房就是70亿人身上自带的经络和穴位。这将是无限巨大的可再生资源和惠人类工程，不仅可以减少各个国家政府和人民的医疗费用负担，更能开发出无穷无尽、无副作用、无排异反应的医药资源，于国于民于世界都是千秋伟业、万世之功！

第二章
太阳系与地球生态

一、五星、五行与四季

　　太阳系"九大行星"是历史上流行的一种的说法，即水星、金星、地球、火星、木星、土星、天王星、海王星和冥王星。2006年8月24日于布拉格举行的第26界国际天文联会通过的第5号决议中，冥王星被划为矮行星，并命名为小行星134340号，从太阳系九大行星中被除名。所以现在太阳系只有八颗行星，即水星、金星、地球、火星、木星、土星、天王星和海王星。

　　天王星和海王星与地球距离最远，其对地球的影响在人类的日常生活中几乎感受不到，暂且忽略不论。而在太阳系其他星球对地球和人类影响的认识方面，古人的智慧令人拍案叫绝。

　　人们对太阳和月亮的认识是熟视无睹的，"日出而作，日落而息"。天亮了就要起床、工作、吃饭、社会活动、娱乐等。日落了，月亮出来了，就该睡觉歇息了。这其中哪一天太阳出来得早一些，月亮出来得晚一些，人们不会太在意和关注。而其他木星、火星、土星、金星和水星对地球的影响如飓风、地震、暴雨、海啸、干旱、山火、火山喷发等自然灾害，则比较容易引起人们的关注和研究。

　　地球是太阳系的八大行星之一，不仅绕着太阳公转，同时也会自转。地球公转是四季更替，地球自转则是昼夜轮回。

　　地球上所有生命都必须接受地球外的能量特别是太阳光的照射

才能生存。由于地球倾斜着一定角度转动，太阳直射点随着地球公转南北变化。当太阳直射北半球时就是北半球的夏天，南半球的冬天。而当太阳直射南半球时也就是南半球就是夏天，北半球就是冬天。当地球自转到朝向太阳的时候就是白天，背向太阳的时候就是黑夜。

地球上的一切生命要生存和繁衍就必须进行新陈代谢，"新"就是摄入，"陈"就是排出。没有光合作用植物就不会生长，没有植物食草动物就没有食物，食肉动物就没有食草动物作为食物。而人类也就没有粮食、蔬菜、水果和肉类等食物维持生存与繁衍。

地球上海水是咸的，被太阳光照晒蒸发升到空中变成云、霰、霜、雨、雪花、冰雹，落到地球上就变成可以饮用的淡水。春夏秋冬、昼夜变化具有较大的温差，这种温度差会形成气压差，气压差就形成了风。因此可以说地球上绝大部分能量来自太阳能。

任何动物的生存过程其实只有短短的三个步骤，就是呼吸、饮食和排泄。即通过肺呼吸新鲜空气以获得氧气，通过胃接纳吸收养分，通过大肠和膀胱排出糟粕。整个过程是由人体的五脏六腑来完成的。

传承于两千多年前的伟大自然、人文科学典籍《黄帝内经》，荟萃了当时人类社会所认识和掌握的自然、天文、地理、气象、风水、农业、医学、养生、保健、运动、生命等科学规律和自然法则。

也许这时古人已经发现了木、火、土、金、水五大行星与五脏、四季的影响与联系，并由此得知五行相生相克的依存关系。

木星对地球的影响主要是风，"野火烧不尽，春风吹又生"；"春风又绿江南岸"。春风吹来，万物复苏，所有的植物、树木开始发芽、生长。时间在春季，对人类身体和寿命的影响主要在肝胆和相应的经络上面。雨露滋润禾苗壮，草木依靠雨水的滋养才能生长，所以是"水生木"。

火星对地球的影响主要是火，古代山火由树木而起，后来人类掌握了钻木取火。时间在夏季，对人类身体和寿命的影响主要在心脏、小肠和相应的经络上面。树木发热就会起火，所以是"木生火"。

土星对地球的影响主要是湿和热，土有蕴含水分湿气和热量的特性，井水和腐熟显示着土地的功能。对人类身体和寿命的影响主要在脾胃和相应的经络上面。古代的刀耕火种通过焚烧树木变成灰土，通过土地腐化成肥料，以作为来年耕种的养分。时间在长夏季，长夏是夏到了尽头，秋还没接上的那段时间。指从立秋到秋分的时段，俗称为"秋老虎"。大火烧尽就变成灰、土，所以是"火生土"。

金星对地球的影响主要是干燥，时间在秋季，对人类身体和寿命的影响主要在肺、大肠和相应的经络上面。古代最昂贵的东西就是黄金，而开采的黄金矿石生于亿万年土地里。金从土中来，所以是"土生金"。

水星对地球的影响主要是寒冷、冰冻，时间在冬季，对人类身体和寿命的影响主要在肾脏、膀胱和相应的经络上面。矿石冶炼必须高温化为液体才能过滤杂质，提炼金属。最坚硬的金矿石也要化成水，所以是"金生水"。

除了上面的五大行星相生规律，其相克的规律更容易理解：

草木生长在土地里面生根发芽，吸取土壤里面的各种养分，才能生机盎然。被草木吸取完养分的土壤就会板结，需要蓬松、施肥和培土才能种植花木。是草木"吃掉"土壤的营养，所以是"木克土"。

"兵来将挡，水来土掩"，哪里发大水了，就用麻袋装土去垒堤坝，甚至填海造岛，所以是"土克水"。

从古至今，古今中外，无论是山火还是城乡火灾，都是用水去救火。水一浇上去，火自然灭掉，所以是"水克火"。

开采出来的金矿石要冶炼成黄金，必须用炉火高温才能提炼，"真金不怕火炼"也告诉我们黄金是靠火炼出来的。黄金在火的高温下就会熔化掉，所以是"火克金"。

砍柴伐木，修家建屋，雕梁画栋都是用刀斧、锯子、推刨、锤子等金属工具来完成的，金属工具的硬度远远高于木头的硬度，所以是"金克木"。

　　由上面可以知道木星、火星、土星、金星和水星对地球的影响是让四季气候特点更加分明，四季运行规律更加完善。这五大星球对地球的影响通过四季变换从而作用于人体的肝与胆、心与小肠、脾与胃、肺与大肠、肾与膀胱。

　　或许古人早已发现除日月更替以外，四季是受木星、火星、土星、金星和水星的作用而划界更加分明，季节气候对地球生态的影响更加全面，更符合自然客观规律。同时，发现人体的肝与胆、心与小肠、脾与胃、肺与大肠、肾与膀胱分别可以接收来自于木星、火星、土星、金星和水星的信息和能量，并由此对人的健康和寿命产生重要的影响。

　　从考古和天文学大胆地推测，或许在亿万年漫长的太阳系历史长河中，曾经出现过类似于甚至超越于现代社会的人类文明。

二、运与气

　　在中国，从古至今，人们常说一句话："运气好"。意指某个人生活、工作、学业、婚姻、事业、家庭、子女、财富等方面的顺利或出众。

　　那么什么是"运气"呢？

　　"运"指丁壬木、戊癸火、甲己土、乙庚金、丙辛水五个阶段的相互推移；"气"指厥阴风木、少阴君火、少阳相火、太阴湿土、阳明燥金、太阳寒水六种气候的转变。五个气的阶段加上六种气候的转变，就称为五运六气，简称运气。

　　听起来一头雾水，难以理解吧。下面用现代语言来描述一下：

　　人类生活在地球上，地球属于太阳系。太阳和月亮以日月更替的不变节奏主宰着我们的白天和黑夜。日出而作，日落而息是人类几千年来的生活规律。对于每天陪伴我们的太阳和月亮，我们已经从习惯变成了忽视。

　　在太阳系的八大行星当中，除地球本身外，天王星、海王星距离太阳的距离分别为二十九亿和四十五亿公里，相当于太阳到地球距离的19倍和30倍。因此它们对地球的影响相对较小。而其他的木星、火星、土星、金星、水星距离地球相对比较近，所以它们的任何变化都会对地球的生态产生影响。

这些因素体现在干旱、洪涝、飓风、海啸、火山、雨雪、地震等自然现象当中。这是地球和生活在地球上的一切生命都无法阻挡，无法抗拒和无法改变的天地运行规律，这就是"运"。

同时，在地球上，存在着风、寒、暑、湿、燥、火六种自然物质，直接影响甚至决定着地球生态的状况和人类生命的长短。这六种物质以气体的初始形态呈现出来，贯穿于一年四季，每月每天，每时每刻。这是人类可以通过观察来适应、顺势、避免或改造的自然物质。

譬如天气太冷可以造出取暖器来御寒，天气太热可以使用冷气空调来避暑，太干燥可以用加湿器，太潮湿可以用除湿机等。这些气态的物质在不同温度下还会以液体或固体的形态呈现出来，如湿气化成水，寒湿变成冰。这些影响地球生态的物质，其本质形态就是"气"。

如果这些"运"和"气"体现在某一个国家、地区、民族、家庭或某一个人身上的运行变化都符合或超过人们的期望值，就是人们常说的"运气"好。

除人类以外，地球上的其他动物都会严格遵循客观规律和自然变化来维持物种的生存、繁衍和进化。如一年一度的非洲角马大迁徙；鲑鱼逆流洄游产卵；蛇和北极熊冬眠；大雁、海鸥南飞孵卵；鲸鱼洄游觅食等等。任何不具备适应自然气候条件基因或能力的物种便会被淘汰、灭绝。如恐龙、渡渡鸟、澳洲袋狼、苏门答腊虎、南极狼等。

据统计，全世界每天有75个物种灭绝，每小时有3个物种灭绝。物种灭绝除了自然原因、地球板块变动、气候变化外，人类工业革命和战争、污染、超自然消耗资源、全球气候加速变暖造成冰川溶化等是罪魁祸首。大批的森林、河流、草原、湿地的消失，让众多的物种失去栖息地，也包括大批无法再生的植物种群。

如果人类继续这样破坏自然法则，毁坏地球生态环境，那么在不远的将来，可能大规模灭绝的物种种群就是人类自己。遵循自然规律，适应自然变化，是人类能够长久生存于地球的唯一出路。

在减少疾病，保持健康和延长寿命方面，人类应该向地球上的其他动物学习。动物是通过运动、打斗、追捕、逃避、舔舐含有微量元素的石头、土壤或草木来补充身体所需或消除疾病。却从未使用过疫苗、抗生素、抗病毒药、器官移植等现代医疗手段。

我们应该对大自然有真正的敬畏之心，追求健康和长寿首先从饮食、生活方式和运动做起。身体不舒服了先通过运动、睡眠、食物祛寒、清热、节制不良生活习惯、疏通经络穴位，以调动人体自身的免疫力和自愈力让其自然恢复和痊愈。同时避免未病变成欲病，欲病变成已病，小病变成大病，可以治愈的疾病变成难以治愈的急、危、重病。对于已经罹患的大病、重病，则应尽早就医，以免延误加重。

中医"治未病"的含义是未病先防、已病防传、病愈防复。就是说身体有不舒服证候，但还不需要吃药、打针、动手术。这时可以通过睡眠、运动、食疗、水疗、热敷、拔罐、艾灸、推拿、按摩、点穴等方式疏通经络，使其恢复健康。通过这些物理方式调理治疗，就可以让"未病"不再变成"欲病"和"已病"。对于已经生病的，通过有效治疗防止变成大病、重病。对于身体恢复健康的，通过中医非药物外治疗法调动起人体的免疫力和自愈力，使身体具备针对相同疾病的抵抗力，下一次同样的疾病就不容易侵入或伤害身体。

三、五行学说

1. 五行学说来源

五行学说是中国传统文化之精髓所在，是指金、木、水、火、土五种物质的运动。

木，树木的特性是生长、生发、柔和、条达舒畅；

火，火的特性是温热、升腾、明亮；

土，土地的特性是生化、承载、受纳；

金，金属的特性是清冷、清肃、收敛；

水，水的特性是寒凉、滋润、下行。

中国古代认识到木、火、土、金、水是必不可少的最基本物质，并由此引申为世间一切事物都是由木、火、土、金、水这五种基本物质之间的运动变化生成的，这五种物质之间，存在着既相互滋生又相互制约的关系，在不断的相生相克运动中维持着动态的平衡，这就是五行学说的基本涵义。

五行属性：

"水曰润下，火曰炎上，木曰曲直，金曰从革，土爱稼穑。"（《尚书·洪范》）

水曰润下：

水润下的功能，是往低处奔流，能够滋润万物，能够助人。

所谓"润下"，是指水具滋润寒凉、性质柔顺、流动趋下的特性。进而引申为水有寒凉、滋润、向下、闭藏、终结等特性。凡具有此类特性的事物和现象，均可属于水。水行位于北方，属于冬天。

润下作咸，所有的水流向哪里？大海。千条河流归大海，海水是什么味道？当然是咸的，从海水里可以提炼出海盐。

火曰炎上：

"炎上"是往上冒。一个是炎，一个是上，炎就是火热，上就是向上。"炎上"就是热情、热烈、外向，高昂。火行位于南方，属于夏天。

炎上作苦，火是苦味之源。饭煮煳了、菜烧焦了、饼烤煳了，都变成苦味。

木曰曲直：

"木曰曲直"，曲就是弯曲，直就是笔直。这个木的功能既可以弯曲，也可以笔直。准确地说，木的功能是可以把曲的东西变直。木所在的方位居于东方，因为春天先到东方，春天到了树木就生发了，所以木是在东边。从时间上看，它属于春天。

曲直作酸，酸的东西大多是树上生长的，而不是土里种植的。例如柠檬、酸木瓜、酸角、山楂等，都是树木或灌木上结出的。

金曰从革：

从是随从，革是改革。意思是说，顺应天道进行革新，进行改革。金有一个功能就是革命、革新。金属的东西是锋利的、坚硬的，可以改变或惩罚别的人或物。在方位当中属于西边，就是太阳落下的方位。在一年当中是秋天，"秋后问斩"就是指秋天属金，可以革断生长。

"从革作辛"，金的味道属辛，辣字偏旁就是辛字，所以金的味道就是辛辣。辣味热燥，"秋风萧瑟"，风干物燥，秋天容易肺燥、肺热，宜忌辛辣食物。

土爱稼穑：

爱就是曰，这里特别用爱区别于曰是突出土的重要性，即大地母亲的重要性。土的功能是稼穑，稼就是种庄稼，穑就是收庄稼。土既可以种庄稼，又可以收庄稼。土居于中位，润泽四方，起了一个调节的作用。中医讲的胃气，就是脾胃之气。脾胃属土，土居中位，调节金木水火四行。土不占四方，但统领四方，"得中原者得天下"，所以属土的中央是最重要的。

"稼穑作甘"，"稼穑"就是土地作物，甘就是甜，甜味是属土。土里种出的东西大多都有甜味或回甜味。

2. 四时五行、子午流注与生克乘侮

四时指四季，以春、夏（长夏）、秋、冬分别代表人的肝与胆、心与小肠、脾与胃、肺与大肠、肾与膀胱。

因此在不同季节调理、治疗身体疾病时需要顾及当令脏腑及生克脏腑，以借天地自然之势，收人力难及之功。

子午流注是中医先贤大德发现的人体循环规律，认为人体中十二条经脉对应着每日的十二个时辰，由于时辰在变，因而不同的经脉中的气血在不同的时辰也有盛有衰。中医哲学主张天人合一，认为人是大自然的组成部分，人的生活习惯应该符合自然规律。把人的脏腑在12个时辰中的兴衰联系起来看，环环相扣，十分有序：

子午流注是中医针灸以"人与天地相应"的观点为理论基础，认为人体功能活动、病理变化受自然界气候变化、时日等影响而呈现一定的规律。根据这种规律，选择适当时间治疗疾病，可以获得较佳疗效。因此提出"因时施治""按时针灸""按时给药"等。

子午流注就是辨证循经按时针灸取穴的一种具体操作方法，它是依据经脉气血受自然界影响有时盛，有时衰并有一定规律而制定的。其含义是：人身之气血周流出入皆有定时，运用这种方法可以推算出什么疾病应当在什么时辰取什么穴位进行治疗。

子时（23点至1点），胆经最旺。

丑时（1点至3点），肝经最旺。

寅时（3点至5点），肺经最旺。

卯时（5点至7点），大肠经最旺。

辰时（7点至9点），胃经最旺。

巳时（9点至11点），脾经最旺。

午时（11点至13点），心经最旺。

未时（13点至15点），小肠经最旺。

申时（15点至17点），膀胱经最旺。

酉时（17点至19点），肾经最旺。

戌时（19点至21点），心包经最旺。

亥时（21点至23点），三焦经最旺。

按照子午流注时辰，在各脏腑当令期间，依照五行生克规律配穴遣方，无论是补、泻、调，都能取得意想不到的功效。

五行的生克乘侮：

中国古代的五行学说认为，金、木、水、火、土五行之间存在着生、克、乘、侮的关系。五行的相生、相克关系可以解释事物之间的相互联系，而五行的相乘、相侮则可以用来表示事物之间平衡被打破后的相互影响。

相生与相克。相生，是指这一事物对另一事物具有促进、助长和滋生的作用；相克，是指这一事物对另一事物的生长和功能具有抑制和制约的作用。相生和相克是自然界的客观规律。顺之则事半功倍，逆之则事倍功半。

五行相生的次序是：木生火，火生土，土生金，金生水，水生木。

五行相克的次序是：木克土，土克水，水克火，火克金，金克木。

相生与相克是不可分割的两个方面。没有生，就没有事物的发生和成长；没有克，就不能维持其正常协调关系下的变化和发展。

只有依次相生，依次相克，如环无端，才能生化不息，并维持着事物之间的动态平衡。

相乘与相侮。五行的相乘、相侮，是指五行之间正常的生克关系遭遇破坏后所出现的不正常相克现象。

相乘指五行中某"一行"对被克的"一行"克制太过，从而引起一系列的过度克制反应。"相乘"就是乘虚而入。

相侮指由于五行的某"一行"过于强盛，对原来"克我"的"一行"进行反侮，所以反侮亦称反克。

相乘和相侮亦属于"克"，相乘是过度的克，相侮是反克。因此在指针诊疗中只需生、克与四诊合参。

相生次序：木生火，火生土，土生金，金生水，水生木。

相克次序：木克土，土克水，水克火，火克金，金克木。

相乘次序：木乘土，土乘水，水乘火，火乘金，金乘木。

相侮次序：木侮金，金侮火，火侮水，水侮土，土侮木。

四、五行与五脏

（1）肺属金，性潜降、收敛、清洁。主气、司呼吸，与大肠互为表里。其华于毛，色白伤悲味辛，开窍在鼻，主皮肤，气通于秋。

（2）脾属土，性养育承载万物。运行水、血、微元，提升内脏，防内脏下垂，与胃互为表里，其华在唇，色黄伤思味甘，开窍于口，主肌肉，气通于长夏。

（3）心属火，性炎上、发热、明亮。主血、藏神，与小肠互为表里。其华于面，色赤伤喜味苦，开窍在舌，主脉，气通于夏。

（4）肝属木，性生长生发、条达、舒畅。疏泄、藏血、调节精神情志气机，与胆互为表里。其华在爪，色青伤怒味酸，开窍于目，主筋，气通于春。

（5）肾属水，性滋润、寒凉、闭藏、润下。主藏精、主水液、主纳气，与膀胱互为表里。其华在发，色黑伤恐味咸，开窍于二阴、耳，主骨，气通于冬。

中医学认为，人的有机整体是以五脏为核心构成的一个极为复杂的统一体，它以五脏为主，配合六腑，以经络作为网络，联系躯体组织器官，形成经络系统。

用五行相生说明五脏间的相互制约关系：

木生火，即肝木济心火，肝藏血，心主血脉，肝藏血功能正常有助于心主血脉功能正常发挥。

火生土，即心火温脾土，心主血脉、主神志，脾主运化、主生血统血，心主血脉功能正常，血能营脾；脾才能发挥主运化、生血、统血的功能。

土生金，即脾土助肺金，脾能益气，化生气血，转输精微以充肺，促进肺主气的功能，使之宣肃正常。

金生水，即肺金养肾水，肺主清肃，肾主藏精，肺气肃降有助于肾藏精、纳气、主水之功。

水生木，即肾水滋肝木，肾藏精，肝藏血，肾精可化肝血，以助肝功能的正常发挥。

五行相克与五脏间的相互制约关系：

心属火，肾属水，水克火，即肾水能制约心火，如肾水上济于心，可以防止心火之亢烈。

肺属金，心属火，火克金，即心火能制约肺金，如心火之阳热，可抑制肺气清肃之太过。

肝属木，肺属金，金克木，即肺金能制约肝木，如肺气清肃太过，可抑制肝阳的上亢。

脾属土，肝属木，木克土，即肝木能制约脾土。如肝气条达，可疏泄脾气之壅滞。

肾属水，脾属土，土克水，即脾土能制约肾水，如脾土的运化，能防止肾水的泛滥。

五、 五官与五脏

1. 鼻为肺之官

鼻子的外形为胃气所主，鼻孔为肺气所主，所以肺开窍于鼻，鼻是肺之官，只要人的肺有病首先就会表现在鼻子上。这里讲的鼻子主要指的是鼻孔里边，肺热则鼻孔出气粗、热；肺寒则鼻孔冒凉气。比如当人得肺病的时候，就会出现喘息鼻张的症状。

2. 目为肝之官

肝开窍于目，得了肝病会在眼睛上有所表现，一般得肝病的人两个眼角会发青。了解颜色和脏腑的对应关系对养生保健大有裨益。

3. 口唇为脾之官

脾开窍于口，口唇是脾之官。得脾病的人会出现唇黄或者嘴唇四周发黄、嘴唇脱皮、流血等症状，这些都是阳明燥火太盛造成的。

4. 舌为心之官

舌为心之官。心脏有病一般会出现舌头不灵活、舌卷缩等症状。口误，经常说错话，也是心气不足的象。颧赤指心脏有病时颧骨部位会发红。

心病还会表现在印堂处。印堂位于两眉之间，此处发红而且图案如灯花状，是心神将散的象，尤其要当心，可能会有重病突发。

印堂发黑相当于水气凌心，就是肾水太多，心火太弱，肾水上来使心火的功能发挥不了。这也是一个很危险的信号。

5. 耳为肾之官

耳朵是肾之官。耳朵的病都会跟肾相关。得肾病的人会有耳聋、耳鸣的症状。

五官通利则五味、五色、五音方能俱辨。五官与脏腑器官的关系极为密切，通过了解五官的变化就可以发现隐藏在身体内的五脏的病变。

六、五情与五脏

1. "心在志为喜"

"喜则气和志达，营卫通利。"（《素问·举痛论》）

喜悦的过程，能提高大脑及整个神经系统的活力，充分发挥机体的潜能，提高脑力和体力劳动的效率和耐久力，使人感到生活和工作中充满乐趣和信心，行为动作显得轻松有力、敏捷、准确、精力充沛；能使心脏、血管的肌肉运动加强，血液循环加快，新陈代谢水平提高；能扩张肺部，使呼吸运动加强，肺活量增大，有利于肺部二氧化碳和氧气的交换；能加强消化器官的运动，增加消化液的分泌，从而增进食欲，帮助消化，促进新陈代谢。

2."肝在志为怒"

怒与肝的关系最为密切，"肝在志为怒"。一方面，大怒可以伤肝，导致疏泄失常，肝气亢奋，血随气涌，可见面红目赤，心烦易怒，甚则可见吐血、衄血、猝然昏倒、不省人事。另一方面，如肝失疏泄，也可致情志失常，表现为情绪不稳，心烦易怒。

3."脾在志为思"

脾在志为思。思，即思虑、思考，是人体意识思维活动的一种状态。人的思虑的情志活动主要是通过脾来表达的。思是精神高度集中的思考、谋虑的一种情志。当人沉湎于思考或焦虑时，往往会出现饮食无味、食欲下降。有的妇女会因为工作紧张，思想高度集中导致月经量少，经期紊乱等，这与脾主统血的功能相一致。

4."肺在志为悲"

古代医家对忧愁的患者仔细观察分析后发现，肺是表达人的忧愁、悲伤的情志活动的主要器官。当人因忧愁而哭泣时，会痛哭流涕，涕，就是肺分泌的黏液。人哭泣的时候，肺气盛，黏液分泌增多，而肺开窍于鼻，所以涕就从鼻中流出了。肺主气，为声音之总司，忧愁悲伤哭泣，还会导致声音嘶哑、呼吸急促等。

肺主皮毛，故忧愁会使人的面部皱纹增多。

5."肾在志为恐"

恐为肾志，肾是人们表达惊恐之志的主要脏器。恐是人们对事物惧怕的一种精神状态，对机体的生理活动是一种不良的刺激。

"恐则气下，惊则气乱。"（《素问·举痛论》）

"恐则气下"，是指人在恐惧状态中，上焦的气机闭塞不畅，可使气迫于下焦，则下焦产生胀满，甚则遗尿。"惊则气乱"，则是指机体正常的生理活动，可因惊慌而产生一时性的扰乱，出现心神不定、手足无措等现象。

第三章
人为什么会生病

一、为什么会生病

工业化出现以前，人类生病只与自然界的因素和自身的过劳、不节制有关。自然界的风、寒、暑、湿、燥、火都会导致人们生病，这就是中医所说的外界"六邪"。

另外一个生病的内在原因则是人们自己的过劳和不节所致，例如过于疲劳、熬夜、饮酒、饮食不节、房事过劳等。

工业化社会出现以后，人类的作息时间发生变化，全球气候变暖，环境污染加剧。人们在享受工业文明带来的舒适和便捷的同时，也开始了忍受随之而来的各种新生的急、慢性疾病。如癌症、心脑血管疾病、高血压、糖尿病、高血脂、痛风、骨质疏松、超级细菌和各种病毒等。

在漫长的历史进程中，除了人类，其他所有动物也都会受到外界"六邪"的影响而导致生病。动物的"过劳"只是猎食或被猎食、争夺交配权的打斗中才会出现。

从自然进化的生存条件来看，动物的生存环境比人类恶劣得多。动物们没有避风遮雨的住房，没有维生素，没有抗生素、没有疫苗，更没有B超、CT、核磁共振和手术室。除去人类的因素，动物的很多种群得以保存下来。最为奇迹的是有活化石之称的鳄鱼，有着与恐龙一样古老的历史，却能够在不断地调整、适应中生存到互联网科技飞速发展的当今世界。

对于侵入到体内可能会导致疾病的各种因素，野生动物唯一的办法就是从身体内产生某种细胞，将其吸收后再排出体外。草食性动物还会进食某种植物或矿物质以帮助增强体质或加速代谢，肉食性动物除进食外，似乎只有喝水和休息，等待这些不利物质慢慢排出。这是任何野生动物种群都必须遵循的自然进化法则。

"春秋冬夏，四时阴阳，生病起于过用，此为常也。"（《内经·经脉别论》）提出了一个疾病来源的重要理念。

中医认为造成人体生病的外因是"风、寒、暑、湿、燥、火"，内因"在于过用"。

所谓"过用"，就是指超越常度地使用身体。"久视伤血，久卧伤气，久坐伤肉，久立伤骨，久行伤筋，是谓五劳所伤。"（《素问·宣明五气篇》）

五劳，即五种过度劳累的致病因素对五脏（肝、心、脾、肺、肾）和五体（肢体的筋、脉、肉、皮、骨）产生的影响：

久视，伤害心所主管的人体的血脉。

久卧，伤害肺所主管的人体的正气。

久坐，伤害脾所主管的人体的肌肉。

久立，伤害肾所主管的人体的骨骼。

久行，伤害肝所主管的人体的筋脉。

正常情况下，机体通过自身的调节，对风、寒、暑、湿、燥、火六邪具有一定的适应调节能力，一般不会发病。当人体正气不足，抵抗力下降，或当气候变化异常，超过了一定限度，如六气的太过或不及，非其时而有其气，如春天应温而反寒，秋天应凉而反热等，以及气候变化过于急骤，如暴冷、暴热等，机体不能适应，便会导致疾病的发生。

疾病的发病机制也就是疾病所蕴含的正气和邪气二者的斗争。即发病后的正邪斗争及其所表现的各种证候，这是辨证论治的主要着眼点。

《内经》："人伤于寒，传而为热。"这里病因是"寒"，而发病后表现为热。之所以"为热"，是因为正气的亢奋。病因虽然为"伤于寒"，但是可以表现为发热恶寒的表证而用汗法治疗，也可以表现为"胃家实"的里证而用下法治疗。所以辨证施治的着眼点是伤于寒后的发病机制，也包括出现各种传变时的发病机制，而不只是引起疾病的外因"寒"。

正邪斗争受病人体质、气候、居住环境、邪气类型等多方面影响，发病的性质未必和邪气一致，伤于湿可以发病为燥证，伤于寒可以发病为热证，伤于暑可以发病为寒证，甚至更复杂的可以表现为痰饮、瘀血等，用现代哲学的观点来看，这是外因和内因的互相作用，外因通过内因发生作用。

从人体经络系统来看，人之所以生病，无论是受之于外力或内劳，最终都是造成经络受阻或不通，无法供给气血而导致人体生病。

二、医学与疾病

所有医学最初的目标都是驱除疾病。

西医用抗生素、病毒灵是希望杀死体内的细菌和病毒，然后由身体代谢出去；对于无法杀灭的病患部位、肿瘤等，则采取手术的方式割除。

西医是以人体解剖学为基础的对抗性医学。所有的治疗都是与人体内部出现的各种疾病"战斗"。抗生素、病毒灵分别对付细菌和病毒，手术则是切除体内的"疾病"。当细菌、病毒产生耐药性而升级和变异后，人们又不得不投入大量的人力、物力和财力去研究杀伤力更大，范围更广的抗生素和病毒灵。当需要"切除"的"疾病"体积越来越大，数量越来越多并蔓延或可能蔓延时，医生就切手、切脚、切肝、切胆、切胃、切肠、切肺、切肾、切……有新闻报道即将开始换头。

中医的治疗宗旨是"祛邪外出、扶正固本"。通过砭、针、灸、药、导引、按跷、拔罐、熨疗等方法疏通经络，调整气血和阴阳、虚实、寒热平衡，再以食疗、药物或其他方法，增强体质，提高抗病能力，以达到战胜疾病、恢复健康的目的。

根据不同的病情，中医有补虚、泻实、益气、养血、滋阴、壮阳等不同的方法。祛邪就是祛除体内的邪气，达到邪去正复的目的。扶正就是扶助正气，固本就是调护人体抗病之本。通过扶正固本以促进生理机能的恢复，以达到正复邪退治疗疾病的目的。扶正固本就是扶助正气，巩固根本，调节人体的抗病能力，预防疾病，强身健体，中医的扶正固本与西医的增强免疫力有异曲同工之效。

在对待同类方面，人们显得十分聪明，不会在自己"家里"发生打斗和战争。但是在面对自己的身体时，这种"聪明"却在伴随着工业文明产生并飞速发展的现代医学引导下，陷入了无法自拔的"人体战争"灾难，并将一直长久地持续下去。

对比中、西医的治疗方法，西医在诊断仪器设备、传染性疾病和开放性外伤的手术麻醉等方面确实比中医更直观、更快捷、更加"耳听为虚，眼见为实"。但是对于各种慢性疾病，中医的治疗出发导向和理论依据更加符合客观规律。

其实中医的治疗思路非常简单，那就是"请君出瓮"。疾病跑到我的身体里来了，不管是你很舒服所以不想出去还是找不到路径出去，中医用砭、针、灸、导引、按蹻和汤药的方法告诉你，人体抵抗力增强后对你的抗击会更激烈，待在人的身体里面对双方都不好，是双输，身体和药物最终会让你在身体里待不下去，与其斗得两败俱伤，还不如你离开我的身体，最后大家和平相处。

三、正与邪的较量

"正"与"邪"：

医和病是一对相互对立，相互依存，相互制约，相互共生，此消彼长的矛盾体。在世人大众的观念中，医是当然的正，而病则是当然的邪。正，天生就是来压邪的。因此，医和病是你死我活、不共戴天的世仇关系。

西医把人体可视细胞以外的一切非正常状态都看作是"邪"，也就是细菌、病毒、变异细胞等。处理的方法不外乎杀菌、消毒、切除、放疗、化疗、抗排异。医与病水火不容，不可调和。

中医把疾病分为风、寒、暑、湿、燥、火六种外邪侵入人体和五脏六腑"过用"导致产生的内疾。其治疗也是通过砭石、针刺、灸焫、汤药、导引、按蹻的方法"扶正祛邪"。不是去杀死邪，而是把它驱出体外，使其不能再危害身体。

中医典籍里没有癌症的记录。常规中医的活血化瘀、清热化痰或疏通血管疗法对癌症没有任何作用。因为血瘀或者痰核是病理的产物，本身没有自主生长的功能，而癌症病灶具有极强的自主生长的能力，而且它在生长过程中还争夺营养，使得身体正常器官得不到足够的养分。

同时，癌症也不是毒邪。因为毒邪是身体的异体组织，其存在或发展要受制于人体自身的免疫力。但癌症却不受人体自身抵抗力的抑制，仿佛就是人体组织似的正常繁殖，直到死亡降临时才会表现出外部症状。因此按照传统的中医理论，已经无法来识别癌症。

"正气存内，邪不可干"是中医科学的精髓，只要是与身体健康相悖的外邪和内疾，都应当驱除体外。而体内变异细胞增生、繁衍导致肿瘤或癌症，这本身就是一种"邪"，只不过这种邪是细胞中变"坏"的"兄弟姐妹"，拼命抢夺其他细胞的正常养分，这种不良行为使其他正常细胞快速死亡，最终导致人体因为器官功能衰竭而死亡。

单纯地针对这种细胞抑制它、消灭它是很鲁莽的行为，因为它潜伏在其他细胞内部，模样长得跟其他细胞一般无二，人体的免疫细胞根本无法识别出来。割除它并不能从根本上解决问题，接下来它会继续繁殖、增生、扩散。

中医如何来纠正它呢？那就是"以不变应万变"，"敌军"围困万千重，我自岿然不动。不论是外邪、内疾还是内部潜伏的"间谍"，只需要通过四诊合参把身体的表里、阴阳、虚实、寒热调整平衡，"疏其气血、令其调达，而至和平"。体内自然没有了让细胞"变坏"并增生、繁殖的环境，身体就能恢复健康。

癌细胞拼命繁殖、扩散是因为体内产生了适合它生长的养分和环境，只要改变了这种环境，它就不具备拼命繁殖的条件，最终会被限制和调整进入正常轨道。就像一套房子，长期没人居住、没有通风透气、没人打扫卫生，自然会成为蜘蛛、老鼠、蟑螂、臭虫、细菌、病毒的寄居地。你只是进去用毒药把老鼠、害虫杀死了，却没有改变房屋的现状，一段时间后，还会有更多的老鼠、害虫寄居进来。并且这些寄居者更具抗药性，同样的药物或同等的剂量再也无法消灭它们。

与其如此费尽周折，不如每星期去打扫、清理一遍屋子，通风透气，让阳光照射进来，让房子保持适合人类居住的环境而不适合其他动物生存的环境。结果呢？所有的老鼠、害虫、细菌、病毒全都会消失得无影无踪。

人体经络系统或许是未来唯一能够解释肿瘤和癌症产生乃至变异的理论体系，也可能是治疗肿瘤和癌症的唯一有效途径。

四、少吃多餐的误区

少吃多餐是医学专家推荐给肠胃病、胆石症、冠心病、肥胖症、老幼人群的进餐方法和养生宝典，也是很多女性和减肥群体趋之若鹜的健康教科书。

华夏古人日出而作，日入而息。起得早也睡得早。早晨正餐，吃饱了好下地干活。中午日头当顶时在树荫下稍事歇息，喝水、吃干粮，称为吃晌午。日落收工回家，晚餐吃面条、米干（粉）等轻食。

这种生活习惯刚好跟现代人的早、中、晚餐相反，是真正的早餐吃好，午餐吃饱，晚餐吃少。这种生活习俗在泰国北部边境的美斯乐、勐放、芒养等云南人聚居的村落里还在保持着。

中医的五脏是指心、肝、脾、肺、肾；六腑是指胆、胃、小肠、大肠、膀胱、三焦。五脏主要是贮藏精气，六腑主要是消化食物，吸取其精华，排除其糟粕。

五脏六腑的工作时间是依照子午流注规律进行的：

子时——23点到1点，胆经值班。胆司升清排毒。

丑时——1点到3点，肝经值班。肝脏解毒造血。

寅时——3点到5点，肺经值班。肺脏吐故纳新。

卯时——5到7点，大肠经值班。大肠降浊排便。

辰时——7点到9点，胃经值班。受纳水谷。

巳时——9点到11点，脾经值班。脾脏消化、吸收营养。

午时——11点到13点，心经值班。心脏藏血纳阳。

未时——13点到15点，小肠经值班。小肠生精炼血。

申时——15点到17点，膀胱经值班。膀胱是全身最大的排毒通道。

酉时——17点到19点，肾经值班。肾脏济阳补肾。

戌时——19点到21点，心包经值班。心包肌张弛排出心脏积液与代谢物。

亥时——21点到23点，三焦经值班。人体心肺属上焦，中间脾胃属中焦，肝肾属下焦。三焦经清理五脏六腑。

吃和睡是生命中不可缺少的两个方面，光吃不睡或者光睡不吃都无法生存。只要能吃能睡，身体就能生长，生命就会延续。

吃和睡是由人体五脏六腑的功能来完成的，并通过感官提示这些需要。比如感到饿了就要吃饭，感到渴了就要喝水，感到困了就想睡觉，感到内急就要小便等。这是所有动物必须遵循的客观规律，违反这种规律也就会打破人体的各项平衡，影响身体健康。

如果违背自然规律，例如口不渴时硬让你喝水，尿不急时偏让你小便，不疲倦时硬让你睡觉，困得眼睛都睁不开了偏不让你睡觉。行吗？当然不行。

那么同样，饿的时候不让你吃，不饿的时候偏让你一顿一顿地吃。这不是违背客观规律又是什么？别忘了脾脏和肠胃的功能是接纳水谷，吸收营养，排泄糟粕。这个过程需要4个小时左右才能完成，人不断地少吃多餐，一天吃五六顿，反复刺激胃酸分泌以促进消化，脾胃不停地忙着消化食物，哪里来得及吸收营养呢？肠胃长时间不间断地工作，不能休息。这种负担是对身体有益还是有害，结果自然不言而喻。

饮食的另一层含义是引食，即引导进食。很多时候并没有感到饥饿，但是看见可口的食物就有食欲，就是俗话说的嘴馋。而一旦开吃就停不下来，如果吃一点就停止，则会觉得没有吃够吃饱，意犹未尽。

因此，少吃多餐用引导的方法打破生理需求规律是完全违背自然规律的，不仅会打乱五脏六腑的作息时间和规律，更会加重身体的负担，影响食物、水谷精微的营养吸收和糟粕代谢，并因此损害身体的健康。

第四章
江湖与天下

一、中医与西医的状况就是江湖与天下

中医是江湖，西医是天下。

中医靠武林高手、身怀绝技、以一当十；西医靠军队士兵、盾牌、盔甲，以量取胜。

中医家承师传，独门功夫，威震一方。

西医批量培训，标准普及，波及四海。

中医能以一当十，却不能以一当百，更不能以一当千。

西医标准化推广，小病大病疑难病，得民心者得天下。

中医对垒，名医将军横刀立马，士兵小卒难派用场。

西医打仗，门诊住院检查化验，会诊手术专家现身。

中医不成名医难有作为，病人不挂号，领导不重视，同行不认可。就诊病人少，实践机会不多，四诊合参和遣方处病的技能和经验积累寥寥可数。

而名医大家，必须对任何病人都一视同仁，亲力亲为，每天累得半死，也诊治不了几十个病人。小病小痛、头疼脑热、急危重病和疑难杂症都由一个人诊治。就像打仗，对方来一个士兵也是己方的将军出战，对方来十个、百个士兵也是己方的将军迎敌，等到对方的将军出战时，自己的将军早就累死、战死疆场，哪里还能保证整个战场的全面胜利？术业有专攻，重点难保证，最后是事倍功半。

　　西医绝不会说一个科就包治百病，门诊部、急诊科、外科、内科、眼科、耳科、鼻科、牙科、呼吸科、消化科、肝胆科、脑系科、超声科、化验科、心血管科等等，环环相扣，形成合力，威力无比。

　　学西医从基础做起，实习医生、住院医生、门诊医生、手术医生、专家主任，循序渐进。常见疾病普通病人，门诊急诊即可大部分接诊处理。危重病患，则转入住院治疗。疑难杂症，才需要专家会诊、手术。因此，实习医生、住院医生和门诊医生已经全盘接手了步兵、工兵、侦察兵和狙击手的主要战场，只有当急危重病和疑难杂症病人出现时，相当于将军的专家、主任方出面迎战。

　　这种完备的战略战术使得西医能够保证整体战役的胜利，可能有一部分病人诊断、治疗或手术失败，却并不影响医院的整体功能、病人的信任度、西医医生的形象和医院的收入与发展。

　　由此可知，中医要想有突破性的发展，首先需要改变自身的结构建制、行兵布阵、排列组合和处病序列。

　　首先是常见疾病的诊疗标准化和简易化，让所有中医学院毕业的大学生经过一至两年的门诊和住院实习，可以独立胜任常见疾病的门诊医生职能。经过五至十年的临床经验积累，可以治疗大部分急症、重症病人。经过二十年以上的临床实践，达到会诊治疗疑难杂症的水平。

　　其次是中医必须成建制，设科室完善砭、针、灸、药、导引、按跷六法，根据接诊病人的病情择法施治，方能起到中医本真的预判效果。

　　最后是把中医六法分为外治和内治两大部分，即砭、灸、导引、按跷、拔罐、刮痧、推拿、按摩等外治疗法和银针与汤药两种内治疗法等。凡是诊断能够用外治疗法的一律先用外治方法，对于外治疗法治疗无效或效果缓慢的方改用内治疗法。

　　目标是常见病诊疗标准化、远程化。使中医诊疗能够达到常见疾病治愈，急危重症大部分缓解，疑难杂症会诊有效地开放性阶段，并具有临床数据记录和统计。

　　倘能如此，中医才能有望像西医一样走出江湖，放眼天下。

二、西医的人体九大系统

西医认为，人体是由细胞构成的。细胞是构成人体形态结构和功能的基本单位。形态相似和功能相关的细胞借助细胞间质结合起来，构成起来的结构成为组织。几种组织结合起来，共同执行某一种特定功能，并具有一定形态特点，就构成了器官。若干个功能相关的器官联合起来，共同完成某一特定的连续性生理功能，即形成系统。

人体由九大系统组成，即运动系统、消化系统、呼吸系统、泌尿系统、生殖系统、内分泌系统、免疫系统、神经系统和循环系统。

运动系统由骨、关节和骨骼肌组成，约占成人体重的60%。全身各骨节关节相连形成骨骼，起支持体重、保护内脏和维持人体基本形态的作用。

消化系统包括消化道和消化腺两大部分。消化道是指从口腔到肛门的管道，可分为口、咽、食道、胃、小肠、大肠和肛门。

呼吸系统由呼吸道、肺血管、肺和呼吸肌组成。通常称鼻、咽、喉为上呼吸道。气管和各级支气管为下呼吸道。肺由实质组织和间质组成。呼吸系统的主要功能是进行气体交换。

泌尿系统由肾、输尿管、膀胱和尿道组成。其主要功能是排出机体新陈代谢中产生的废物和多余的液体，保持机体内环境的平衡和稳定。肾产生尿液，输尿管将尿液输送至膀胱，膀胱为储存尿液的器官，尿液经尿道排出体外。

生殖系统的功能是繁殖后代和形成并保持第二性特征。

内分泌系统是神经系统以外的一个重要的调节系统，包括弥散内分泌系统和固有内分泌系统。其功能是传递信息，参与调节机体新陈代谢、生长发育和生殖活动，维持机体内环境的稳定。

免疫系统是人体抵御病原菌侵犯最重要的保卫系统。这个系统由免疫器官、免疫细胞、血小板以及免疫分子组成。免疫系统分为固有免疫和适应免疫，其中适应免疫又分为体液免疫和细胞免疫。

神经系统由脑、脊髓以及附于脑脊髓的周围神经组织组成。分为中枢神经系统和周围神经系统。中枢神经系统包括脑和脊髓，周围神经系统包括脑神经、脊神经和内脏神经。神经系统控制和调节其他系统的活动，维持机体以外环境的统一。

循环系统是生物体的细胞外液（包括血浆、淋巴和组织液）及其借以循环流动的管道组成的系统。从动物形成心脏以后循环系统分心脏和血管两大部分，叫作心血管系统。

循环系统是生物体内的运输系统，它将消化道吸收的营养物质和由鳃或肺吸进的氧输送到各组织器官并将各组织器官的代谢产物通过同样的途径输入血液，经肺、肾排出。它还输送热量到身体各部以保持体温，输送激素到靶器官以调节其功能。

三、中医的经络系统

中医经络学认为，人体经络分为经脉、络脉以及十二经别、十二经筋、十二皮部。经脉又分为正经（十二条，称为"十二经脉"）和奇经（八条，称为"奇经八脉"）。络脉又分为浮络（体表部位的脉络）、别络（较大，共十五条，其中"十二经脉"与任、督二脉各一支别络，再加上脾之大络，共十五支，合称"十五别络"）、孙络（络脉最细小的分支）。

"经脉为里，支而横者为络，络之别者为孙。"（《灵枢·脉度》）

《黄帝内经》认为经络是人体运行气血的通道，负责维系体表之间、内脏之间和体表与内脏之间的循环以及人体内、外沟通的渠道。

没有气、血人就不能生存，而气、血的循环不仅带给全身身体所需要的一切养分和水分，同时也带走身体代谢的一切废弃物和垃圾。气，可以在身体内运行，也可以通过皮肤、毛孔与外界进行交换，即吸收新鲜的空气、氧气，排出身体代谢的废气、浊气。血，则在体内经脉系统（包括西医的血液循环系统）里循环。可见毛细血管及以外的经络，如孙络、浮络，则以气代血，运行于腠理（肌肤）、玄府（毛孔）。

比如手指、脚趾尖的皮下角质层，在西医的毛细血管以外，但是刺激这些地方的穴位点，会影响五脏、六腑的状态和功能。这是因为虽然没有血液循环，但是有中医学里的"气"在循环、作用。

实际上，中医传统六法砭、针、灸、药、导引、按跷都只有一个目标，那就是疏通经络，畅行气血。经脉有"营气血、络表里、平阴阳、调虚实、济寒热、处百病、决生死"的独特功能和作用。

中医把经络看作运行血气通道，维系体表之间、内脏之间和体表与内脏之间的循环，以及人体内外沟通的渠道。由此可知，西医的九大系统包括在中医的经络系统内。

四、人体经络的现代研究

现代经络研究认为：经络是以神经系统为主要基础，包括血管、淋巴系统等已知结构的人体功能调节系统；是独立于神经、血管、淋巴系统等已知结构之外却又与之密切相关的另一个功能调节系统；包括已知和未知结构的综合功能调节系统。

20世纪50年代经络传感现象被重新发现，根据经络学说首创的针刺麻醉术震惊世界医坛。有关的经络研究便日益活跃了起来，新学说、新观点层出不穷。其中比较有影响的观点有以下几种：

经络活动是植物神经活动，尤其是交感神经活动的观点得到了复活。经络的实际行径与人体解剖学中的植物神经系统十分近似。所谓经络传感现象就是植物神经纤维上动作电位的传导，而传导所需的能量，是由生物能源——三磷酸腺苷释放出来的。

经络是人体内的一种新的网状管道结构的学说。这种结构称作"自身原位丛"，而这是人体进化过程中留下的残迹。

经络传感速度介于神经和内分泌调节速度之间，是协调体表与内脏之间的未知系统，它与现代生理学中已知的神经系统和内分泌系统协作，共同完成全身平衡调节的功能。

经络系统并不是人体的特殊结构或系统，只不过是大脑皮层中的循行性立体反射系统而已。

五、多学科方法和手段对经络的探索

1. 解剖学

解剖学是运用人体穴位标本断面切割方法和图像配准方法的研究。断面切割方法是采用标本灌注切割建立图库，以此建立穴位断面数字解剖学，提高穴位的形态学认识，也为穴位的其他相关的形态和机能的系统研究提供了原始的形态图像资料。

2. 组织形态学

血管、淋巴、肥大细胞、感受器的分布等均有密切关系，穴位是由多种结构共同组成的立体空间结构。

针刺效果主要是通过大神经干起作用的。说明神经、血管和淋巴在不同穴位的配布不尽相同，这些结构在不同穴位中所起的作用各有侧重。认为血管和钙都可能是穴位的物质基础；穴位区的钙可以通过影响血管周神经递质来促进血管的功能表现，因此血管周神经也可能是穴位的物质基础之一。

3. 物理学

1995年以前人们就使用了声信息、超微弱冷光、红外线热显影法、超声波显影法、辐射场照相法、CT扫描摄影法等对穴位进行研究。

其中用伏安曲线法对正常人和尸体穴位进行了实验研究。结果提示，人体穴位可能具有"储能"和"释能"的作用。

4. 经络穴位的客观性

经络的本质虽然无法用现代科学解释，但是对经络能够传导信息、某些穴位的刺激能够引起"靶器官"的反映、治疗疾病等在科技界是基本没有异议的。

已有的科学文献可以证明：经络能够传导信息；经络具有低阻抗特性。

20世纪80年代后，德国、日本、美国等分别对人体辉光现象作了探索和研究。实验表明，人体辉光的颜色和形状会根据人的健康状况、生理和心理活动等发生变化。当人们把手放在一种高频高压环境中时，手阳明、大肠经的部位会出现一连串明亮光斑。

　　俄罗斯和美国科学家经过长期研究，认为人体存在着一个光导纤维系统，中医学中的针灸穴位是人体中经络系统对光最敏感的部位。这些都证明了经络穴位是客观存在的一种实体。

　　实验表明，当用针对受试者的几个相关穴位进行刺激的时候，可以看到在这个视神经区信号的增强。但是如果将针刺在离这已知的穴位旁边，隔1厘米外的地方，受刺者在大脑视神经区，就没有发现信号增强的现象。必须刺在穴位点上，才会有所反应。

　　《黄帝内经》："经脉为里，支而横者为络，络之别者为孙。""经"是路径的意思，属纵行的通道；"络"则有网络的意思，属经脉的分支，多纵横交错循行全身。"经"与"络"二字有联系、连络的意思，它们在身体中联系在一起，组成经络系统。

　　李时珍在《奇经八脉考》中提到过"内景隧道，唯反观者能照察之，此言必无谬也。"

　　经络至今没有发现任何解剖学上的结构。这也说明中医针灸经络及穴位是复杂的科学体系。

　　对于现代科学来讲，"经络是怎么发现的"，确实也是个谜，因为在解剖上看不到找不着。

　　或许，经络系统是中国古代的贤医大家从史前文明中发现或悟出来的。否则，为何在科技、计算机和互联网那么发达的当今社会，人类已经掌握的尖端科学技术对于这些仿佛来自外星球的经络图案、穴位点都看不见、摸不着、找不到呢？知道它们存在，可就是无法用科学仪器探查出来。我们无法倒回两千多年去询问黄帝、岐伯！

　　难道只有上帝的慧眼才能看得到？

　　如是，那就一定是上一个史前文明社会科学和智慧的结晶。

第五章
经络穴位名称趣解

所有接触到经络穴位的人，无一不对人体经络图和穴位的命名困惑不已。在卫星上天，太空登月都成为现实的今天，任何发达的医疗仪器和科技产品都无法观察到、看到、听到人体经络穴位。

然而，三千多年前的华夏祖先们，究竟是怎样发现和知道经络穴位的？又是根据什么来命名穴位名称的？

如果说十二条正经和奇经八脉与人体的五脏六腑、阴阳五行相对应，这从现实理论上还基本说得过去。那么众多的穴位名称则让人"丈二金刚摸不着头脑"。"上关、下关、内关、外关、冲阳、冲门、公孙、角孙、气冲、气海、头窍阴、足窍阴、头临泣、足临泣……"为什么要这样命名？为什么不那样命名？

关于穴位名称，历代医家给出了各种各样的注解，现代中医也有了统一的规范。虽然这些名称注解很有道理，但是从大众的角度依然费解。

中医从业者以外的人，更是认为经络穴位文字生僻难记，词语深奥费解。光读懂都很不容易，要想明白其意义和作用，就像攀登珠穆朗玛峰。

药王孙思邈《千金翼方》："凡诸孔穴，名不徒设，皆有深意。"这就是说古人在命名穴位时不是随便取名，而是具有很深的涵义。

阴阳平衡是中医调治的核心。因此，在穴位命名时有"阴陵泉"与"阳陵泉"，"阴谷"与"阳谷"，"三阴交"与"三阳络"，"足临泣"与"头临泣"，"上巨虚"与"下巨虚"等。阴阳、上下、内外等等，往往成对出现，而穴位的位置也正好与人体部位相对应。

人与自然和谐统一，如自然界中有河流，人体中就有经络，河流中有水流淌，那么经络中同样有气血在运行；河流经过的地方有水池、沼泽、溪流、海洋，所以人体的穴位就有"曲池""尺泽""天溪""血海"；地势较高的地方是山丘，人体肌肉隆起部位的穴位就称"承山""梁丘"；人们盖的房子有大梁、有门、有窗户，因此人体的穴位就有"神门""云门""风门"和"屋翳""膺窗""目窗"；人们住的地方可以看见高山和深谷，所以穴位就有"昆仑""阳谷"等等，由此可知华夏先贤取名时既形象又能体现穴位的位置和作用。

在拟人和拟物方面，穴位的名称更是惟妙惟肖，如"听宫""听会""迎香""承泣""噫嘻""丰隆""瞳子髎""丝竹空""四神聪"。人体大腿前侧像一只顺着耳朵的兔子，这个穴位就叫"伏兔"；膝盖下面内外的两个凹陷，有点像牛的鼻子，所以这个穴位就叫"犊鼻"，上腹部胸剑下面像斑鸠尾巴，所以命名为"鸠尾"，另外还有经外奇穴的"鱼腰""鹤顶""百虫窝"等。

任何名字都是为了让人记得住，同样穴位的名称也是为了让人理解并且易于记住。为了传播和弘扬国粹中医经络穴位这项瑰宝，让越来越多的人认识、学习、利用和传承中医经络穴位理论，有必要以简单、明了、有趣的语言来描述和推广。

领略了经络穴位的精妙穴名，下面对比较有代表性的穴位名称"望文揣义"对比穴义作出解读，以便于理解和记忆。

一、单穴

1. 孔最（肺经）

穴名趣解：

孔最即孔隙之最，就是身上任何与孔有关的部位，如鼻孔、耳孔、口腔、咽喉、阴茎和阴道口的疾病以及痔疮等都可以用孔最穴治疗。

穴义：

孔，孔隙也。最，多也。脾土在承运地部的经水时如过筛一般，故名孔最。为肺经郄穴。

2. 阳溪（大肠经）

穴名趣解：

阳气的溪水，涓涓细流，潺潺流淌，可以让身体的阳气温煦、充盈。对于阴阳失调，阳气不足的证候，宜常点按此穴。适宜清心泻火、祛风除湿、痰蒙清窍、消肿止痛等证候。

穴义：

阳，热也、气也；溪，路径也。该穴名意指大肠经经气在此吸热后蒸升上行天部，故名。

3. 温溜（大肠经）

穴名趣解：

温就是温热、温暖，溜就是慢慢地滑动。这就是说身体的寒证或寒生内热的症状可用这个穴位来治疗。例如肿痛、泄泻、伤寒、疟疾、肩臂痠痛等。

穴义：

温，温热也；溜，悄悄地走失也。该穴名意指偏历穴传来的天部之气在本穴悄悄地溜走一般，故名。

4. 迎香（大肠经）

穴名趣解：

迎就是迎接，香即香味，能闻到香味自然也就能闻到其他味道。因能主治"鼻鼽不利，窒洞气塞"，鼻塞不闻香臭而故得名。也就是说凡是跟嗅觉有关的疾病都可以用此穴来治疗，例如鼻炎、多涕、鼻息肉、鼻出血等。

穴义：

迎，迎受也。香，脾胃五谷之气也。该穴名意指本穴接受胃经供给的气血，胃经浊气下传本穴，故名。

5. 库房（胃经）

穴名趣解：

库房就是仓库，身体的仓库又在胃经里面，自然就是储存天地灵气和水谷精微的地方。兵马未动，粮草先行。装粮食的仓库里不能潮湿发霉，不能有老鼠害虫，要便于仓储运输。因此库房的管理要经常通风透气，采光清洁，才有利于人体接纳、吸收、消化。此穴可治疗中气不足产生的咳嗽、气喘、咳唾脓血、胸肋胀痛等症状。

穴义：

库房，储物之仓也，地面建筑之物也。库房名意指胃经气血中的五谷精微物质在此屯库，如在库房存积一般，故名库房。

6. 滑肉门（胃经）

穴名趣解：

从肉做的门滑进去，就是说这扇门通畅的时候很容易滑进去，不通畅的时候则很难滑进去。这个穴位在胃经上，就应该是主管肠胃消化的门户，凡是跟消化不良的疾病都可以用这个穴位来治疗，例如胃痛、呕吐、胃炎、肠炎等症状。

穴义：

滑，滑行也。肉，脾之属也，土也。门，出入的门户也。该穴名意指胃经中的脾土微粒在风气的运化下输布如滑行于人体各部。

7. 伏兔（胃经）

穴名趣解：

伏兔就是降服兔子，动如脱兔形容兔子的动作像风一样快。中国武术有"静若处子，动若脱兔"之比喻。天干地支中卯为东方，东方属木，在八卦中为巽卦，代表风。所以身体里各种因气致病的证候都跟风和湿气有关。只有降服了兔子，治住了风，气血运化才会正常。例如膝腿酸痛、下肢瘫痪、腹胀腹痛、寒疝、荨麻疹等症状。

穴义：

伏，停伏、降伏也。兔，卯木也，风也。该穴名意指胃经气血物质中的脾土微粒在此沉降堆积，如停伏之状，故名。

8. 犊鼻（胃经）

穴名趣解：

犊鼻就是小牛的鼻子。小牛通常不拴鼻子，常常乱跑乱动，对于四肢的发育不利，所以有时候拴一下这个鼻子小牛就动弹不得，可以让四肢顺利生长，避免疾病。人的膝盖有病了也一样动弹不得，此穴可治疗四肢活动障碍等疾病。例如风湿、类风湿性关节炎、膝肿痛、膝部神经痛、下肢瘫痪等症状。

穴义：

犊，小牛也，脾土也。鼻，牵牛而行的上扣之处。该穴名意指流过的胃经经水带走本穴的地部脾土微粒，如被牵之牛顺从而行，故名。

9. 丰隆（胃经）

穴名趣解：

丰是丰富、丰厚、丰收，隆是隆起、增高，就是身体的某一部位有隆起状，这种隆起是风湿、痰湿造成的，通过点按此穴可以消除因风、痰、饮、瘀血等产生不正常的隆起。例如头痛、眩晕、咳嗽、痰多、高血脂、肥胖等症状。

穴义：

丰隆，象声词，为轰隆之假借词。本穴物质主要为水湿云气化雨而降，且降雨量大，如雷雨之轰隆有声，故名丰隆。

10. 天枢（胃经）

穴位趣解：

天枢即天上的枢纽。就是天上的东西要降临大地必须通过这个枢纽，比如阳光、露水、风、雪、雨等。此枢纽可以疏通天地联系，调节阴阳五行，使之风调雨顺。点按此穴位可以增强人体吸收营养，促进新陈代谢功能。可治疗腹痛腹胀、便秘腹泻、月经不调、痛经、肠胃炎、阑尾炎、消化不良等症状。

穴义：

天枢星，为北斗星的北斗一。该穴之名意指本穴气血的运行有两条路径，一是穴内气血外出大肠经所在的天部层次，二是穴内气血循胃经运行。因上走与胃经处于相近层次的大肠经，也就是向更高的天部输送，故名。

11. 地机（脾经）

穴名趣解：

地机即地上的机关、机巧、机会。人体上面的气血要流淌到身体下面，需要打开这个机关。所以主统血、主运化的脾经要把血液在身体上下流畅的运送，需要地机这个精巧的开关随时自动开启和闭合。这个穴位可以治疗跟血液吸收营养或代谢糟粕不良的一切疾病，如腹痛、疝气、崩漏、遗精、乳腺炎、胃痉挛、血糖、血脂、尿酸偏高等证候。

穴义：

地，脾土也。机，机巧、巧妙也。该穴名意指本穴的脾土微粒随地部经水运化到人体各部，脾土物质的运行十分巧妙，故名。

12. 漏谷（脾经）

穴名趣解：

漏谷即人从口中吃进的五谷没有完全被肠胃吸收，有一部分漏掉了。因此要改善身体的营养状况，治疗跟吸收消化功能有关的疾病，都可以用此穴。例如腹胀、肠鸣、腹中热、小腹胀急、小便不利、失精、足踝肿痛等症状。

穴义：

漏，漏落也。谷，五谷也、细小之物也。该穴名意指脾经中的浊重物质在此沉降，浊重的部分由天部沉降到地部，如细小的谷粒漏落之状，故名。

13. 血海（脾经）

穴名趣解：

血海就是身体里血的大海，所有气血不足、血虚和血液疾病都可以用此穴治疗，如贫血、痛经、闭经、隐疹、湿疹、丹毒、膝股内侧痛等症状。

穴义：

血，受热变成的红色液体也。海，大也。该穴名意指本穴为脾经所生之血的聚集之处，气血物质充斥的范围巨大如海，故名。

14. 腹哀（脾经）

穴名趣解：

腹哀就是胸腹、肚腹的悲哀、哀愁。肚子痛就是悲哀，就会哀愁。所有胸腹部胀痛、呕吐、腹泻、便秘、消化不良等胸腹症状都可以用此穴来治疗。

穴义：

腹，腹部也，脾土也。哀，悲哀也。该穴名意指本穴的地部脾土受水之害，脾土受湿而无生气之力，因而悲哀，哀其子金气不生也，故名。

15. 胸乡 （脾经）

穴名趣解：

胸乡即胸部的故乡，也就是胸部的根之所在。亲不亲故乡人，甜不甜家乡水。胸部为心、肺之府，因此胸乡穴可以治疗跟心、肺有关的疾病。例如肺炎、哮喘、胸胁胀痛、膈肌痉挛、肋间神经痛等症状。

穴义：

胸，胸部。乡，乡村也，边远之处。该穴名意指脾经之气由此输散脾经之外，如去到远离脾经的乡村之地，故名。

16. 神门 （心经）

穴名趣解：

神门就是神明进出之门。"心者，君主之官神明出焉。"（《素问·灵兰秘典论》）由此可知，神明就是从神门穴进出的。所以关于心脏、心脑血管、睡眠、精神状态的疾病都可以用神门穴来治疗。例如心病、心烦、惊悸、怔忡、健忘、失眠、癫狂痫、胸胁痛等症状。

穴义：

神，与鬼相对，气也。门，出入的门户也。该穴名意指心经体内经脉的气血物质由此交于心经体表经脉，其气性同心经气血之本性，为人之神气，故名。

17. 灵道 （心经）

穴名趣解：

灵就是神灵、灵魂，道就是道路。灵道就是神灵和灵魂在身体内行走的道路。如果这条道路堵塞了，神灵或者灵魂无路可行，那么人的灵感、灵机、灵敏、灵巧就会丧失，人就会做什么事情都不灵光，心灵无主，五脏不宁。故而会产生早搏、心律不齐、心慌气短、心烦意乱、胸闷疲倦等证候，这时可以用灵道穴治疗。例如心痛、瘈病、舌强、暴喑、手臂挛痛、指麻等症状。

穴义：

灵，与鬼怪相对，神灵也，指穴内气血物质为天部之气。道，道路。该穴名意指心经经水在此气化，气化之气循心经气血通道而上行，故名。

18. 阳谷（小肠经）

穴名趣解：

阳谷，就是阳气积聚的山谷。阳气被大山挡住了，不宜出来，点按此穴位如同让开了一个出口，可以让阳气涌出周济全身。凡是心火微弱、阳气不足、手脚冰冷或内寒胜热的证候，可以点按此穴位治疗。例如颈颌肿、头痛、目眩、齿痛、耳鸣、耳聋、腮腺炎、热病、癫狂病等症状。

穴义：

阳，阳气也。谷，两山所夹空虚之处也。该穴名意指小肠经气血在此吸热后化为天部的阳热之气，本穴如同阳气的生发之谷，故名。

19. 养老（小肠经）

穴名趣解：

养老穴，顾名思义就是进入老年后闲居休养，调养保健以延缓衰老。因此如想要长寿，就应该多点按养老穴。年纪大了首先就会老眼昏花、腿脚不灵、腰酸背痛，所以养老穴可以治疗目视减退、肩、背、肘、臂酸痛、腰痛等症状。

穴义：

养，生养、养护也。老，与少、小相对，为长为尊也。养老名意指本穴的气血物质为同合于头之天部的纯阳之气，与天部头之阳气性同，故名养老。

20. 天窗（小肠经）

穴名趣解：

天窗就是天上的窗子。常言说"打开天窗说亮话"，天窗没打开就说不了话，或者说出来别人也听不到。所以对耳鸣、耳聋、中耳炎、咽喉肿痛、嗓音嘶哑、暴喑等证候，可以用天窗穴治疗。

穴义：

天，天部也。窗，房屋通风透气之通孔也。该穴名意指颈部上炎之热由此外传体表，本穴的散热作用如同打开了天窗一般，故名。

21. 听宫（小肠经）

穴名趣解：

听宫就是听音乐的宫殿。宫殿里环境好，音色美，演奏效果更佳。故而跟听力、辨音色或耳科有关的疾病都可以用听宫穴治疗。例如耳鸣、耳聋、聤耳、牙痛、癫狂痛、三叉神经痛、头痛、目眩、头昏等症状。

穴义：

听，闻声也。宫，宫殿也。该穴名意指小肠经体表经脉的气血由本穴内走体内经脉，如可闻声，而注入地之地部经水又如流入水液所处的地部宫殿，故名。

22. 睛明（膀胱经）

穴名趣解：

睛就是眼睛，明就是光明、明亮。要想眼睛明亮，视力好，就用睛明。凡是目赤、目眩、近视、老花、眼压高、目赤肿痛、心动过速、急性腰扭伤等疾病都可以用睛明穴治疗。

睛明穴所属的膀胱经是人体最大的排湿、排毒通道，心动过速多为心包积液偏多，急性腰扭伤是风湿留滞所致，所以排除湿气、风邪就可治愈疾病。

穴义：

睛，指穴所在部位及穴内气血的主要作用对象为眼睛也。明，光明穴之意。睛明名意指眼睛接受膀胱经的气血而变得光明，眼睛受血而能视，变得明亮清澈，故名睛明。

23. 承光（膀胱经）

穴名趣解：

承就是承受、承担，光就是光线、光明。因此凡是跟眼睛感光不好的疾病如目视不明、近视、散光、目眩以及头痛、鼻塞、热病、额窦炎、内耳眩晕等症状都可以用承光穴治疗。

穴义：

承，受也。光，亮也，阳也，热也。该穴名意指膀胱经气血在此进一步受热胀散，如受之以热一般，故名。

24. 风门（膀胱经）

穴名趣解：

风门顾名思义就是风邪出入身体之门。风为百病之长，凡是外感风邪而致病的感冒、发烧、咳嗽、头痛、颈椎痛、肩膀酸痛、胸背痛等症状，均可用风门穴治疗。

穴义：

风，言穴内的气血物质主要为风气也。门，出入的门户也。风门名意指膀胱经气血在此化风上行，至本穴后吸热胀散化风上行，故名风门。

25. 膏肓（膀胱经）

穴名趣解：

膏指心尖的脂肪，肓指心脏与膈膜之间。中医认为这是药力达不到的地方。肓字是亡字下面一个肉字（古汉语"月"即肉字，象形一块肋骨），肉体消亡了人也就没了。所以膏肓指病情很严重，"病入膏肓"意思就是很难治了。反之，此穴位对所有的疾病都有疗效。例如咳喘、肺痨、健忘、遗精、完谷不化等症状。

古有"廉颇老矣，尚能饭否"？如果人还没老就不能消化五谷，这就是病入膏肓了。

"此穴主无所不疗。"（《针灸资生经》）"灸之无疾不愈。"（《千金》）

穴义：

膏，膏脂、油脂也。肓，心脏与膈膜之间也。膏肓名意指膜中的脂类物质由此外输膀胱经。外输膀胱经的气血物质为心脏与膈膜之间的膏脂由五谷精微所化，膏脂为提供心火燃烧之柴薪，在心室燃烧后气化蒸发的部分在胸腔内压的作用下随湿热之气外渗体表膀胱经，故名膏肓。

26. 魂门（膀胱经）

穴名趣解：

魂指主宰人状态的精神和情绪，魂灵、魂魄、军魂、国魂、民族魂、魂牵梦绕、魂飞魄散、神魂颠倒，只要魂在，精气神和坚强意志就不会倒。因此魂门就是通达情志、神志、意志的门户。"肝藏血，血舍魂"。魂门穴对肝胆及其生克的心脏、小肠、脾、胃的疾病都有独特的疗效。例如胸胁痛、呕吐、泄泻、背痛、肝炎、胃炎、胆囊炎等症状。上吐下泻，魂魄都受不了离开身体了。

穴义：

魂，肝之神也，阳热风气也。门，出入的门户也。该穴名意指肝脏的阳热风气由此外输膀胱经。

27. 魄户（膀胱经）

穴名趣解：

魄指依附形体而存在的精神、精力、体魄、魂魄、魄力。"肺藏气，气舍魄"，魄为肺之精。肺气足则人就有体魄、气魄、魄力，肺气虚则失魂落魄、魂飞魄散。故知魄户是治疗与肺部有关的如感冒、咳嗽、哮喘、肺痨、项强、肩臂痛、支气管炎等疾病的要穴。魄户有疾，魂魄都咳出体外了。

穴义：

魄，肺之精也，气也。户，出入的门户也。该穴名意指本穴出入的气血为来自肺脏的阳热之气，属于肺之精气，故名。

28. 承山（膀胱经）

穴名趣解：

承指承受、承担，山就是大山、高山。高山只有水湿能够使其坍塌，如泥石流、山体滑坡等。而人身体如果湿气过重，身体就会像山一样坍塌下来。反之如果祛除湿气，双脚就可以承受像山一样耸立的身体。由此可知承山是人体的第一除湿大穴。例如排除湿气、腿肚抽筋、腰腿痛、膝盖劳损、便秘、脱肛、痔疮、痛经等症状，可以点承山穴治疗。

穴义：

承，承受、承托也。山，土石之大堆也。承山名意指随膀胱经经水下行的脾土微粒在此固化，沉降的脾土堆积如大山之状，故名承山。

29. 昆仑 （膀胱经）

穴名趣解：

昆仑山是古人认为最高的山，莽莽昆仑，瑶池仙境。巍巍昆仑，中流砥柱。《山海经》记载："昆仑之虚，方八百里，高万仞。"

昆仑山如此之壮美，必然是因为风调雨顺、山清水秀，以及自身净化能力特别强大。所以昆仑穴是人体第一排污大穴，可排出体内的毒素、垃圾、代谢物，是自身净化的重要下水道。因此昆仑穴几乎可以治疗人体从上到下的各种疾病，如后头痛、项痛、腰骶疼痛、足踝肿痛、鼻出血、甲状腺肿大、痔疮、脚气、难产、坐骨神经痛、下肢瘫痪等。

穴义：

昆仑，广漠无垠也。昆仑名意指膀胱经的水湿之气在此吸热上行，充斥于天之天部，如广漠无垠之状，故名昆仑。

30. 飞扬 （膀胱经）

穴名趣解：

飞扬指昂扬、振奋、飘扬的意思。神采飞扬形容人的精神状态很好，心情舒畅，志得意满。人如果哪里不舒服就一定不会神采飞扬的，因此飞扬穴可以治疗让身体不舒服的疼痛、酸痛、胀痛、眩晕、困倦等症状。例如头痛、目眩、鼻衄、颈项痛、腰膝酸痛、癫痫、痔疾、脚气等症状。

穴义：

飞，指穴内物质为天部之气也。扬，指穴内物质扬而上行也。飞扬名意指膀胱经气血在此吸热上行，进一步的吸热蒸升，故名飞扬。

31. 涌泉 （肾经）

穴名趣解：

涌泉就是汩汩涌出的泉水，肾经属水，涌泉穴又是肾经中的井穴，这就意味着这股泉水的井是肾脏运化、输布全身水液、津液的源泉。井水不能脏，井水不能干，吃水不忘挖井人。要想让井里的泉水不干涸，就要经常点按这个穴位。肾属水，水生木，有了井水的滋润，就会万物生长、郁郁葱葱。

此穴可治疗腰膝酸软、肾虚阳痿、小便不利、五心烦热、风疹便秘、中暑昏厥、子宫下垂、咯血头痛、心肌炎、奔豚气等症状。

穴义：

涌，外涌而出也。泉，泉水也。该穴名意指体内肾经的经水由此外涌而出体表，故名。

32. 然谷（肾经）

穴名趣解：

然就是燃烧，谷就是五谷。点按此穴可以促进脾胃对五谷的吸收消化功能，增强身体的能量。如肾功能，排除身体堆积的代谢物。如血糖高，改善体内的气血循环状态。消渴、咯血、遗精、带下、月经不调等证候均可用此穴治疗。

穴义：

然，燃也。谷，两山所夹空隙也。然谷名意指肾经外涌的地部经水在此大量气化，如同被燃烧蒸发一般，故名然谷。

33. 大钟（肾经）

穴名趣解：

大钟就是巨大的钟。既然命名为钟，那么一定跟声音有关。钟有问题便敲不出声音，大钟穴开关闭合不畅嘴巴就发不出声音来。因此咽喉痛、口腔炎、咯血、气喘、食管狭窄等症状也可以用大钟穴来治疗。

穴义：

大，巨大也。钟，古指编钟，为一种乐器，其声浑厚洪亮。该穴名意指肾经经水在此如瀑布从高处落下，声如洪钟，故名。

34. 气穴（肾经）

穴名趣解：

气穴就是气的洞、气的孔。如果这个洞口被堵塞了，气不能流畅地出入，身体气血就难以通达，气不通，血难行。就好比一根管子是扁的，没有吹圆，水或者其他液体就倒不进去。因此点按气穴可以治疗气虚造成的津液、体液循环代谢等症状，如泄泻、疟疾、阳痿、小便不利、月经不调、赤白带下、前列腺增生、尿频尿急、癃闭、尿路感染等。

穴义：

气穴。穴内物质为气态物也。本穴物质为大赫穴传来的高温高压水气，至本穴后，快速强劲的高温高压水气势弱缓行并扩散为温热之性的气态物，故而得名。

35. 神藏（肾经）

穴名趣解：

神藏就是神明藏身之所，这种庄严的地方需要保持神圣和整洁。如果有垃圾了，变脏了，神明就没有居住的地方了。"心者，君主之官神明出焉"，五行属火。为什么火行的神要藏在水行的肾经里面？因为水克火，如果肾经出了问题，首先影响到的就是火行的心脏与小肠，也就是中医常说的心肾不交。因此跟心、肺、肾有关的疾病如胸膜炎、胸痛、烦满、心肌炎、心脏病、高血压等证候都可以用此穴位来治疗。

穴义：

神，与鬼相对，所指为天部之气。藏，收藏也，指气血物质由穴外汇入穴内，本穴如同神气的收藏之地，故名。

36. 天泉（心包经）

穴名趣解：

天泉就是从天上来的泉水。"黄河之水天上来，奔流到海不复回。"（《将进酒》）这股泉水取之不尽，飞流而下，滋润大地万物，供给五脏六腑、四肢百骸需要的津液、体液。没有泉水，身体的河流就会干涸，气血就不能充盈，生存就会受到影响。因此此穴位可以源源不断地把天上的泉水输送给身体，从而治疗咳嗽、支气管炎、胸胁胀痛、口干舌燥、阴虚火旺、皮肤皲裂等疾病。

穴义：

天，天部也。泉，泉水也。该穴名意指心包经的下行经水是从高处飞落而下，气血物质如同由天而降，故名。

37. 劳宫（心包经）

穴名趣解：

劳就是劳动、劳作、劳累、操劳，宫就是宫殿、宫廷。宫殿是君王居住之地，心乃君主之官，所以这个宫殿就是心脏所在之地。

君王为国事操劳，心则为全身上下劳作。君王处理国事劳累，需要到行宫休养放松。心脏为身体操心太劳累了，需要换个宫殿休息一下。劳宫就是缓解心脏压力过大而设立的行宫。胸闷、心悸、高血压、低血压、癫痫、易怒、中风、黄疸、心绞痛等与心脏、心血管有关的疾病都可以通过劳宫穴来治疗。

穴义：

劳，劳作也。宫，宫殿也。该穴名意指心包经的高热之气在此带动脾土中的水湿气化为气，穴内的地部脾土未受其气血之生反而付出其湿，如人之劳作付出一般，故名。

38. 阳池（三焦经）

穴名趣解：

阳池就是阳气积聚的池子。水池的水可以浇灌植物，阳池的阳气可以调节身体阴阳平衡，治疗因上焦阳气不足导致的口干、咽干、头痛、目赤口焦、耳聋喉痹、咽喉肿痛、五官疾患、消渴等证候。

穴义：

阳，天部阳气也。池，屯物之器也。该穴名意指三焦经气血在此吸热后化为阳热之气，如阳气生发之池，故名。

39. 天井（三焦经）

穴名趣解：

天井是指宅院中房与房之间或房与围墙之间所围成的露天空地的称谓。四面有房屋、三面有房屋另一面有围墙或两面有房屋另两面有围墙时中间的空地。供人们晒太阳、纳凉、赏月、看星星、聊天的地方。这块空地上通常都会挖一口井，以供家庭使用。人们可以从这口井里看得见天，所以称为天井。三焦经里的天井穴，就是让上、中、下焦的气血在此聚会、交融、聊天的地方。可以治疗因气血失调造成的瘰疬、瘿瘤、偏头痛、耳聋、胸胁痛、耳鸣耳聋、手背无力、上肢不遂等证候。

穴义：

天，天部也。井，孔隙通道也。该穴名意指三焦经吸热上行的水浊之气在此聚集，气血的运行变化如从天井的上部落下一般，故名。

40. 本神（胆经）

穴名趣解：

本神就是体内原本的神明。心为君主，神明出焉。有了神明，人就能神清气爽、神采奕奕、出神入化。失去神明，则会神志不清、神魂颠倒、神经衰弱。所以本穴可治疗癫痫、头痛、中风、失眠、神经衰弱、血管性头痛、神经性头痛、脑血管疾病、小儿惊风、小儿大脑发育不良等证候。

穴义：

本，人之根本也，气也，此指穴内物质为天部之气。神，在天为风也，指穴内物质的运行为风气的横向运动。该穴名意指头之天部的冷凝水湿在此汇合后循胆经传输。本穴因其位处头角上部，穴内气血纯为天部之气，故而得名。

41. 目窗（胆经）

穴名趣解：

目就是眼睛，窗就是窗户。眼睛要想看见东西，就得先打开眼睛上的这扇窗户。这扇窗子打不开了，眼睛也就看不见外面的世界，更看不见阳光灿烂、春花秋月、四季更替。因而此穴位可以治疗远视、近视、散光、老花眼、结膜炎、青光眼、夜盲症、眩晕症、目赤肿痛等证候。

穴义：

目，肝之所主也，此指穴内物质为肝木之性的风气。窗，气体交换的通道也。该穴名意指胆经气血在此吸热后化为阳热风气，弱小的水湿之气吸热胀散并化为阳热风气传于穴外，故名。

42. 肩井（胆经）

穴名趣解：

肩井就是肩头上面的一口井。肩井穴属于胆经，胆经属木。树木要靠泉水来灌溉、滋养。因此井里要有水才能浇灌树木。如果井水受污染了、井脏了或者井干涸了，就无法滋养胆木了。另外肝是身体受纳和解毒的器官，胆又是肝的排毒通道，胆经堵塞了，肝就不能分解、代谢体内的毒素，脸色长斑、胃酸胃痛、乳腺增生、前列腺增生、气滞气郁、半身不遂等疾病就会不期而来。因此点按此穴位可以预防和治疗这些疾病。

穴义：

肩，指穴在肩部。井，地部孔隙也。意指胆经的地部经水在此渗流外出，如同井水渗出一般，故名。

43. 风池 （胆经）

穴名趣解：

风池就是风积聚的池子。"风为百病之长，风气藏于皮肤之间，内不得通，外不得泄；风者，善行而数变，腠理开则洒然寒，闭则热而闷，其寒也则衰食饮，其热也则消肌肉，故使人怢慄而不能食，名曰寒热。"（《素问·风论》）

风又称为风邪、贼风，很多疾病都是因风而患，例如风寒风热感冒、咳嗽、发烧、呕吐、腹泻、颈项强痛、胸腹胀痛、中风等疾病都是因风而致，故而点按风池穴等于把这个风邪积聚的池子打扫干净，使之无法汇聚，自然就难以兴风作浪，危害健康。

穴义：

风，指穴内物质为天部的风气。池，屯居水液之器也，指穴内物质富含水湿。风池名意指有经气血在此化为阳热风气，水湿之气胀散并化为阳热风气输散于头颈各部，故名风池。

44. 风市 （胆经）

穴名趣解：

风市就是风邪的市场和集市。风邪去集市干吗？当然就是去交易、交换、谈价钱、做生意，遇到合适的买主就成交。有的变成风寒，有的变成风热，有的变成风湿，有的变成中风，有的变成痛风。要想让风邪不祸害身体，必须让城管来取缔这个市场。如此一来，头晕目眩、瘙痒湿疹、坐骨神经痛、神经性皮炎、中风拘挛、肢体瘫痪等疾病就不会来敲你的健康之门。

穴义：

风，风气也。市，集市也。该穴名意指胆经经气在此散热冷缩后化为水湿风气，本穴如同风气的集市，故名。

古代治验《玉龙歌》说：膝腿无力身力难，原因风湿致伤残，尚知二市穴能灸，步履悠悠渐自安（二市穴：风市、阴市二穴）。

45. 光明（胆经）

穴位趣解：

光明就是光亮、明亮，指让人看得见东西的物质。这个地方就是身体上能够让人看得见，看得清楚东西重要所在，相当于看东西的开关。因此凡是跟视力有关的疾病，例如目痛、近视、夜盲、白内障、青光眼、视神经萎缩等疾病都可以用这个穴位来治疗。

穴义：

光明，光彻明亮也。本穴物质为阳辅穴传来的湿热风气，上至本穴后，吸热而变为纯阳之气，天部的水湿尽散并变得光彻明亮，故名。

46. 悬钟（胆经）

穴名趣解：

悬就是悬挂，钟指金属制成的响器，中空，敲击时发声。钟悬挂起来是为了敲击，敲钟是给人以提醒。古时敌军来犯、上朝早课都可以钟声提醒。因此人身体上这口悬挂的钟就是对人健康状况的提醒。上热下寒、上实下虚、高血压、高血脂、腰颈椎病、脑血管病、肋胁疼痛、扁桃体炎、痴呆中风等证候都可以用这个穴位来治疗。

穴义：

悬，吊挂也，指空中。钟，古指编钟，为一种乐器，其声浑厚响亮。该穴名意指胆经上部经脉的下行经水在此飞落而下，如瀑布发出巨响一般，故名。穴在外踝上，未及与足，如悬挂之状。

又名绝骨。绝，断绝、穷尽也。骨，水也。绝骨名意指胆经上部经脉的下行经水在此全部化为天部的水湿之气，从上部飞落而下则悬落于天部，自本穴起则无经水交于下部诸穴，故名绝骨。

也称髓会。髓，骨髓也，骨之精也，此指肾气。会，交会也。髓会名意指胆经的寒冷水气在此交会，本穴如同胆经寒冷之气的聚集之地，故名髓会。

47. 膝关（肝经）

穴名趣解：

膝关就是膝盖的关卡。气血输送到身体的下肢都必须经过这道关口，关卡不开疾病随之而来。点开穴位就是获得通关文牒，即通行证。膝关穴可以治疗膝关节炎、膝髌肿痛、下肢痿痹、历节风痛、寒湿下注、半身不遂、小儿麻痹等证候。

穴义：

膝，指穴在膝部也。关，关卡也。该穴名意指肝经的上行之气中滞重水湿在此沉降，本穴如同关卡一般阻挡滞重水湿的运行，故名。

48. 哑门（督脉）

穴名趣解：

哑就是不能说话，发不了正常的声音；门就是建筑物的出入口。哑门就是讲话的门关起来了，发不出声音。因此哑门穴可以治疗一切跟发声讲话有关的疾病，如暴喑、失语、舌强不灵、语言不利、脑膜炎、脊髓炎、脑血管病、延髓麻痹、癫痫癔症、精神分裂等证候。

穴义：

哑，发不出声也，此指阳气在此开始衰败。门，出入的门户也。该穴名意指督脉阳气在此散热冷缩，阳气的散热收引太过则使人不能发声，故名。

49. 风府（督脉）

穴名趣解：

风府就是风驻的府邸。风邪也称贼风，侵入人体后就驻留在这个地方。点按这个穴位就是把风邪从这个屋子赶出去排出体外，治疗风邪带来的头痛、项强、目眩、痴呆、中风、癫狂、咽肿失音、小儿惊风、心脑血管病、精神分裂症等证候。

穴义：

风，指穴内气血为风气也。府，府宅也。风府名意指督脉之气在此吸湿化风，本穴为天部风气的重要生发之源，故名风府。

50. 脑户（督脉）

穴名趣解：

脑就是头脑，户就是门户。脑户就是头脑思维、思考、分析、运算、指挥、命令等活动进出的门户。打开这扇门户，就可以治疗跟头、脑有关的疾病，如大脑萎缩、小脑疾患、视神经炎、头重头痛、高低血压等证候。

穴义：

脑，大脑也。户，出入的门户也。该穴名意指督脉气血在此变为天之下部的水湿云气，此气能随人体所受风寒而冷降归地并入于脑，故名。

51. 气海（任脉）

穴名趣解：

气海就是气的大海。气为血之帅，血为气之府。一呼一吸，气各三寸，六寸之后，血方随行。气血为生命之本，气海一通全身暖，气虚则血瘀。故而气海穴可以治疗跟气虚、血瘀相关的疾病，如气喘、疝气、心下痛、羸瘦无力、中风脱症、遗精遗尿、滑精、闭经、月经不调等证候。

穴义：

气，气态物也。海，大也。气海名意指任脉水气在此吸热后气化胀散，本穴如同气之海洋，故名气海。

52. 神阙（任脉）

穴名趣解：

神指主宰自身的超人类存在，阙指宫殿，神阙就是主宰自己的神灵居住的宫殿。这个宫殿干净、整洁、高雅、舒适，人就能神清气爽、神采奕奕、精神抖擞、神定气闲，如果神灵居住的地方脏了、乱了、堵了，人就会神志不清、神魂颠倒、神不守舍、神怒民怨。神阙穴具有回阳救逆、开窍苏厥之功，可治疗绕脐腹痛、脱肛、五淋、宫冷不孕、中风脱证、尸厥、角弓反张、风痫、水肿鼓胀、肠炎、痢疾、产后尿潴留等证候。

穴义：

变化莫测为神，阙指要处，穴当脐孔，是处胎生之时，连系脐带以供胎儿之营养，故又命蒂。名之神阙，是因胎儿赖此宫阙，输送营养，灌注全身，遂使胎体逐渐发育，变化莫测，因名神阙。

53. 蠡沟（肝经）

穴名趣解：

蠡指蛙虫、葫芦或贝壳做的瓢，沟指沟渠、水沟。蠡沟指身体气血经过的这个地方像一条虫爬过的小沟，容易被堵塞。同时暗指女性性器官像虫爬出的一条小沟，也像贝壳做的瓢上有一条裂缝。因此点按蠡沟穴可以治疗泌尿生殖系统疾病。如性功能亢进、月经不调、子宫内膜炎、子宫出血、子宫下垂、阴挺、遗尿、尿闭、疝气、睾丸肿痛等证候。还可以治疗心动过速、心动过缓、梅核气、精神疾病等。

穴义：

"蠡"，瓠瓢也，贝壳做的瓢。此指穴内物质如瓠瓢浮于水中飘浮不定之状。"沟"，沟渠也，此指穴内物质运行循一定的道路。

蠡沟穴名意指：三阴交穴传来的温湿水气由本穴别走足少阳胆经，因此温湿水气分别飘行于肝胆二经，故名。

"蠡"在古代是瓢虫的意思，"蠡沟"就是有个虫子老在这儿爬。

蠡沟穴是治疗瘙痒病的，凡是阴囊湿疹、阴道瘙痒等湿热病，多揉蠡沟穴特别好。月经不调的女性，月经前宜多点按蠡沟穴。

54. 清冷渊（三焦经）

穴名趣解：

清冷就是清凉寒冷，渊就是比较深的水潭。清冷渊就是清凉寒冷的深水潭。夏天太热大家都想到海边、湖边、游泳池去玩水、游泳，凉快凉快。清冷渊穴的主要功能就是清热泻火、通经止痛。此穴可治疗因火、燥、暑邪或寒生内热所产生的头痛、目痛、胁痛、肩臂痹痛、上肢不遂等证候。

穴义：

清，清静也。冷，寒冷也。渊，深渊也。该穴名意指三焦经经气散热冷降后在此位于天之下部，如寒冷深渊一般，故名。

此穴名如进入清澈冰冷的深渊，所有热毒诸症，均可用此穴排解。

二、对穴

1. 日月/承光（水生木/胆经膀胱经）

穴名趣解：

日就是太阳，月就是月亮。一日一夜就是完整的一天。日月辉映、日月更替、日新月异，太阳和月亮是以日光和月光来照耀大地的。

承就是承受、承担，光就是光线、光明、光亮。

因此日光和月光照射到人体，人身上得有一个接收汇聚的地方，就好像太阳能接收板，这个接收器就是承光穴。没有日光、月光、草木就不会成长，人的脏腑、肌肉就不能发育，眼睛看东西就没有光感。

因而日月穴可以防止肌肉老化、萎缩，治疗黄疸、肝炎、视力下降、白内障、飞蚊症、肋胁疼痛等疾病。

同时，跟眼睛感光不好的疾病如目视不明、近视、散光、目眩、光亮度差的疾病都可以用承光穴治疗。

日月穴属于胆经，五行属木；承光穴属于膀胱经，五行属水，水生木。外面的太阳光、月光再明亮，如果没有眼角膜，我们就什么也看不见。属水的承光穴相当于眼角膜，有了它，才能够接收日光和月光，才能够把属木的日月穴的光亮生出来。承光生日月，水生木。

穴义：

日月。日，太阳也，阳也。月，月亮也，阴也。日月名意指胆经气血在此位于天之人部，本穴为天部之气的阴阳寒热分界之处，故名日月。

承，受也。光，亮也，阳也，热也。该穴名意指膀胱经气血在此进一步受热胀散，如受之以热一般，故名。

2. 涌泉/肩井 （水生木/肾经胆经）

穴名趣解：

汩汩涌出的泉水，又是肾经中的井穴，意味着要井里的泉水不干涸，就要经常点按这个穴位。肾属水，水生木，肝胆属木。要想让水滋润树木，就必须把水灌溉到属木的经络里。而属目的胆经里也有一口井，就是肩井。泉水在下肩井在上。把肾涌泉井里的泉水运送到肩井里，这口井里的泉水就能够从上到下浇灌肝、胆二木，草木茂盛方能万物复苏。

肩井就是肩头上面的一口井。这口井里的水从哪里来的呢？是从下面的涌泉里冒出来的。涌泉穴属于肾经，肾经属水，水生木。肩井穴属于胆经，胆经属木。树木要靠泉水来灌溉、滋养。因此井里要有水必须得贯通涌泉这个泉眼，而泉水从涌泉冒出来必须流到井里才能储存。所以点涌泉时先开井盖，开肩井时必通泉眼，方能起到水涵木茂，木生火旺的良性循环。因此点按涌泉穴的须同时点肩井穴，才能起到补肾固阳、清肝泻胆的作用。手脚冰凉、颈项强直、肩背痹痛、乳腺增生、乳痈难产、气逆便秘等证候都可用此穴治疗。

涌泉穴属于肾经，五行属水；肩井穴属于胆经，五行属木，水生木。打开涌泉肩井里才会有水，涌泉生肩井，水生木。

穴义：

涌泉。涌，外涌而出也。泉，泉水也。该穴名意指体内肾经的经水由此外涌而出体表，故名。

肩，指穴在肩部。井，地部孔隙也。意指胆经的地部经水在此渗流外出，如同井水渗出一般，故名。

3. 大钟/听会 （水生木/肾经胆经）

穴名趣解：

大钟就是一口比较大的钟，听会就是听力交会之处。大钟质量不好、破损了、尘土附着了，其音量、音色就会大打折扣。同样，如果听力有问题或者听力交会之处堵塞了，那么即使钟是好的，钟声响亮，却还是听不见或者听不清。

因此要想听到钟声，必须钟是好的，同时听力也是好的，而且听力交会之处也通畅无虞，这样才能听到和听清楚大钟敲响的声音。因此，跟发声和听力有关的疾病如声音嘶哑、咽痛、口腔炎、气喘、咯血、耳聋、耳鸣、聤耳、中耳炎、三叉神经痛、癫闭等证候都可以用此双穴治疗。

大钟穴属于肾经，五行属水；听会穴属于胆经，五行属木，水生木。敲响了大钟，才会听得见。大钟生出听会，水生木。

穴义：

大，巨大也。钟，古指编钟，为一种乐器，其声浑厚洪亮。该穴名意指肾经经水在此如瀑布从高处落下，声如洪钟，故名。太钟名意与大钟同。

听会穴。听会者即耳能听闻声音也，此指穴内的天部气血为空虚之状，无物阻隔声音的传递也，如远处声音听亦能明，故名。

4. 悬钟/耳门（木生火/胆经三焦经）

穴名趣解：

悬钟的悬就是悬挂，钟指金属制成的响器，中空，敲击时发声。钟悬挂起来是为了敲击，敲钟是给人以提醒。古时敌军来犯、上朝早课都可以钟声提醒。因此人身体上这口悬挂着钟就是一口警钟，用来对人的健康状况做必要的提醒。

耳门就是耳朵的门。耳朵是用来干吗的？听声音的，因此耳门就是听力之门。想要听得见声音，就必须把这扇门打开。

因此凡是跟上热下寒、上实下虚、高血压、高血脂、腰颈椎病、脑血管病、肋胁疼痛、扁桃体炎、痴呆中风、耳聋、耳鸣、聤耳、中耳炎、下颌关节炎等有关的证候都可以用这个穴位来治疗。

悬钟穴属于胆经，五行属木；耳门穴属于三焦经，五行属火，木生火。悬钟生耳门，木生火。

穴义：

悬，吊挂也，指空中。钟，古指编钟，为一种乐器，其声浑厚响亮。该穴名意指胆经上部经脉的下行经水在此飞落而下，如瀑布发出巨响一般，故名。穴在外踝上，未及与足，如悬挂之状。

耳，穴内气血作用的部位为耳也。门，出入的门户也。耳门名意指三焦经经气中的滞重水湿在此冷降后由耳孔流入体内，本穴如同三焦经气血出入耳的门户，故名耳门。

5. 商曲/听宫（水克火/肾经小肠经）

穴名趣解：

商字起源于商朝之前，那时跟商人、商店、商品有关的词语还没有出现。所以这里的商字的意思还是原来的本意，即商量、商讨、商洽。曲字主要的意思有曲折和歌曲，曲折是客观存在的，不需要去商量，因而这里的曲字就是乐曲、曲目的意思。听宫就是听声音、听乐曲的宫殿。

在宫殿里听乐曲的自然是君王大臣等重要人物，听什么乐曲、器乐当然得先商量好曲目。

曲目商量好了，演奏水平不错，就会得到听众的鼓励和掌声。反之听众欣赏，掌声热烈，演奏者也会更加有激情。

听宫穴主要治疗耳鸣、耳聋、中耳炎、聋哑、齿痛、下颌关节功能紊乱等跟听力有关的疾病。而商曲穴主要治疗腹胀、腹痛、反胃、胃痛、水肿、便秘、胃炎、胸胁胀痛等疾病。

商曲穴属于肾经，五行属水，开窍于耳，点通商曲穴，宫殿里才能听到动听的乐曲。

听宫穴属于小肠经，五行属火，水克火。如果属水的商曲穴没有打开，那么就会克制住属火的听宫穴。在美丽豪华的宫殿里也听不到悦耳的乐曲了。

商曲克听宫，水克火。

穴义：

商，漏刻也。曲，隐秘也。该穴名意指肾经冲脉气血在此吸热后缓慢上行，如从漏刻中传出不易被人察觉，故名。

听，闻声也。宫，宫殿也。该穴名意指小肠经体表经脉的气血由本穴内走体内经脉，如可闻声，而注入地之地部经水又如流入水液所处的地部宫殿，故名。

听宫是听丝竹器乐的宫殿，商曲是商量演奏什么曲目。曲子没商量好，自然听不到动听的音乐了。

6. 气穴/气户（土克水/肾经胃经）

穴名趣解：

气穴就是气的洞、气的孔。如果这个洞口被堵塞了，气不能流畅地出入，身体气血就难以通达，气不通，血难行。就好比一根管子是扁的，没有吹圆，水或者其他液体就倒不进去。

因此点按气穴可以治疗气虚造成的津液、体液循环代谢等证候，如泄泻、疟疾、阳痿、小便不利、月经不调、赤白带下、前列腺增生、尿频尿急、癃闭、尿路感染等疾病。

气户就是气通过的门户。门户打开，气才能畅通无阻，血也才能随之而行，气血通达才能保持健康。反之如果气的门户打不开，或者门户坏了，好气、坏气都可以来来往往、自由进出，那么同样也会因为气血失调而生病。如果气户穴有问题，气的进出产生障碍，人就会咳嗽、气喘、呃逆、胸胁支满、胸痛等。

气穴属于肾经，五行属水；气户穴属于胃经，五行属土。土克水，气的门户没有打开就会克制住气的进出。气户克气穴，土克水。

穴义：

气穴，穴内物质为气态物也。本穴物质为大赫穴传来的高温高压水气，至本穴后，快速强劲的高温高压水气势弱缓行并扩散为温热之性的气态物，故名气穴。

气，指本穴调节的气血物质为天部之气。户，古指单扇门，引申为出入的通道。该穴名意指本穴为胃经气血与外界交换的门户，故名。

7. 阴都/阳交 （水生木/肾经胆经）

穴名趣解：

阴都就是阴的首都，阳交就是阳交会的地方。人的身体只有当阴阳平衡的时候才是健康的。《素问·生气通天论》中记载："阴平阳秘，精神乃治，阴阳离决，精气乃绝。"

阴与阳相互对抗、相互制约和相互排斥，以求其统一，取得阴阳之间的相对的动态平衡，称之为"阴平阳秘"。否则阴盛则阳病，阳盛则阴病。

阴都是阴气最重的地方，阳交是阳气最盛之处，只有两者平衡才能扶正固本。阴都有问题造成阴不足，则阳相对过剩，阳盛则火旺，火旺则胃肠热、胃溃疡、便秘、口腔溃疡、目赤肿痛。阴不足则月经失调、不孕不育；阳不足则筋缩，易患下肢痿痹、胸胁胀痛、肋间神经痛、四肢厥冷、肩冷背寒、癫狂等。因此阴都穴与阳交穴同时使用才能起到阴阳平衡的作用。

阴都穴属于肾经，五行属水；阳交穴属于胆经，五行属木，水生木。所以点按阴都穴后再点阳交穴，就能起到水生木的功效。

穴义：

阴，阴凉水湿也。都，都市也。该穴名意指肾经冲脉的上行水气在此集散，本穴如有都市的聚散作用故名。

阳，阳气也。交，交会也。该穴名意指胆经吸热上行的天部阳气在此交会，故名。

8. 阴谷/阳溪（金生水/肾经大肠经）

穴名趣解：

阴谷指阴气积聚的山谷；阳溪指阳气像溪水一样流淌。阳气的溪水涓涓流淌到阴气积聚的山谷，就能使阴阳相济，趋于平衡。

阴谷所在的地方阳气不足，容易产生阴盛的病，身体内侧为阴，易患膝股内侧疼痛、膝关节炎等疾病。生殖系统为阴（男女生殖器官都以阴命名），易患阳痿、疝气、小便不利、月经不调、崩漏等。"酸苦涌泻为阴"，胃酸过多则容易患上肠胃炎、胃溃疡等疾病。阳溪像阳气的溪水，不能断流，否则易患头痛、耳聋、目赤肿痛、腱鞘炎、半身不遂等疾病。阳不足还会得癫痫、精神病等。

点阴谷穴的同时点阳溪穴，让阳气如溪流潺潺流淌进阴气积聚的山谷，就能平衡阴阳、通达气血。

阳溪穴属于大肠经，五行属金；阴谷穴属于肾经，五行属水，金生水。点阳溪穴济阴谷就是金生水。

穴义：

阴，阴性水湿也。谷，肉之大会也，两山所夹空隙也。该穴名意指肾经的水湿之气在此汇合并形成大范围的水湿云气，水湿云气性寒冷，故名。

大肠经经气在此吸热后蒸升上行天部。本穴物质为合谷穴传来的水湿风气，至此后吸热蒸升并上行于天部，故名。

9. 光明/天窗（木生火/胆经小肠经）

穴名趣解：

光明就是光亮、明亮，指让人看得见东西的物质。天窗就是天上的窗子。光明穴就是身体上能够让人看得见、看得清楚东西的重要所在，相当于看东西的开关。而天窗穴则是让光明、光线、阳光能够进到身体的地方。早晨起来打开窗子透透气，让阳光照进房间。打开天窗说亮话，是告诉人们打开窗子房间才会明亮。

光明穴可以治疗目痛、近视、夜盲、白内障、青光眼、视神经萎缩等疾病。天窗穴则可治疗跟人体光感和进出门户有关的疾病，例如干眼症、白内障、青光眼、耳鸣、耳聋、咽喉肿痛、暴喑、颈项强痛等。

光明穴属于胆经，五行属木；天窗穴属于小肠经，五行属火，木生火。想要光明就打开窗子，点按光明穴时点按天窗穴，就是木生火，阳光就照射进来了。

穴义：

光明，光彻明亮也。本穴物质为阳辅穴传来的湿热风气，上至本穴后，此气吸热而变为纯阳之气，天部的水湿尽散并变得光彻明亮，故名。

天，天部也。窗，房屋通风透气之通孔也。该穴名意指颈部上炎之热由此外传体表，本穴的散热作用如同打开了天窗一般，故名。

10. 头窍阴/足通谷（水生木/胆经膀胱经）

穴名趣解：

窍就是孔、洞、窟窿，头窍阴就是阴气进出人体的小孔。谷指两座山之间的狭窄地带，也指两山之间的狭长水道。《说文解字》："泉出通川为谷"，泉水涌出在山间蜿蜒曲折，谓之谷。足通谷就是阴气从脚上通过山谷流向地面的地方。

阴阳是在五脏六腑相依存、相对立的，进出口一个在头上，一个在脚上。人身体上有两个阴气进入的小孔，一个是头窍阴，另一个是足窍阴。

阴气从头上进入，正常情况下人是感觉不到的，如果进入量太大或者太频繁，人就会感到不舒服，就容易头痛、眩晕、耳鸣、瘿气、甲状腺肿大，这就可以用头窍阴穴来治疗。

足通谷让阴气从脚下排出去，就可以治疗阳气不足产生的各种疾病，例如鼻衄、胃炎、颈椎病、子宫出血等。

头窍阴属于胆经，五行属木；足通谷属于膀胱经，五行属水，水生木。点头窍阴时点足通谷，就是水生木。

中国的数百种气功、吐纳、呼吸、练气养生法，都是把病气、阴气、浊气从脚下排出去的，没有从头上排出去的。所以点按头窍阴穴的同时点按足通谷穴，就可以把阴气、废气从脚下排走，彻底解除脏腑和奇恒之府的压力。

穴义：

头，指穴处的部位在头部。窍，孔穴、空窍之意。阴，指穴内物质为阴湿水气。意指胆经气血在此化为天之下部的滞重水湿云气，天之上部如同空窍一般，故名。

通，通道、通行也。谷，肉之大会也，两山中间的空旷之处也。该穴名意指膀胱经经气在此冷降归地也，故名。

11. 神藏/归来（土克水/肾经胃经）

穴名趣解：

神藏就是神明藏身之所，归来就是从外面回来。神明藏身的地方需要保持庄严和整洁。如果有垃圾了、变脏了，神明就没有居住的地方了。身体的阴阳、虚实、寒热平衡状态需要经常提醒它归来，否则平衡被打破了，身体就会出现各种疾病。

就现实生活而言，丈夫不回家或者妻子不回家，家庭平衡被打破，时间长了婚姻就会亮起红灯。孩子不回家，家里平衡被打破，老人就会孤单、寂寞、晚景凄凉。

"心者，君主之官神明出焉"，五行属火。

为什么火行的神要藏在水行的肾经里面？

因为水克火，如果肾经出了问题，首先影响到的就是火行的心脏与小肠，也就是中医常说的心肾不交。因此跟心、肺、肾有关的疾病如胸膜炎、胸痛、烦满、心肌炎、心脏病、高血压等证候都可以用此穴位来治疗。归来穴可以帮助身体恢复到原来的正常状态。具有活血化瘀、调经止痛之功效。能够治疗月经不调、闭经、白带、阴痒、阴挺、疝气、腹痛、膀胱炎、夜尿症等疾病。

神藏穴属于肾经，五行属水；归来穴属于胃经，五行属土，土克水。这就是说没有归来穴，神在身体上就藏不住。神藏的地方被归来穴制约和影响。

穴义：

神，与鬼相对，所指为天部之气。藏，收藏也，指气血物质由穴外汇入穴内，本穴如同神气的收藏之地，故名。

归，还的意思。来，返的意思。归来指的是恢复和复原的意思。指胃经下行的地部经水受热后气化逆胃经上行，如流去之水复又归来，故名归来。

12. 天泉/地仓（火生土/心包经胃经）

穴名趣解：

天泉就是天上下来的泉水，天上流下的泉水是什么？就是下雨，下大雨，倾盆大雨，雨露滋润禾苗壮。但是下雨也要有节制，下的太多就会水涝、水灾，只有适度才叫风调雨顺。地仓就是地上的粮仓。天上有雨水下来，大地才能水草丰美、五谷丰登，粮仓也才能装满。人间生活很好的地方叫作鱼米之乡，鱼、米都需要水的滋润。

天泉穴可以治疗津液失调造成的咳嗽、胸胁胀痛、胸背及上臂内侧痛、心律不齐、心脏刺痛、心包积液过多等疾病。

地仓穴有舒筋活络、活血化瘀的功效，可以治疗跟接收食物及相关的疾病，如舌麻、味觉消失、流涎、口眼歪斜、眼睑瞤动、面神经麻痹、三叉神经痛等证候。

粮仓满了，粮食丰收了，需要依靠粮食生存的五脏六腑、四肢百骸就能筋骨舒展、气血通达。

天泉穴属于心包经，五行属火；地仓穴属于胃经，五行属土，火生土。有了丰沛的雨水才能五谷丰收，粮仓充实。有了天泉才有地仓，火生土。

穴义：

天，天部也。泉，泉水也。该穴名意指心包经的下行经水是从高处飞落而下，故名。

地，指地格。仓，藏谷处。古人面分三庭，鼻以上为上庭，鼻为中庭，鼻以下为下庭，合为天人地三格。穴在鼻下口吻旁（地格处），口以入谷，故谓仓。

13. 库房/胃仓（土克水/胃经膀胱经）

穴名趣解：

库房就是仓库，身体的仓库又在胃经里面，自然就是储存天地灵气和水谷精微的地方。兵马未动，粮草先行。装粮食的仓库里不能潮湿发霉，不能有老鼠害虫，要便于仓储运输。因此库房的管理要经常通风透气，采光清洁，才有利于人体接纳、吸收、消化。

库房穴有理气宽胸、清热化痰的功效。可治疗咳嗽、气喘、咳唾脓血、胸肋胀痛、胸膜炎等。

胃仓就是胃里的仓库。胃是身体接纳水谷精微，主管消化吸收的器官，本来就是五脏六腑的仓库。胃里面还有一个仓房，说明这一定是存放胃的精华所在。这个仓房对靠近它的胸腹、肠胃等部位影响最大。因此胃仓穴可治疗胃痉挛、胃炎、溃疡病、腹痛、痞块、便秘、乳腺炎、乳痈、小儿积食等。

库房穴属于胃经，五行属土；胃仓穴属于膀胱经，五行属水，土克水。库房满了胃里的仓库才会有粮食，库房空了胃仓也就没有东西了。库房制约胃仓，土克水。

穴义：

库房，储物之仓也，地面建筑之物也。该穴名意指胃经气血中的五谷精微物质在此屯库，故名。

胃，胃腑也。仓，存贮聚散之所也。该穴名意指胃腑的湿热阳气由此外输膀胱经，湿热阳气屯留于本穴之中，故名。

14. 灵道/魂门（水克火/心经膀胱经）

穴名趣解：

灵就是神灵、灵魂，道就是道路。灵道就是神灵和灵魂在身体内行走的道路。如果这条道路堵塞了，神灵或者灵魂无路可行，那么人的灵感、灵机、灵敏、灵巧就会丧失，人就会做什么事情都不灵光，心灵无主，五脏不宁。故而会产生早搏、心痛、暴喑、心慌气短、心内呆滞、胸闷疲倦、肘臂挛痛等证候，则可以用灵道穴治疗。

魂指主宰人状态的精神和情绪，魂灵、魂魄、军魂、国魂、民族魂、魂牵梦绕、魂飞魄散、神魂颠倒，只要魂在，精气神和坚强意志就不会倒。因此魂门就是通达情志、神志、意志的门户。"肝藏血，血舍魂"。魂门穴对肝胆及其生克的心脏、小肠、脾、胃的疾病都有独特的疗效。如胆囊炎、肝炎、胃炎、胸肋痛，呕吐，泄泻，背痛等。

灵道穴属于心经，五行属火；魂门穴属于膀胱经，五行属水，水克火。魂门打不开了，灵道也就走不通了。点灵道穴时必须先点魂门穴，以免水克火。

穴义：

灵，与鬼怪相对，神灵也，指穴内气血物质为天部之气。道，道路。该穴名意指心经经水在此气化，气化之气循心经气血通道而上行，故名。

魂，肝之神也，阳热风气也。门，出入的门户也。该穴名意指肝脏的阳热风气由此外输膀胱经。

15. 天池/阳陵泉（木生火/心包经胆经）

穴名趣解：

天池就是天上的池子，人身上的天就是很高的地方，例如新疆的天池并不是在天上，而是比喻很高的池子。天为阳，地为阴，天上的池子装的就是阳气。阳陵就是阳气的山陵和丘陵，阳陵泉就是阳气从山陵像泉水一样流下来。山陵比人高，山陵上的阳气像泉水一样流进天池储蓄起来，供给人体慢慢使用。

天池穴可以治疗跟体液、津液、痰液、水湿相关的疾病，如胸闷、心痛、咳嗽、痰多、气喘、瘰疬、乳痈、肋胁痛。

阳陵泉穴可以治疗因阳气不足造成的半身不遂、下肢痿痹、麻木、膝膑肿痛、膝关节炎、坐骨神经痛和肝胆不调导致的胁肋痛、口苦、呕吐、黄疸、肝炎、胆囊炎、脚气、小儿惊风、小儿舞蹈病等肝、胆、脾、胃疾病。

天池穴属于心包经，五行属火；阳陵泉属于胆经，五行属木，木生火。阳陵泉的阳气流淌进天池就是木生火。所以点按天池穴的同时点按阳陵泉穴，可以起到治疗疾病，预防心梗、脑梗、中风的危险。

穴义：

天，天部也。池，储液之池也。天池名意指心包外输的高温水气在此冷凝为地部经水，本穴气血既处高位又为经水，故名天池。

阳，阳气也。陵，土堆也。泉，源源不断也。该穴名意指胆经的地部经水在此大量气化，本穴如同脾土尘埃的堆积之场和脾气的生发之地，故名。

16.阴陵泉/清冷渊 （火生土/脾经三焦经）

穴名趣解：

阴陵泉就是阴气从山陵上像泉水一样往下流淌；清冷渊就是清澈、寒冷的深潭。

阴陵泉有排渗脾湿的功效，可以治疗腹胀、腹泻、水肿、黄疸、小便不利、尿潴留、尿失禁、尿路感染、阴道炎、阴部痛、痛经、遗精、膝痛等。

清冷渊可以解郁热之毒，凡诸热毒之症可用此穴解之。如治疗头痛、目痛、肩臂痹痛、上肢不遂等证候。

从中医阴阳理论可以知道，上属阳、下属阴，天为阳、地为阴，动为阳、静为阴，升属阳、降属阴，热属阳、寒属阴。阴陵泉的阴是像泉水一样往下流淌的，流下来的阴的泉水要有盛它的地方，这就是清冷渊。盛满后拿来做什么？拿来浇灭过热的火，当身体燥、火、热重的时候，一汪冰凉的清泉是最舒服的梦想。因此点阴陵泉穴的同时点清冷渊，可以平衡阴阳和调剂寒热。

阴陵泉穴属于脾经，五行属土；清冷渊穴属于三焦经，五行属火，火生土。有了湖和水库，才能盛放泉水、雨水。

穴义：

阴，水也。陵，土丘也。泉，水泉穴也。该穴名意指脾经地部流行的经水及脾土物质混合物在本穴聚合堆积，形状如地之下部翻扣的土丘之状，故名。

清，清静也。冷，寒冷也。渊，深渊也。该穴名意指三焦经经气散热冷降后在此位于天之下部，如寒冷深渊一般，故名。

17.偏历/支正 （火克金/大肠经小肠经）

穴名趣解：

偏就是不正，历就是经过、经历，偏历就是从不正常的方向经过。支就是撑持、支撑，正就是正路、正道，支正就是支撑起正确的道路。偏历穴和支正穴搭配就是有人走偏了道路，又把路支撑正了。

偏历穴和支正穴都可以清热毒，治热证。偏历是走辅道，支正是走主干道。

偏历穴有清泻郁热、通调水道的功效。可以治疗鼻出血、面神经麻痹、扁桃体炎、耳聋、耳鸣、咽干、喉痹、牙痛、水肿、疟疾、小便不利等疾病。

支正穴可以治疗头痛、目眩、热病、癫狂、项强、肘臂酸痛等热症。

偏历穴属于大肠经，五行属金；支正穴属于小肠经，五行属火，火克金。也就是偏历属金走偏了，支正属火克制它，把它调整回到正确的道路上来。

穴义：

偏，偏斜；历，经历。此穴为手阳明之络，言脉气由此穴偏侧别出，经过手阳明大肠经走向太阴之脉，故名。

支，树之分枝也。正，气血运行的道路正也。支正名意指小肠经气血大部分循小肠经本经流行，气血运行的通道为小肠正经，故名支正。

18. 地机/天容（火生土/脾经小肠经）

穴名趣解：

地机即地上的机关、机巧、机会。人体上面的气血要流淌到身体下面，需要打开这个机关。所以主统血、主运化的脾经要把血液在身体上下流畅的运送，需要地机这个精巧的开关随时自动开启和闭合。这个穴位可以治疗跟血液吸收营养或代谢糟粕不良有关的一切疾病，如贫血、消化不良、血糖、血脂、尿酸偏高等证候。

天就是地面以上的高空，容就是包容、容纳。天容就是天来包容、容纳。海纳百川，有容乃大。虽然说事在人为，但所有的事大不过天。天容穴可以治疗耳鸣、耳聋、颈项强痛、咽喉肿痛等疾病。

地机和天容就是不论人在大地上如何神机妙算，运筹帷幄，到最后还是人算不如天算，一切都由天注定。风雨寒暑、冰雪雷电，都是地球之外的自然规律，人在大地上只能顺从、适应。对于超越人类自身能力或认识的现象与偶然，人们都习惯说这就是天意。

地机穴属于脾经，五行属土；天容穴属于小肠经，五行属火，火生土。意为如果老天不容，即使地上千算万算，最后也是机关算尽太聪明，反误了卿卿的性命。

穴义：

地，脾土也。机，机巧、巧妙也。该穴名意指本穴的脾土微粒随地部经水运化到人体各部，运化过程十分巧妙，故名。

天，天部也。容，容纳、包容也。该穴名意指小肠经气血在本穴云集汇合，如被本穴包容一般，故名。

19. 列缺/漏谷（土生金/肺经脾经）

穴名趣解：

列缺就是裂开的缺口，肺吸入的氧气在输送全身的时候有一部分从裂开的缺口飘出去了。如果缺口太大，人就会因为缺氧而损伤脏腑和大脑细胞。所以要把这个缺口赶紧补上。列缺穴可以治疗伤风外感、咳嗽、气喘、咽喉肿痛、头痛项强、口眼歪斜、齿痛、遗尿、小便热、尿血、阴茎痛、掌中热、上肢不遂、手腕无力或疼痛等症状。

漏谷即人从口中吃进的五谷没有完全被肠胃吸收，有一部分漏掉了。因此要改善身体的营养状况，治疗跟吸收消化功能有关的疾病，都可以用此穴。漏谷穴对腹胀、肠鸣、尿路感染、下肢麻痹、腹中热、心悲气逆、小腹胀急、小便不利、失精、厥气上头癫、足踝肿痛等，有治疗效果。

人的生命离不开粮食和氧气，少了哪一个都没法活。列缺在泄漏氧气，漏谷在漏掉五谷，时间长了就会因为缺氧和营养不良而影响健康。因此要同时堵上氧气和粮食的缺口，才能恢复健康。

列缺穴属于肺经，五行属金；漏谷穴属于脾经，五行属土，土生金。意思就是先堵上食物的漏洞，再堵上氧气的漏洞，人消化了食物才有力气深呼吸，吸进去的氧气又可以帮助人更好的消化食物和新陈代谢。

穴义：

列，分解，裂开；缺，缺口。此穴为手太阴肺经之络穴，自此分支别走手阳明大肠经，位于桡骨茎突上方，当肱桡肌腱与拇长展肌腱之间，有如裂隙处，故名。

漏，漏落也。谷，五谷也、细小之物也。该穴名意指脾经中的浊重物质在此沉降到地部，如细小的谷粒漏落之状，故名。

20. 内庭/外丘（木克土/胃经胆经）

穴名趣解：

内庭就是身体内部的庭院；外丘就是身体外部的山丘。

内庭穴可以治疗齿痛、咽喉肿痛、口歪、鼻衄、胃病吐酸、腹胀、泄泻、痢疾、便秘、热病、足背肿痛、急慢性肠炎、肠疝痛、脚气等疾病。

外丘穴可以治疗颈项强痛、胸胁痛、狂犬病、下肢痿痹、癫疾、小儿龟胸、癫痫、下肢不遂等疾病。

内庭穴属于胃经，五行属土；外丘穴属于胆经，五行属木，木克土。这就是说在庭院里想看到外面的风景就得把外面的山丘搬掉，否则有个土丘挡住窗子就什么也看不到。拿出点愚公移山的精神，人家大山都要挖，一代人挖不完下一代接着挖，子子孙孙无穷尽也。点完外丘穴再点内庭穴就等于挖掉外面的山丘再打开庭院的门窗，外面就是无边的风光和美丽的风景。

穴义：

"内"，指深处；庭，指居处；因为此处穴位对喜静卧、恶闻声等病症具有疗效，患了这样的病症之后，就好似要深居在内室之中，闭门独处，不闻人声，所以名叫内庭。

外，胆经之外也。丘，土丘也。该穴名意指随胆经风气上扬的脾土尘埃由此飘扬于胆经之外的丘堆，故名。

庭院内想看到美好的风景，院子外面就不能被土丘遮挡。愚公移山，搬掉土丘，庭院景色才会更好。

21. 承山/合谷（金生水/膀胱经大肠经）

穴名趣解：

承指承受、承担，山就是大山、高山。高山只有水湿能够使其坍塌，如泥石流、山体滑坡等。而人身体如果湿气过重，身体就会像山一样坍塌下来。反之如果祛除湿气，双脚就可以承受像山一样耸立的身体。由此可知承山是人体的第一除湿大穴。承山穴可以治疗小腿抽筋、膝盖劳损、腰背腿痛、便秘、脱肛、痔疮等。

合就是合拢、汇聚，谷就是山谷。很多山谷合拢了，山谷里面的溪水也就流淌汇聚在一起。水多就比较潮湿。湿气多了人这座大山就立不稳，会因水湿而土崩瓦解。合谷穴可以治疗发热、头痛、目赤肿痛、鼻衄、血渊、咽喉肿痛、齿痛、耳聋、面肿、口眼歪斜、中风口噤、热病无汗、多汗、消渴、黄疸、痛经、经闭、滞产等疾病。

所以点合谷穴是把身体的水湿积聚在一起，同时点承山穴就是把这些水湿排出体外。

承山穴属于膀胱经，五行属水；合谷穴属于大肠经，五行属金，金生水。山谷合拢了溪水就汇聚起来，水湿积聚到承山的位置，只有点按承山才可以把这些水湿排掉。

穴义：

承，承受、承托也。山，土石之大堆也，此指穴内物质为脾土。承山名意指随膀胱经经水下行的脾土微粒在此固化，沉降的脾土堆积如大山之状，故名承山。

合，汇也，聚也。谷，两山之间的空隙也。合谷名意指大肠经气血会聚于此并形成强盛的水湿风气场，呈山谷状，故名。

22. 昆仑/云门（金生水/膀胱经肺经）

穴名趣解：

昆仑山是古人认为最高的山，莽莽昆仑，瑶池仙境。巍巍昆仑，中流砥柱。《山海经》记载："昆仑之虚，方八百里，高万仞。"

昆仑山如此之美，必然是因为风调雨顺、山清水秀，以及自身净化能力特别强大。所以昆仑穴是人体第一排污大穴，可排出体内的毒素、垃圾、代谢物，是自身净化的重要下水道。因此昆仑穴几乎可以治疗人体从上到下的各种疾病，如后头痛、项痛、腰骶疼痛、足踝肿痛、鼻出血、甲状腺肿大、痔疮、脚气等。

云门就是云出入之门。云在天上，云门自然也在天上，昆仑山再高也高不到天上。只有把云门打开，云才能化作雨水甘露降临到昆仑山上。这些天降甘霖才能滋润草木生灵，才能把灰尘污垢冲洗干净，再通过昆仑穴这个出口排出体外，人才能像昆仑山巍峨耸立，远眺云门。

云门穴可以治疗咳嗽、气短、喘不得息、胸满、胸中烦热、胸痛、引缺盆痛、伤寒四肢热不已、瘿气、疝气上冲心、暴心腹痛、胁痛引背、肩痛不举、四肢逆冷、脉代不至等疾病。

昆仑穴属膀胱径，五行属水；云门穴属肺经，五行属金，金生水。只有采开云门落雨水，降甘霖，昆仑山才会郁郁葱葱，成物生长。

穴义：

昆仑，广漠无垠也。意指膀胱经的水湿之气在此吸热上行，如广漠无垠之状，故名昆仑。

云，云雾，指脉气；门，门户。此穴为手太阴肺经脉气所发，肺气如云，是肺气出入之门户，故名。

23. 脑空/不容（木克土/胆经胃经）

穴名趣解：

脑空就是大脑空了，什么也没有，一片空白。不容就是不容纳、不包容。

脑袋空了自然就会头痛，通常说的遇到难题没有头绪就是头痛。脑空穴可以治疗头痛、眩晕、颈项强痛、癫痫、惊悸等疾病。

不容就是容纳不了，不能包容。身体对什么东西不能包容呢？当然是不好的东西，不利于身体健康的东西。不好的东西只有排出体外，身体才能恢复正常状态。

不容穴可以治疗呕吐、胃病、食欲不振、腹胀、纳呆、肩臂肌痉挛和萎缩等疾病。

脑空穴属于胆经，五行属木；不容穴属于胃经，五行属土，木克土。脑袋空了就装不进别的东西了，所以身体不能再容纳。脑空所以不容，木克土。

穴义：

脑，首也，首为阳、尾为阴，此指穴内的天之上部。空，空虚也。该穴名意指胆经经气在此冷降归地，天部气血为空虚之状，故名。

不容，指胃经的气血物质本穴不为容纳也。本穴位处乳之下部，所受气血乃胃经上部区域脾土中的外渗水液，至本穴后因无外界之热使其气化转变，其运行只是单纯的循经下传，故名。

24. 石关/郄门（水克火/肾经心包经）

穴名趣解：

石关就是石头做的关卡；郄门即是空隙、窄缝之门。空隙的门本来就很小，再遇上一道石头做成的关卡挡住，那就任何东西都难以通过了。所以要想让气血从郄门的空隙通过，必须先打开石头的关卡。

石关穴可以治疗呕吐、腹胀、腹痛、便秘、胃痛、先兆流产和不孕症等疾病。

郄门穴可以治疗胸痛、胸膜炎、咯血、疔疮、痫症、神经衰弱、乳腺炎、心悸、心动过速、心绞痛等病症。

石关穴属于肾经，五行属水；郄门穴属于心包经，五行属火，水克火。石关打开了，郄门才能进出。

穴义：

石，肾所主的水也。关，关卡也。该穴名意指肾经冲脉气血在此冷降为地部水液，地部水液不能循肾经上行，故名。

郄，孔隙也。门，出入的门户也。该穴名意指心包经的体表经水由此地部孔隙回流体内经脉，故名。

25. 关门/孔最（土生金/胃经肺经）

穴名趣解：

关门就是把门关上。孔就是小洞、窟窿眼，最就是终极、无边，孔最就是身体上所有窟窿眼都算上的极限。所有的小孔加起来都没有一扇门大，所以要想所有的小孔都通畅，必须先把门打开，门关上那就任何小孔都没法通了。

关门穴可以治疗腹胀、腹痛、肠鸣泄泻、水肿、肠胃炎、消化不良等疾病。

孔最穴可以治疗咳嗽、气喘、咯血、咽痛、肘臂痛等疾病。

关门穴属于胃经，五行属土；孔最穴属于肺经，五行属金，土生金。只有把门打开了，所有的小孔才能都通畅。

穴义：

关，关卡也。门，出入的门户也。该穴名意指胃经中的脾土物质在此屯驻，如被关卡一般，故名。

孔，孔隙也。最，多也。本穴为肺经之穴，肺之时序应秋，其性燥，肺经所过之处其土（肌肉）亦燥（肺经之地为西方之地），尺泽穴流来的地部经水大部分渗透漏入脾土之中，脾土在承运地部的经水时如过筛一般，故名孔最。

26. 侠溪/经渠（金克木/胆经肺经）

穴名趣解：

侠就是以自己的力量帮助他人的人和行为，如侠客、侠骨、武侠，溪就是山里的水沟，侠溪就是像侠客一样冲出来的溪流。经是指古代织布的梭穿出的竖纱，编织物的纵线，与纬即编织物的横线相对，渠就是沟渠，经渠就是纵向的沟渠。溪水是从上往下流淌的，有了纵向的经渠，侠溪才能充沛地流下来。否则，侠溪乱流也帮助不了别人。

侠溪穴可以治疗头痛、眩晕、惊悸、耳鸣、耳聋、目外眦赤痛、颊肿、胸胁痛、膝股痛、足跗肿痛、疟疾等疾病。

经渠穴可以治疗气管炎、支气管、哮喘、肺炎、扁桃体炎、发热、胸痛等呼吸系统疾患以及精神神经系统疾病。

侠溪穴属于胆经，五行属木；经渠穴属于肺经，五行属金，金克木。经渠建好了侠溪就可以流到里面去滋养需要帮助的地方了。

穴义：

侠，通夹，被夹于中间之意。溪，地部流行的经水。该穴名意指胆经经水在此循地部渠道回流井穴，地部的经水没有流失，如被夹于渠道之中下传足窍阴穴，故名。

经，动而不居；渠，沟渠。此穴为手太阴肺经穴，其脉气流行不止，又当桡骨茎突内侧与桡动脉之间，形成凹陷处，如沟渠之水，故名。

27. 后溪/承满（火生土/小肠经胃经）

穴名趣解：

如果把人当作一座山，后溪就是山后面的溪水，后面经脉的溪水最大的是哪一条？当然就是督脉，后溪是八脉交会穴之一。承就是接受、承担，满就是充实、没有余地，承满就是没有余地、不讲条件地满足。后溪与承满的关系就是前面的溪水全部流进来了，后面的溪水也不讲条件地全部接受。

督脉为阳经之海，后溪穴可以治疗阳气不足的所有疾病例如头项强痛、腰背痛、手指及肘臂挛痛、耳聋、目赤、癫狂痫、疟疾等。

承满穴可以治疗接纳水谷精微的脾胃疾病，例如胃痛、呕吐、腹胀、纳呆、吞酸、肠鸣、泄泻等。

后溪穴属于小肠经，五行属火；承满穴属于胃经，五行属土，火生土。后溪的水流到承满里就是火生土。

穴义：

后，与前相对，指穴内气血运行的人体部位为后背督脉之部。溪，穴内气血流行的道路。该穴名意指穴内气血外行于腰背的督脉之部，似溪流一般，故名。

承，受也。满，满盛也。该穴名意指胃经的地部经水在此满溢而行，因本穴肉陷浅，经水一注即满，故名。

28. 天井/水泉 （水克火/三焦经肾经）

穴名趣解：

天井原意指宅院中房与房之间或房与围墙之间所围成的露天空地的称谓。四面有房屋、三面有房屋另一面有围墙或两面有房屋另两面有围墙时中间的空地。供人们晒太阳、纳凉、赏月、看星星、聊天的地方。这块空地上通常都会挖一口井，以供家庭使用。人们可以从这口井里看得见天，所以称为天井。

三焦经里的天井穴，就是让上、中、下焦的气血在此聚会、交融、聊天的地方。可以治疗因气血失调造成的瘰疬、瘿瘤、偏头痛、耳聋、胸胁痛、耳鸣耳聋、手背无力、上肢不遂等证候。

泉就是从地下流出的水源，为什么泉的前面还要加上一个水呢？说明这口泉里面的水比较多，其他的泉例如天泉、廉泉里面除了水还有津液、体液等，而这口泉里面都是水，就像一座水库，可以用来灌溉、滋润所有的经络和奇经八脉。水泉穴可以治疗水液不利的疾病，例如月经不调、痛经、闭经、子宫脱垂、尿急尿频、近视眼等。

天井穴属于三焦经，五行属火；水泉穴属于肾经，五行属水，水克火。天井里有没有水，是由水泉眼来决定的，泉水都干涸了，天井里也就没水啦，只有水泉的水充足了，水才会流到天井里。

穴义：

天，天部也。井，孔隙通道也。该穴名意指三焦经吸热上行的水浊之气在此聚集，气血的运行变化如从天井的上部落下一般，故名。

水，水液也。泉，水潭也。该穴名意指肾经水液在此聚集形成水潭，故名。

29. 外关/京门（木生火/三焦经胆经）

穴名趣解：

外关就是外面的关口，就像万里长城的山海关、居庸关，这是建设起来保卫疆土的关卡。古时有一夫当关，万夫莫敌的说法，指的是关隘险峻、关口牢固或者守关将军勇武过人。京门就是京城、首都的大门，这扇大门通常建在城墙下面，供经过允许的车马行人通行。就像明朝末年李自成攻进北京城，崇祯皇帝吊死景山。刘宗敏强占陈圆圆，导致镇守辽东的总兵吴三桂"冲冠一怒为红颜"，打开山海关大门，放四十万清军虎狼之师入关，直取北京，让李自成只做了八十三天的大顺朝皇帝便被赶出京城。明朝从此彻底灭亡。

京师运筹帷幄，调兵遣将，战略战术得当，外面的关口才守得住。如果昏君无能指挥不当，就会使关隘失守，敌军来犯直逼京城。所以京门穴调度得当，外关穴才能保家卫国。反之外关穴安然无恙，京门穴也才能高枕无忧。

外关穴可以治疗头痛、偏头痛、颊痛、目赤肿痛、耳鸣、耳聋、热病、胁肋痛、上肢痹痛、肘部酸痛、手臂疼痛、肋间神经痛、瘰疬等疾病。

京门穴可以治疗小便不利、水肿、胁痛、腰痛、腹胀、泄泻、肠鸣、呕吐等症状。

外关穴属于三焦经，五行属火；京门穴属于胆经，五行属木，木生火。京门穴无内忧，外关穴才能除外患。

穴义：

外，外部也。关，关卡也。该穴名意指三焦经气血在此胀散外行，外部气血被关卡不得入于三焦经，故名。

京，国都也，人与物的聚集、集散之所，此指穴内物质所处为地之上部。门，出入的门户。京门名意指天之下部的寒冷水气在此聚集，如同地之上部水湿云气的聚散之所，故名京门。

30. 内关/神堂（水克火/心包经膀胱经）

穴名趣解：

内关就是内部的关口，就是守卫京师的最后一道关卡。就好像北京故宫紫禁城的大门，是由御林军担任卫戍部队的。人体内的皇帝就是心脏，心者君主之官神明出焉。因此内关里面就是神明居住的地方，就是神堂。

神堂是管理外关的，就像皇帝指挥御林军守卫紫禁城大门一样。如果皇帝昏庸、指挥不当或者敌军过于强大，就会被敌军击败御林军，攻进紫禁城。

内关穴可以治疗心痛、心悸、胸闷、胸痛、胃痛、呕吐、呃逆、失眠、癫痫、上肢痹痛、偏瘫、手指麻木等病症。

神堂穴可以治疗冠心病、心绞痛、咳嗽、气喘、胸闷、脊背强痛等疾病。

内关穴属于心经，五行属火；神堂穴属于膀胱经，五行属水，水克火。神明还在，内关就有可能守得住。内关守住了，神明才能继续高坐神堂。

穴义：

内，内部也。关，关卡也。内关名意指心包经的体表经水由此注入体内，汽化后无法从本穴的地部孔隙外出体表，如被关卡阻挡一般，故而得名。

神，心神也，心气也。堂，古指宫室的前面部分，前为堂、后为室，堂为阳、室为阴。该穴名意指心室的阳热之气由此外输膀胱经。

31. 膏肓/悬颅（水生木/膀胱经胆经）

穴名趣解：

膏指心尖的脂肪，肓指心脏与隔膜之间。中医认为这是药力达不到的地方。肓字是亡字下面一个肉字（古汉语"月"即肉字，象形一块肋骨），肉体消亡了人也就没了。所以膏肓指病情很严重，"病入膏肓"意思就是很难治了。反之，此穴位对所有的疾病都有疗效。

"此穴主无所不疗。"（《针灸资生经》）

"灸之无疾不愈。"（《千金》）

悬就是悬挂，吊在空中；颅就是头颅。悬颅就是头颅被悬挂起来。这是十分紧急和危险的情形。

膏肓穴可以治疗咳嗽、气喘、肺痨、健忘、盗汗、遗精、乳腺炎、完谷不化等疾病。

悬颅穴可以治疗偏头痛、面肿、目外眦痛、齿痛、结膜炎、角膜炎等疾病。

膏肓穴属于膀胱经，五行属水；悬颅穴属于胆经，五行属木，水生木。病入膏肓就非常难治，就像头颅被悬挂在空中，命悬一线。所以膏肓穴和悬颅穴都是救命的要穴。

穴义：

膏，膏脂、油脂也。肓，心脏与膈膜之间也。膏肓名意指膜中的脂类物质由此外输膀胱经。外输膀胱经的气血物质为心脏与膈膜之间的膏脂由五谷精微所化，膏脂为提供心火燃烧之柴薪，在心室燃烧后汽化蒸发的部分在胸腔内压的作用下随湿热之气外渗体表膀胱经，故名膏肓。

悬，吊挂也。颅，古指头盖骨。此指穴内气血为寒湿水气，如同天部中的水湿云层高高悬挂，故名。

32. 天枢/神门（火生土/胃经心经）

穴名趣解：

枢是门上的转轴，重要、关键的部分，开合制动的机关，天枢就是天上进出门户开合的机关，也就是门的转轴即门枢。神门就是神明进出之门。"心者，君主之官神明出焉"。神明就是从神门穴进出的。所以关于心脏、心脑血管、睡眠、精神状态的疾病都可以用神门穴来治疗。

天枢穴可以治疗腹痛、腹胀、便秘、腹泻、痢疾、月经不调、痛经等疾病。

神门穴可以治疗心痛、心烦、惊悸、怔忡、健忘、失眠、痴呆、癫狂痫、晕车等心与神志病症和高血压、胸胁痛等疾病。

天枢穴属于胃经，五行属土；神门穴属于心经，五行属火，火生土。神都是在天上的，进出天上的门户，推开门时就要转动开合的门枢，门开了神才能进出。因此推开神门转动门枢就是火生土。

穴义：

天枢星，为北斗星的北斗一。该穴之名意指本穴气血的运行有两条路径，一是穴内气血外出大肠经所在的天部层次，二是穴内气血循胃经运行。因上走与胃经处于相近层次的大肠经，也就是向更高的天部输送，故名。

神，与鬼相对，气也。门，出入的门户也。该穴名意指心经体内经脉的气血物质由此交于心经体表经脉。本穴因有地部孔隙与心经体内经脉相通，其气性同心经气血之本性，为人之神气，故名。

33. 玉枕/头维 （土克水/膀胱经胃经）

穴名趣解：

玉枕就是玉做的枕头。维就是连接、维系，头维是指身子跟头连接的地方。这个地方就是脖子上端，睡觉时睡在枕头上的位置。

玉枕穴可以治疗头项痛、目痛、鼻塞、鼻炎近视、视神经炎等疾病。

头维穴可以治疗寒热头痛、目痛多泪、喘逆烦满、呕吐流汗、眼睑瞤动不止、面部额纹消失、迎风泪出、目视不明、偏头痛、前额神经痛、血管性头痛、精神分裂症、面神经麻痹、中风后遗症、高血压病、结膜炎、视力减退等疾病。

玉枕穴属于膀胱经，五行属水；头维穴属于胃经，五行属土，土克水。枕头是拿给人睡觉用的，如果头不去枕它，那么再好的枕头哪怕是玉做的也没用。头维决定玉枕，土克水。

穴义：

玉，金性器物，肺金之气也。枕，头与枕接触之部位，言穴所在的位置也。该穴名意指膀胱经气血在此化为湿凉水气，其性表现出肺金的秋凉特征，故名。

头，穴所在部位，亦指穴内物质所调节的人体部位为头。维，维持、维系之意。该穴名意指本穴的气血物质有维持头部正常秩序的作用。头部为诸阳之会，它要靠各条经脉不断地输送阳气及营养物质才能维持它的正常运行，故名。

34. 天泉/照海（水克火/心包经肾经）

穴名趣解：

天泉就是从天上来的泉水。"黄河之水天上来，奔流到海不复回。"（《将进酒》）这股泉水取之不尽，飞流而下，滋润大地万物，供给五脏六腑、四肢百骸需要的津液、体液。没有泉水，身体的河流就会干涸，气血就不能充盈，生存就会受到影响。因此用此穴位可以源源不断地把天上的泉水输送给身体，治疗胸胁胀痛、口干舌燥、阴虚火旺、皮肤皲裂等疾病。

照就是映射、照射，海就是大海，照海就是这个穴位，可以照射大海。

照海穴可以治疗咽喉干燥、痫证、失眠、嗜卧、目赤肿痛、月经不调、痛经、赤白带下、阴挺、阴痒、疝气、尿频尿急、不寐、脚气、失眠等疾病。

天泉穴属于心包经，五行属火；照海穴属于肾经，五行属水，水克火。大海奔涌，泉水才会流淌，大海都没水了，泉水自然干涸。照海决定天泉，水克火。

穴义：

天，天部也。泉，泉水也。该穴名意指心包经的下行经水是从高处飞落而下如同由天而降，故名。

照，照射也。海，大水也。该穴名意指肾经经水在此大量蒸发。本穴物质为水泉穴传来的地部经水，至本穴后形成一个较大水域，水域平静如镜，较多地接收受天部照射的热能而大量蒸发水液，故名。

35. 三阳络/三阴交（土生火/三焦经脾经）

穴名趣解：

三阳就是手上的三条阳经，络就是像网一样连接、联络，三阳络就是手上三条阳经的联络处。三阴交就是脚上三条阴经的交叉、交会点。三条阳经联络的地方是阳气最盛的地方，同样三条阴经交会点也是阴气最足的地方。中医之本是阴阳平衡、气血通达，所以阴气最足之点配上阳气最盛之地，就可以使人体阴阳趋于平衡。

三阳络穴可以治疗上肢痹痛、耳聋、暴喑、齿痛、神经性耳聋、脑血管后遗症等疾病。

三阴交穴可以治疗阴虚、肠鸣、腹胀、腹泻、月经不调、带下、阴挺、不孕、滞产、遗精、阳痿、遗尿、心悸、失眠、高血压、下肢痿痹等疾病。

三阳络穴属于三焦经，五行属火；三阴交穴属于脾经，五行属土，火生土。三阳络最盛的阳生出三阴交最足的阴，才能够使阴阳平衡，气血通达，而至和平。

穴义：

三阳，指手三阳经的气血物质。络，联络之意。该穴名意指手三阳经的气血物质在此交会，本穴有联络手部三条阳经气血的作用，故名。

三阴，足三阴经也。交，交会也。该穴名意指足部的三条阴经中气血物质在本穴交会，本穴有联络足部三条阴经气血的作用，故名。

36. 足三里/地五会（木克土/胃经胆经）

穴名趣解：

足三里意指通过这个穴位调理可以让人的脚矫健有力，可以轻松地走出三里的距离。所以民间有"长按足三里，胜吃老母鸡"的说法。地就是地上，五就是五行，会就是交会，地五会是指金、目、水、火、土五行的属性在地上交会的地方。

足三里穴可以治疗胃痛、呕吐、呃逆、腹胀、腹痛、肠鸣、消化不良、泄泻、便秘、痢疾、咳嗽气喘、心悸气短、乳痈、失眠、癫狂、头晕、虚劳羸瘦、水肿、膝痛、下肢痿痹、脚气等疾病。

地五会穴可以治疗目眦痛、目赤肿痛、耳鸣，乳房胀痛、乳痛、足跗肿痛等疾病。

足三里穴属于胃经，五行属土；地五会属于胆经，五行属木，木克土。五行属性在脚上交会了，阴阳就会平衡，身体就会健康，足部就会有力，可以轻轻松松就走出三里。

穴义：

三里是指理上、理中、理下，分别调理上、中、下腹部。胃经气血在足三里形成较大的气血场，地部脾土燥化水湿后固化于足三里穴周内外，天部之气则循胃经上行。燥化脾湿，生发胃气。

胃处在肚腹的上部，胃胀、胃脘疼痛的时候则要理上，按足三里的时候要同时往上方使劲；腹部正中出现不适，则需要理中，只需往内按住用力；小腹在肚腹的下部，小腹上的病痛，按住足三里的同时往下方用力，则为理下。

地，地部也。五，五脏六腑也。会，交会也。该穴名意指天、地二部的寒湿水气在此交会，本穴如同五脏六腑的气血汇合而成，且气血为地部经水，故名。

三、因名而义、因义而用

1. 人体穴位名称中，有天字的穴位可以治疗天上的疾病

（心为君，君为天，肺为相，相辅君；头为奇恒之府，位于绝顶之巅，故可治头、心、肺相关疾病）：

天府、天鼎、天枢、天溪、天宗、天窗、天容、天柱、天池、天泉、天髎、天牖、天井、天冲、天突。

2. 有地字的穴位可治疗脾胃的疾病：人体上的土地就是脾胃

地仓、地机、地五会。

3. 有阴字的穴位均可以滋阴

阴市、三阴交、阴陵泉、阴郄、阴谷、至阴、阴都、头窍阴、足窍阴、阴包、阴廉、会阴、阴交。

4. 有阳字的穴位皆可用于温阳

阳溪、冲阳、阳谷、会阳、阳纲、委阳、合阳、跗阳、阳池、三阳络、阳白、阳关、阳陵泉、阳交、阳辅、阳关、至阳。

5. 有神字的穴位可调心神情志

神门、神封、神藏、本神。

6. 有风字的穴位皆可祛风御寒

风池、风府、风门、翳风、秉风、风市。

7. 有气字的穴位均可用以行气通经

气舍、气户、气冲、气穴、气海俞、气海。

8. 有水字的穴位可用于治疗与水液有关的疾病

如水肿、尿频、便秘、痰湿等。

水突、水道、水泉、水分。

9. 有池字的穴位可调池里之津、气以济相应经络

曲池、天池、阳池、风池。

10. 有泽字的穴位可蓄泄相关经络五行之水

尺泽、少泽、曲泽。

11. 有溪字的穴位可调相应经络之燥湿寒热

阳溪、解溪、天溪、后溪、太溪。

12. 有泉字的穴位可调济相关经络津液

阴陵泉、极泉、水泉、天泉、阳陵泉、曲泉。

13. 有海字的穴位可调"海"济相关经络脏腑

血海、少海、小海、照海、气海。

14. 有门字的穴位代表相应经络气血运行最重要的门户

云门、梁门、关门、滑肉门、箕门、冲门、神门、风门、魂门、肓门、殷门、金门、幽门、郄门、液门、耳门、京门、章门、期门、命门。

15. 有窗字的穴位是相关经络气血出入的重要窗户

膺窗、天窗、目窗。

16. 有关字的穴位代表相应经络气血通行的重要关卡

下关、关门、髀关、石关、内关、关冲、外关、上关、阳关、关元。

17. 有谷字的穴位可以治脾胃疾病消化系统

合谷、陷谷、漏谷、前谷、阳谷、足通谷、然谷、阴谷、通谷、率谷。

18. 成双成对的穴位：可用于生、克、乘、侮遣穴处病

上关/下关；

内关/外关；

前顶/后顶；

至阴/至阳；

阴包/阳关；

天井/地仓；

日月/光明；

神堂/意舍；

魂门/魄户；

神庭/鸠尾；

三阴交/三阳络；

阴陵泉/阳陵泉；

上巨虚/下巨虚；

手三里/足三里；

手五里/足五里；

头窍阴/足窍阴；

头临泣/足临泣；

上脘/中脘/下脘。

第六章
治疗之路

一、摄入与排出

摄入和排出，是南辕北辙的两种医学思路。

在繁衍生息的几千年人类历史中，任何一种医学体系都是保卫人们的健康，对抗疾病侵害的守护神。

迄今为止的医学体系，基本都是采用摄入疗法。也就是通过人体摄入，包括注射、口服各种药物、补充剂、辅助剂、维生素、微量元素、能量等来对抗感染，消灭疾病，补充不足。即使是外科手术，也需要在手术中、手术后注射和服用抗感染，抗排异的各种药物。中医的汤药也是如此。

一切医治的前提都是：摄入。

某些看起来与摄入无关的治疗方法，如自然疗法、心理暗示、催眠疗法、冥想疗法、顺势疗法、整脊整骨、运动疗法、宗教祈祷等，治疗过程中，医生也都会要求患者服用一些天然植物、提取物、浓缩物的维生素、微量元素、能量物以补充身体所需。

核心还是：摄入。

我们来看看人类常识上的重大误区：

最近精神状态不大好，要去搞点什么吃吃；近来体力不济，要去找点什么营养的东西吃吃；感觉身体有点不舒服了，要去开点什么药吃吃；月经不调了，要去炖点阿胶红枣膏吃吃；想要壮阳补肾，要去煲汤鹿茸牛鞭吃吃；便秘了，吃点通便药；腹泻了，吃点止泻药……

是把人的肚子当作垃圾桶吧？

有事没事都在找有用没用的东西往里倒。有用，还需要身体吸收、分解、代谢，没用的，就是把肠胃当作垃圾处理站。

从古至今，遍览中医典籍，尽阅中医六法，要做的事情只有一件——通气血！

辨脏腑、营阴阳、济寒热、络表里、调虚实、处百病、决生死等等，无一不是指向唯一的目标：通气血。

这就告诉我们，人体的一切疾病都是由于气血不通所造成的，而气血在人体运行的唯一通道就是经络系统。经络系统堵塞了，造成气血不通畅，随之而来的才是人体生病。

那么这个时候，是先"排"重要还是先"吃"重要？

管道堵塞了，是先疏通管道呢还是先往里倒东西？

本来这是不言而喻的。然而遇到疾病，人们的思维基本都是摄入治疗。所以这也是如今肿瘤、糖尿病、三高症、心梗、脑梗、中风、腰颈椎病、痛风等许多慢性病无法治愈，越治越多的根源。

治疗思路与康复的方向背道而驰，南辕北辙，结果自然是功亏一篑！

在中国古代，人们认为"药""食"同源。人体生命所需的一切，都可以从食物中获得。对于健康的人群而言，除了正常的饮食，不需要额外补充任何维生素、微量元素或能量物质，因为身体所需要的一切供给都会从食物中获得。而当身体有疾病时，吸收营养和代谢糟粕的经络阻塞了，五脏六腑就不能够从饮食中萃取人体所需要的足够能量。这个时候就需要通过外部力量的帮助获取。

"医"和"病"自始至终联系在一起，古代是有"病"才有"医"，现代是有"医"才有"病"，如今的疾病名称都是医生命名出来的。医学科目分类越细，疾病却越医越多。

例如现代医学划分的九大系统都无法解释和治疗的诸如红斑狼疮、支气管哮喘、牛皮癣、类风湿性关节炎、硬皮病、甲状腺机能亢进、青少年糖尿病、免疫性血小板减少性紫癜、自身免疫性溶血性贫血、溃疡性结肠炎、多发性神经炎以及许多种皮肤病、慢性肝病等，所以西医只有一概划归为免疫系统疾病。

疾病进入我们的身体，或者在体内寄生、繁殖、增生，所有医学的终极目标都是将其"拿走"，包括西医的手术切除。也就是"排出"体外。

既然医病的目的是把病拿掉，为何没有一门医学是"排出"医学呢？

因为无论哪一门医学，无论哪一派学科，只要能够最终把疾病"排出"，人体自然就会恢复健康。

在当今社会，人们对中医疏通经络，排出疾病的认识和了解还基本停留在汤药和针灸方面。其实除了汤药和针灸以外，中医还有砭石、灸焫、导引、按跷疗法。

《黄帝内经》这部伟大典籍，并不是一部单纯的医学书籍，而是一部关于人类如何与天、地、自然和谐共生的人体生命科学典籍。

"和于阴阳，调于四时。法则天地，象似日月。处天地之和，从八风之理。可使益寿而有极时。"（《素问·上古天真论》）

这部重典，揭示了生命的核心在于气、血；健康的关键在于人体表里、阴阳、虚实、寒热的平衡；气、血的运行通道在于与五脏六腑、四肢百骸、奇恒之腑、腠理肌肤、浮络孙络、玄府毛发全身所连接的人体经脉网络。

气血依经脉而运行，能量依经脉而布达，病气沿经脉而传变、滞留、发展。所有的疾病分别以气体、液体或固体的形式在体内留滞或移动，却只能以气体、液体的形式沿经脉"排出"体外。

经脉就像人体内的立体交通网络，十二正经、奇经八脉和十五别络是高速公路，其余络脉、孙脉、浮脉分别是一级、二级公路和乡间小道，通达全身的所有地方和各个细胞。穴位、经外奇穴、阿是穴是交通管制枢纽，根据身体的需要控制、调节来往气、血的大小和流量。

人体经脉网络中气、血运行的枢纽——穴位"配置"已经清晰地表明：

"排出"——代谢比"摄入"——吸收更重要！

在关乎人类生死极限第一特征的呼吸系统：肺经，只"配置"了从中府穴到少商穴左、右两侧各十一个穴位的气血"枢纽"。

在关系到人类生死极限第二特征的心脏系统：心经，也只"配置"了从极泉穴到少冲穴左、右两侧各九个穴位的气血"枢纽"。

然而，在统领人体"排出"，即现代所说的代谢功能的所有"下水管"、排毒通道：膀胱经，却"配置"了从睛明穴到至阴穴左、右两侧各六十七个穴位的气血"枢纽"。

这说明，造物主创造人类的时候，关乎生死之间的呼吸、心跳的重要性远不及"排出"——代谢的过程！

换一种说法，吸口气容易，心脏跳动一下容易，吃一口东西容易，而要把这一气、一搏、一口东西的废弃物排出体外，则是人体最不容易的工作，也是一项漫长而艰巨的过程。

现代人摄入了不该摄入的东西太多了，污染的空气、饮水、食物、过量的脂肪、糖分、盐、化学药品、农药残留、重金属、各种有毒物质等等，还有熬夜、过度劳累、心理不健康等导致体内毒素堆积，需要祛风、驱寒、消暑、除湿、降燥、清火、排瘀、排石、排瘤、排毒、排解心结……

由此可知，当人们身体感到不舒服，需要寻求治疗帮助的同时，抛弃传统的医疗理念和意识有多么重要，选择"摄入"治疗还是选择"排出"治疗，对于疾病的预后完全是南辕北辙的不同结果。

现代人有病不先把病"排出"，反而忙着往身体里注射、服用各种药物。且不论注射、服食的各种药物的副作用残留在体内，增加了"排出"的难度，光是药物"杀死"的那些疾病的"遗体"能否代谢出体外，这本身就是现代医学无法预后或确定的未来。

放着现成完善的人体经络系统和科学的排病方法不用，整天忙着用各种药物在自己身体内"开战"，炮火连天，"尸"横遍野，满目疮痍，把自己的身体当作战场，不打出一片废墟不善罢甘休。

这是治病还是"致病"？

这是医学的高明还是人类的愚蠢？

二、五分钟简易体检法

每天早晚洗脸刷牙或热水洗澡，大家自然都会看看镜子。如果每个星期抽出5分钟在洗脸时对着镜子观察一下自己的五官和舌苔，就可以知道身体的健康状况。如果能同时做一下心、肺、肾、骨骼和肢体的检查，就可以对自己的身体脏腑起到保驾护航的作用。

1. 看眼睛

眼白红有血丝，肝火旺睡眠不足。

眼白黄，胆经堵塞黄疸症。

眼白青，寒凝肝胆。

眼睑苍白，可能患了缺铁性贫血。

眼角出现模糊的灰环，心脏可能有问题。

眼睛持续痛，可能是青光眼。

2. 看脸色

脸色潮红，高血压或心脏病。

脸色苍白，肺虚或贫血。

脸色发青，肝胆功能不好。

脸色发黄，脾胃虚弱、炎症或溃疡。

脸色偏黑，肾功能障碍或衰竭。

3. 看口舌

舌苔白，体内有寒湿。

舌质淡白，有可能贫血。

舌苔白腻，可能有冠心病、动脉硬化等心脑血管疾病。

舌苔黄腻，脾胃火灼。

舌苔潮红，阴虚火旺，易患心血管疾病。

舌苔胖大，心肺气虚。

舌苔黑点，气滞血瘀。

舌苔裂纹，气郁气滞。

舌头发紫，是血液黏稠；紫色瘀斑，为血液黏稠导致瘀血或淤阻；心前区刺痛，为心血管疾病，头晕头痛为脑血管疾病。

舌下筋紫，心血管阻塞。

口臭，胃或肝燥热或是牙周病。

口中有氨味，须注意肾脏的健康。

4. 查肺功能

憋气，深吸一口气，然后憋气，时间越久越好。能憋气50秒钟最理想（50岁为30秒、60岁为25秒），如果少于10秒，说明肺功能较差。

吹气，深吸一口气，然后猛吹气，能在3秒内吹完则肺功能正常（50岁为4秒、60岁为5秒）。中老年人吹气时间超过6秒，预示肺功能下降，可能存在气道阻塞性肺疾患，很可能是慢性阻塞性肺病造成的。

双手指尖比指节更粗大，可能患有较严重的肺部疾病。

5. 心功能检查

原地小跑3分钟，感到微微气喘即可，脉搏增快到每分钟100~120次。停止活动后，在5~6分钟脉搏恢复正常者，心功能良好。如8分钟恢复，说明心功能较差；超过8分钟则心功能有问题。

爬楼梯，中老年人爬3~5层楼梯感到心跳加快，有些气喘，但休息10分钟恢复正常为良好。如爬完楼梯感到心脏像要从嗓子眼儿跳出来，休息20~30分钟后仍感到气急、呼吸困难，甚至心跳越来越快，则心功能明显下降。

6. 查肾脏

清晨起床后脸部、腿部浮肿，如果在起床活动20分钟之后还不彻底消失，则提示可能有肾病或心脏病。

洗澡时头发容易脱落，可能是肾虚或者肝气郁结。

7. 晨查小便

尿液清长，身体有寒。

尿液色黄，身体有热或炎症。

棕色尿液，肝脏可能出现问题。

尿液血色，肾或膀胱结石。

8. 骨质疏松检查

两手向两侧水平伸直，测量两手中指指尖之间的直线距离，然后再测量身高。如果身高比两指间的距离少，说明骨质疏松和骨密度减少。身高比指尖距离少2~3厘米者，照X光片即显示为骨质疏松。

9. 躯体四肢

脚抽筋，湿气较重或动脉硬化。

手发抖，可能是甲亢或者帕金森氏病。

黑痣变大或新长出痣，当心皮肤癌。

皮肤红斑，可能是肝病的前兆

打鼾，肺部有痰湿。

磨牙，肾虚胃热。

上面的这套体检法是管理自身健康的简易方法，如果发现异常，应当及时就医，以免延误病情，造成严重后患。

三、食物排毒法

1. 饮水排毒

睡觉前喝一杯温开水，有助于防止血液黏稠而导致的疾病。

起床后喝一杯温开水，有助于身体排出一夜的毒素和宿便。

每天饮水量不低于2L，有助于身体的新陈代谢。

2. 疏肝排毒

肝脏是解毒的重要器官，必须减缓肝脏的超负荷运动。以糙米饭和蔬果为主，能净化肠胃并且排出体内毒素。

四、疾病经络排除法

现代医学的九大系统是彼此独立的，人体的新陈代谢也分别在各自系统完成，大循环是系统之间的循环。因此如果身体出现病灶，也只有当其固态化或液态化后才能确诊。比如结石、肿瘤、肌瘤、囊肿、肺炎、疣、骨质增生、乳腺增生、癌症、血糖、血脂、血盐、血尿酸等。流动的液态病灶或气态病灶则很难诊断，不易治疗。

而人体上的十二经脉、十五络脉、奇经八脉、孙脉、浮脉按子午流注规律运行，却能够快速寻找到体内病灶，辨证确诊。

同时依照金、木、水、火、土五行规律的相生相克法则来遣方处病，对症施治，就能够在疾病的各个轻、重、缓、急时期以虚、实、补、泻的方法调整穴位枢纽，疏通经络，让气血调达，促阴阳平衡，令寒热相济，从而使人体恢复健康。

五、辟谷排毒法

辟谷排毒是有效的健康疗法，每周一天只喝果汁和蔬菜汁，可以让平日大吃大喝的超负荷内脏得到休息，还能让体内的垃圾与毒素排出体外，并达到减肥的效果。

辟谷期间体内多余的脂肪会转化为热量，以供给包括脑、心脏、肺脏、内分泌、肝脏、造血器官等重要生命脏器使用，蓄积的废物或有毒物被血液、淋巴液吸收，然后再由肾脏和皮肤排泄出去。同时，身体会从肿伤、水肿、浮肿及分泌液等本来并不存在于健康体内的病变组织中取得蛋白质，以提供脏器所需营养，这种情形叫作"自动溶解"，也是辟谷被称为"无形手术"的原因。

当停止将食物送进体内时，等于给身体一个自我清洁和喘息的机会，身体各个器官就会继续消化体内累积、过剩的废物，然后再将之排泄出去，最后自然会达到净化身体的目的。

六、中医排毒八法

体内毒素累积，不仅会加速身体各器官衰老，还会诱发各种疾病。中医排毒八法不光排出体内毒素，也可化解疾病。

（1）汗法——用出汗的方式排除毒素。通过运动或服用排解寒邪的药汤发汗排毒。

（2）吐法——就是呕吐。如果肠胃里有疾无法泄下的时候可以靠呕吐排毒。例如误食药物或者霉变、有毒食品，可以用饮水或灌肠法帮助呕吐。

（3）下法——胃肠道里有不消化食物或毒素包括急性肠胃炎，可以用下法以泄排毒。

（4）和法——感冒的时候，疾病在半表半里，出现口苦、咽干、目眩等寒热症状。可以用和法排毒。

（5）温法——主要用于脾胃、胃肠虚寒。用暖水袋或者饮用热水等物理方法，或者服一些可以暖胃的药物来进行治疗的方法。

（6）清法——就是清热解毒，病人出现发热高烧、口干舌燥、咽喉肿痛、身体疼痛时，可以用清法排毒。

（7）消法——人吃东西多了，胃里消化不了或者身体出现浮肿，就得用消法排出，比如山楂丸，帮助消除食物。

（8）补法——病人气血虚弱，出现手脚麻木或者身体本身虚弱、消瘦、乏力，就得用补法，比如服用参汤。

很多补法不能乱用，要看身体的虚实所需。大凡补药大都是温热的，乱服补药的结果会失去阴阳平衡、导致新的疾病。

七、五脏调理法

除了饮食和锻炼，还可通过心、肝、脾、肺、肾五脏调理身体，提高新陈代谢功能，从而达到五脏六腑和谐相融的最佳肌体状态。

1. 心为君主之官

胸闷、情绪暴躁、小儿急躁、多动、舌头溃疡都是心毒所致。夏天宜排心毒。夏季属火，通于心气。中医有"汗为心之液"，夏天属阳，阳主外，所以汗多，这时不要闭汗，应多到户外活动。

夏天昼长夜短，多数人会出现睡眠不足，为固心气，晚上睡不好觉的人，可以在白天把觉补回来，午时11：00~13：00是心经当令时，阳降阴生，小憩养心。保持心情愉快，散发瘀滞，让身体浊气得以疏散排泄，排出郁气。

中医认为红色、苦味对应心脏，所以夏天养心宜吃苦味，苦瓜、莲子心对清心火、祛热都有好处。此外，多吃红色蔬果，像番茄、西瓜。如果想吃点肉，可以选择性寒凉的，鸭肉较好，鸡肉也可以。

"心开窍于舌"，口腔溃疡的人，喝些浓茶即可降心火。此外，茶中含有一种叫单宁的成分，对收敛溃疡面有特别好的功效。如果不习惯喝浓茶，可以用浓茶漱口，每天两次，一般一至两天就会见效。

还可以按揉劳宫穴、少府穴来排毒。

2. 肝为将军之官

抑郁、乳腺增生、痛经、痘痘、脸色不好等都是肝毒所致。

春天宜排肝毒。吃青色食物能解肝毒，如黄瓜、圆白菜、青葱、海带、绿豆、黑木耳、洋葱等。

减轻肝脏负担需要注意：

吃得太酸、太腻、太多会给肝带来负担，降低肝的排毒功能，会形成积食、积毒。经常生气、郁闷，就会抑制肝的疏泄升发功能，而出现气滞，气为血之帅，气滞血不通，不通则痛。很多痛症都与肝有关。

"肝在窍为目"，肝气郁滞后，肝内就会生出气滞血瘀。患近视眼、白内障、飞蚊症、长痘痘等疾病。肝脏毒素堆积时，指甲也会发生变化，如凸起的棱线，或向下凹陷等。例如阳痿、痔疮、口干舌燥、夜里腿抽筋、胸闷气短这些症状，都是筋没有了弹性引起的。疏解气郁可以按揉期门穴、太冲穴。

3. 脾胃为仓廪之官

负责接纳、吸收、运化、代谢和排除体内需要或多余的食物水谷。

长夏适合养脾。长夏也就是夏天的最后30天，五行属土，与体内的脾脏对应。

脾恶湿，脾胃虚者少喝冷饮，冲澡后不要对着电风扇或冷气吹，晚上睡觉一定要盖被子，防止寒邪从脐中侵入伤脾。

思伤脾。"脾是后天之本"。"先天不足，后天来补"，就是指先天出现的脏腑功能不好，可以通过后天靠脾来运化营养物质，把脏腑功能不足的地方补足。

脾五行属土，土是黄色的，吃黄豆补脾最好。特别是三伏天多吃点黄豆，更有益养脾。

"脾开窍于口"，如果一个人脾出了问题，就表现在口唇上。"脾主运化"，如果脾运化功能良好，气血充足，那么人的新陈代谢就是正常的。女性白带多也跟"脾阳虚"有关。

可以点按脾俞穴、太白和公孙穴调理。

4. 肺为相府之官

肺在五行中属"金"。金秋是收获的季节，所以肺主收敛，秋天宜养肺排毒。秋天燥邪会造成肺部废弃物堆积。

"肺主皮毛"。皮肤憔悴枯槁以及皮肤上的诸多病症都在于肺。肺功能好的人，皮肤看起来应该是润泽、白皙的。相反，肺功能不好，毒素会通过肺而沉积到皮肤上，皮肤看起来就没有光泽。

利用皮肤排毒的常用法是"排汗解毒"，让皮肤痛痛快快的出一身汗，让汗液带走体内的毒素，这样肺就会干净、清爽起来。

适合排汗的方式是做有氧运动，如快走、慢跑、游泳、骑自行车、瑜伽、太极拳等，通过这些运动能加强肺腑的排毒功能。

"肺在窍为鼻"，嗅觉失灵、声音沙哑、失音等也是肺毒郁积所致。白色对应肺，所以秋天排肺毒养肺要多吃润燥的白色食物，如梨、藕、杏仁、贝母、百合等都能起到收敛肺气。排毒的作用。

通过吐纳、呼吸纳清去浊，可以达到养肺清心的功效。

清晨太阳出来后，选择湖边、公园、树木下面，伸开双臂、尽量扩张胸部，然后大口吸气，大口吐气。能吐故纳新，减少体内残留的废气，排出肺部郁积的毒素。

5. 肾为作强之官

肾是人的先天之本，藏着生殖之精和五脏精微。生育能力不好的人一般都是肾有问题。

月经异常、易疲倦、健忘、性欲低下、阳痿、早泄、失眠等都是肾功能失常所致。

五行中肾属水，冬季养不好肾精，来年春天的肝木就生发不起来，就会出现咳嗽、浑身不适、抵抗力下降等病症。

"齿为肾之余"，保护好牙齿，就等于养肾。常扣齿，吞津液，可以养肾固元。"腰为肾之腑"，因此，把腰保养好了也很重要。可以经常搓腰眼，或者把两手搓热，放在腰部，用力搓揉，能增强肾功能。

"肾开窍于耳"，鸣天鼓是护肾养耳的好方法。两手掌紧贴两耳，压紧外耳道，然后以中指和食指交替弹击后脑，脑内会传来巨大的鸣响，谓之鸣天鼓。

　　山药不但能补肾壮阳，还可以增强肾的排毒功能。

　　易疲倦，是肾水湿之毒排不出去，导致人气血运行不畅。肾脏提供的能量就会减少，于是体倦、神疲思睡、四肢无力就产生了。

　　肾经之气来源于足下，涌出灌溉周身四肢百骸。把涌泉穴调理好了，"肾气足，百病除"。

　　肾主髓、主脑。肾气充足时，大脑供血就足，人看起来就会神清气爽，记忆力好。健忘是肾脏功能衰退，使肾气减弱所致。因为肾通于脑。所以治疗健忘等类似与脑有关的疾病，就得从肾上下手。

　　黑色与肾对应，因此黑色食物最补肾，黑芝麻、黑豆等黑色食物都是补肾佳品。

　　点按涌泉穴、太溪穴是温阳补肾的有效方法。

　　气功、瑜伽、太极拳、打坐、吐纳等都是疏通经络的方法，有利于排除邪气和毒素。

第七章
人体气血立体交通网

关于人的身体，有一个有趣的说法广为流传：

人身体内血管的长度加起来能够绕地球两周半。这个数字是怎么计算出来的？

人体内血液约占体重的8％，一个50公斤的人，全身血液大约就是4000mL（立方厘米），这些血液大都是要待在血管里的。因为人体内密布着毛细血管，血管的总长度，主要就是毛细血管的长度，而毛细血管的平均直径大约是6~8微米，把所有血管看成半径5微米的圆柱体，用总体积除以底面积，就能得到总长度。

4000×10000×10000×10000/3.14/5/5＝50955414012738.85微米＝50955千米

又因为"毛细血管平时大约只有1/3开放"，所以算出它的总长度为50955×3＝152865千米。这与另一种说法"全身的毛细血管如果单根排列，它的总长度可达到15万千米"大致是吻合的。

医学检测，人的毛细血管只有10%里面有血液，90%里面都没有血液。但是，里面却有中医气血的"气"存在并运动着。

一、立体交通网

所谓城市立体交通网，就是空中、地面、地下空间可同时运行的交通形式。由地铁、公交、轻轨、火车、飞机等多种交通方式组成。城市立体化综合运输网络，就是地上、地面和地下的综合利用。如"地上"的轻轨、双层巴士、天桥等，地面的公交、单行线，地下的地铁、隧道等。

立体化综合运输网络格局，就地便捷换乘、中转或配送，提高交通运输效率，降低交通能耗，自然就可以减少环境污染。提高城市交通、通行效率的有效方法是合理减少用车时间，科学控制车辆增加速度，就可以减轻交通拥堵，减轻环境污染。

二、人体交通网

常言说："若想富，先修路。"如果一个国家、地区或城市的道路四通八达，高铁、高速、火车、汽车畅行无阻，那么这里的经济一定是非常发达的。

中医认为元阴、元阳、气、血、津液构成了人体的基本物质，而气、血调达是人生存和健康的基础。气血运行的"道路"与生俱来，就是人体的经络、奇经八脉、浮脉、络脉、孙脉。同样，如果人体经脉畅行无阻，那么就可以自行开合、平衡阴阳、调节寒热、补泻虚实，健康而长寿。

气血，指人体内气和血的统称。中医学认为气与血各有其不同作用而又相互依存，以营养脏器组织，维持生命活动。

食物进入胃经过消化分解成为支持生命新陈代谢的重要原料、营养物质，即为津液。津液通过经络渗入血脉之中，成为化生血液的基本成分之一。津液使血液充盈，并濡养和滑利血脉，而血液环流不息。

除遗传因素外，人的体型胖瘦取决于气血，气虚则胖，血虚则瘦。不胖不瘦的代表气血不虚，这是健康长寿的标志。由此可知，人类的各种运动保健、体育锻炼、养生调理、饮食习惯、遵循自然规律等，都是为了使自身气血运行的"道路"通畅，从而达到健康长寿的目的。

三、气

气是人体最基本的物质，由肾中的精气、脾胃吸收运化水谷之气和肺吸入的空气几部分结合而成。人体的五脏：心、肝、脾、肺、肾有相应的五气，五脏泄了气，比如肝气虚、肾气虚等等，就会造成器官的原有生理功能受损，造成一系列疾病。"气为血之帅"。

"气"还具有：温煦作用、防御作用和固摄作用。

气的升、降、出、入，是人体生命活动的根本，其运动一旦止息，即意味着生命活动的终止。

人体气的升降出入，既体现在气及由气推动的血、津液的运行不息，也体现在脏腑、经络等组织器官的功能活动中。升降出入促进了机体的新陈代谢，维持了正常的生命活动。直接影响着人体的体内气机与体外气机，五脏与五脏之间，五脏与六腑之间，五脏与气血津液之间，五脏与四肢之间，心理与生理之间的运化状态，直接影响着人体的健康与寿命。

"出入废则神机化灭，升降息则气立孤危。故非出入，则无以生长壮老已；非升降，则无以生长化收藏。"（《内经·六微旨大论篇》）

升降出入存在于人体一切生命活动中。

例如呼吸运动，呼出浊气，是出；吸入清气，是入；一呼一吸即体现了气的升降出入。又如津液代谢，津液出自饮食水谷，来源于胃，上行到脾，而后至肺，为升；到肺之后，由肺通调水道，一是下输膀胱，为降；一是输布全身，有升有降。津液的运行输布，是在气的推动下进行的，也是气的升降出入的体现。

脏腑功能活动，从肝和肺来说，肝气主升发疏泄，肺气主宣发与肃降，升与降协调平衡，从而保持气的运行有序，津液运行输布正常。从脾和胃来说，脾气主升，胃气主降，两者配合则清气上升，浊气下降，饮食水谷得以消化，精微物质得以敷布，糟粕废料得以排泄。从心和肾来说，心属火，肾属水，心火望其下行，肾水欲其上升，才能达到水火既济、阴阳平衡的目的，这也有赖于气的升降运动才能实现。

气的疾病可以归纳为："气滞""气郁""气逆""气陷"，指的就是"气"的运动失常的四种情况。

气滞——就是气的运动不畅，最典型的症状就是胀痛。根据气滞的部位不同，出现的胀痛部位也就不同了。气和血往往是联系在一起的，气滞往往会有血淤的情况。

气郁——指的是气结聚在内，不能通行周身。如果气郁结在内，不能正常运动，那么人体脏腑的运转、物质的运输和排泄就会出现一定程度的障碍。有的人冬天经常会感到手脚冰冷，其实就是气运行不畅所导致的。

气逆——指的是气在体内上升太过、下降不及给人体造成的疾病。气在人体中的运动是有升降的，上升作用能保证将体内的营养物质运输到头面，维持各脏器在体内的位置；下降则是使进入人体的物质能自上而下的依次传递，并能将各种代谢物向下汇集，通过大小便排出体外。

如果上升作用过强就会使头部过渡充血出现头晕头胀，面红目赤，甚至昏迷、半身瘫痪，口角歪斜等症，下降作用过弱则会使饮食传递失常出现泛酸、恶心、呕吐、咳嗽等症。

气陷——和"气逆"正好相反，指气在体内上升不足或下降太过。上升不足则会导致头部缺血缺氧或脏腑不能固定在原来的位置出现头晕、健忘、眼前发黑、精神不振等症；下降太过则会导致食物的传递过快或代谢物的过度排出，从而出现腹泻、小便频数等症。

四、血

血对人体最重要的作用就是滋养，它携带的营养成分和氧气是人体各组织器官进行生命活动的物质基础。血充足，则人面色红润，肌肤饱满丰盈，毛发润滑有光泽，精神饱满感觉灵敏，活动也灵活。

"血为气之母"，血是将气的效能传递到全身各器脏的最好载体。血的生成：

（1）脾胃的运化功能。脾胃是机体消化吸收饮食的重要器官，也是血液生成的物质来源。中医上有"脾生血"的说法，即补脾是养血的关键。

（2）气的充足程度。气充足则是人体造血器官正常工作的前提条件。

五、人体经络

西医认为人体循环为动脉、静脉、毛细血管、呼吸系统、淋巴系统、消化系统等。

中医则认为人体循环依经络系统阴阳十二经脉、十五络脉、奇经八脉和浮络、别络、孙络。

经络是人体空间通道体系。"经"指路径，"络"指网络。经络就像立体交通网，遍布全身，联系着人体的各脏腑组织器官；气血在其中运行，输送着营养和信息。所以经络是运行全身气血、联络脏腑肢节，沟通表里上下的通道。

经络就是气、血、津液在人体内的运行"立体交通网"。生命存在，经络就存在，生命终结，人无气息了，经络也就消失了。

六、 阴、阳经的开合枢纽与阀门

穴位也称为腧穴，是人体脏腑经络之气输注并散发于体表的部位，是与脏腑经络之气相通并随之活动、变化的感受点和反应点。穴位并不是孤立于体表的点，而是与深部组织器官有着密切联系、互相输通的特殊部位。人体穴位的堵塞与开合故障是百病之因。

穴位的功能主要是感受刺激和反映病症。穴位对刺激的感受性有其独特的"得气"特点，采用适当手法促进"得气"的形成，是治疗成功的重要条件。脏腑器官疾病通过经络的作用，在体表某些穴位出现的各种异常变化称为穴位病理反应。

"五脏有疾也，应出于十二原。明知其原，睹其应，而知五脏之害矣。"（《灵枢·九针十二原》）

"凡病邪久留不移者，必于四肢八溪之间有所结聚，故当节之会处，索而刺之。"（《类经·注》）

故腧穴是指人体脏腑经络之气转输或输注于体表的分肉腠理和骨节交会的特定的孔隙。分为经穴、经外奇穴和阿是穴、耳穴四类。

腧通输，输即输通。而"输通"是双向的。从内通向外，反应病痛；从外通向内，接受刺激，防治疾病。腧穴又是疾病的反应点和治疗的刺激点。如果是穴位堵塞导致经络不通，则会造成相应和相关的脏腑、四肢、百骸气血不足，从而产生各种不适或疾病。也就是中医常说的："通则不痛，痛则不通。"

除此以外，穴位的最大的作用就是"枢"的功能，相当于气血在人体经脉运行的"开关"。自动调节气血量的供给以保持人体的阴阳、虚实、寒热等趋于平衡，从而保持人体处于正常的健康状态。

我们知道，家里的开关坏了，灯就不会亮。开关损坏可能是保险丝熔断了，也可能是螺丝松了，还可能是用久后磨损了，或者是空气开关跳闸了。

如果没有穴位"枢"的开、关作用，气血流通不受约束，例如不需要血液的时候还一直供给，就会出现高血压；需要血液的时候又没有及时供给，就会出现低血糖。身体过燥的脏腑、部位需要输布津液以除燥；过湿的器官需要直接减少津液以除湿，或按照生、克、乘、侮、五胜之气血以调整虚实、寒热、表里、阴阳等。

人体总计穴位有720个，医用402个，其中要害穴位有108个，有活穴和死穴之分，不致死的穴为72个，致命为36个。加上历代中医典籍中和现代名医常用的经外奇穴，穴位总数达上千个。

人体穴位是针灸、推拿、点穴、气功等疗法的施术部位。具有"按之快然""驱病迅速"的神奇功效。

脏腑或四肢有疾病时会在相应经络穴位出现酸、麻、胀、痛等反应，以提示穴位堵塞或是开、合故障。这时候通过点按、推揉、灸疗、针刺、拔罐、刮痧、熨疗、浴疗等传统中医的方法，都可以修复穴位、疏通经络、缓解病情、恢复健康。

七、疏通经络的重要性

经络的主要作用有：

1. 联系全身

经络可以把人的内脏、四肢、五官、皮肤、肉、筋和骨等所有部分都联系起来，就好像地上、地面、地下管道、缆线把整个城市连接起来一样。每一条管道、缆线都通畅，身体才能保持平衡与统一，维持正常的活动。

2. 运行气血

天然气需要用管道输送到各个地方，同样，气血也要通过经络输送到身体各处，滋润全身上下内外。每个人的生命都要依赖气血维持，经络就是气血运行的通道。只有通过经络系统把气血等营养输送到全身，人才能有正常的生理、心理活动。

3. 人体屏障

外部疾病侵犯人体往往是从表面开始，再慢慢向里发展，也就是先从皮肤开始。经络向外与皮肤相连，可以运行气血到表面的皮肤，好像皮革、砖瓦一样垒成坚固的挡板、城墙，当外敌入侵时，经络首当其冲地发挥其抵御外邪、保卫机体的屏障作用。

4. 反映内在

疾病也有从内生的，比如"病从口入"就是因为吃了不干净的东西，使身体内的气血不正常，从而产生疾病。这种内生病首先表现为内脏的气血不正常，再通过经络反映在相应的穴位上。所以经络穴位还可以反映人内在的毛病，中医叫作"以表知里"。

5. 调节气血

人体的潜力很大，肝脏只有1/3在工作，心脏只有1/7在工作。如果它们出现问题，首先要做的是激发、调动身体的潜能。

内脏跟经络的气血是相通的，内脏出现问题，可以通过刺激经络和体表的穴位调整气血虚实。

人在生病时，常常能够发现在经络走向上，或在经气聚集的某些穴位上，有明显的压痛、突起、凹陷、结节，以及皮肤弛缓等变化，比如沿着经络路线出现的红线、白线、疹子、汗毛竖起等现象，都可以帮助我们判断疾病。

得肠炎的人，大多胃经的上巨虚穴有压痛，长期消化不良的人，可在脾俞穴发现异常变化。静脉曲张是因为肝经和脾经阻塞，点肝经太冲穴和脾经血海穴就会有明显的酸痛感。所以只要知道了其循行规律，就可以提前预防和控制疾病的发生、发展。

如果把人体比作是一个城市，那么经络就是这个城市里的各种管道。仔细想想，家里的管道不通会有什么后果？

自来水管道堵塞了，家里洗菜、煮饭、洗澡、上洗手间都成问题；天然气管道不通了，家里就没饭吃；暖气管堵了，冬天取暖就基本靠抖；下水道堵了，家里遍地污水横流。

只有各种管道正常了，一切生活、工作才能正常进行。

家里如此，城市如此，经络也一样，哪里不通了就会出问题，把它疏通好，病也就没了，这就是"处百病，络表里，决生死，不可不通"。

八、望闻问诊检修网络

1. 五窍

肝开窍于目：肝脏不好眼睛干涩。

心开窍于舌：心脏不好影响中枢神经，吐字不清。

脾开窍于口唇：脾胃不和，口淡无味，口唇无光泽。

肺开窍于鼻：肺功能不好，会引起鼻塞、鼻炎、鼻窦炎等。

肾开窍于耳：肾功能不好会引起耳鸣、耳聋、中耳炎等。

2. 五体

肝主筋和指甲：久走伤筋，筋伤肝衰，肝好筋自然柔软，肝不好腿抽筋，指甲有竖纹，不光滑。

心主脸：心脏不好的人早晨起来脸浮肿。

脾主肌肉：脾胃不和，肌肉就不发达，四肢无力。

肺主皮毛：肺功能不强，头发干燥，汗毛孔粗，皮肤无光泽。

肾主骨：肾功能不强时，影响骨骼健康。

3. 五志

肝：情绪影响肝，怒则伤肝。脾气暴躁，肝会瞬间增大一倍，就像怒气充气球。

心：喜则伤心，乐极生悲，范进中举就是喜极伤心而亡的教训。

脾：思则伤脾。情绪紧张，思虑过度，导致脾胃不和，消化不良，面黄肌瘦。

肺：悲忧伤肺，中国四大名著《红楼梦》中林黛玉，悲也悲，喜也悲，悲伤过度，不停咳嗽，时间久了开始咯血，形成肺结核而死。

肾：恐则伤肾。惊吓刺激肾功能，膀胱内气功能不好，常说的："吓得屁滚尿流"，就是恐惧所致。

4. 五味

肝脏功能不好的人通常不想吃酸的东西，酸味入肝。

心脏功能不全的人通常不想吃苦的东西，苦味入心。

脾脏功能不强的人通常不想吃甜食，甜味入脾，影响消化。

肺脏功能不强的人通常不想吃辛辣的食物，辛辣入肺。

肾功能不强的人通常不想吃咸的，咸味入肾，咸重伤肾。

5. 五色

肝功能不强的人，脸色发青。

心功能不强的人脸色发红，例如高血压。

脾胃不和的人脸色发黄，无光泽。

肺脏功能不强的人，脸色发白，例如结核病人。

肾功能不强的人，脸色发黑，因为肾过滤毒素的，如肾脏不好，毒素虑不出去，反射到脸上，脸色发黑。

通过以上的观察和判断，可以尽快得知哪条经脉、络脉出现故障？哪条运送气血的通道阻塞不畅？哪几个穴位枢纽不能正常开启？然后及时遣穴处病，迅速排除故障，保障人体气、血交通网的正常畅通。

第八章
人体自愈与中医康复

一、人体本身有着极强的自愈功能

古希腊医圣希波克拉底说："病人的本能就是病人的医生，病人最好的医生是自己。"强调的是人体自身的力量。

现代医学研究表明，人体具有以免疫系统、神经系统和内分泌系统为主的人体自愈系统，人类生命就是靠这种自然自愈力，才得以在千变万化的大自然中生存和繁衍。当人体的这种自然自愈力下降时，就出现了疾病和衰老，所以增加人体自然自愈力是修复疾病的关键。

负氧离子正是通过增强人体自愈力，激发人体自身的修复能力，从而帮助人体战胜疾病。自愈力是生物依靠自身的内在生命力，修复肢体缺损和摆脱疾病与亚健康状态的一种依靠遗传获得的维持生命健康的能力。

自愈力相对于他愈力而存在，包含三个核心属性：遗传性、非依赖性、可变性。

随着医学的发展，人们越来越多地依赖于药物代替身体器官抵抗疾病。人体自身的自愈力也受到了削弱，逐渐丧失了本应属于自己的健康。现代医学理念的"疾病治疗"主要是依靠各类药物的作用，而各类药物在发挥作用的同时，其副作用又是以损坏患者部分机体功能并加速其衰老为代价，来寻求患者病灶部位暂时的平衡。即使非常先进的现代医学，也并不能从真正意义上治好疾病，其结果往往是药物的副作用加速了生命体细胞组织的老化。

　　世界卫生组织呼吁要摆脱"对药物的依赖"，拥有真正的健康应从增强人体自身自愈力着手。修缮人体各器官功能，帮助机体维持并恢复自主健康的能力，这是人类命运的呼唤，也将成为未来医学发展的趋势。

　　自愈力有以下属性：

　　遗传性：一切生物的自愈力都包含在遗传信息当中，通过遗传来获得。

　　非依赖性：自愈力发生作用的时候，除维持生命的起码要素外，生物可以不依赖其他任何外在的条件。

　　可变性：自愈力的强、弱受生物自身生命指征强、弱的直接影响，同时受到外在环境的影响，以及生命体与环境物质交换状况的影响，可以向正、反两个方向变化。

二、现代医疗与过度治疗

　　为什么现代医学越发达，人们的病症却越难治疗？

　　现代医学过度依赖医生与药物，会让我们身体的自愈力逐渐丧失其正常的功能，也就是人体免疫系统"躺"在药物的温床上不再工作。人体的免疫系统也就在外力的干扰下门户洞开。由此，健康和医学在一定程度上形成了一种恶性循环：医学越发达，疾病和健康难题就越多。

　　要想终止这种恶性循环，人们应该尊重身体自身的规律，充分发挥自愈力的潜能，使之成为人体健康的保护神。

　　病毒产生抗药性，在抗生素的轮番攻击当中存活下来，是最低水平自愈力的典型表现；人类通过显著增强干细胞功能，进而依靠来自自身的杀灭肿瘤细胞能力实现康复，是高水平自愈力的典型表现。

　　对于人类而言，自愈力来自于人体的自愈系统，它的内涵中除了通常所说的针对致病微生物的免疫能力外，还有排异能力、修复能力（愈合和再生能力）、内分泌调节能力、应激能力，具体包含了断裂骨骼的接续、黏膜的自行修复或再生、皮肤和肌肉以及软组织愈合、通过免疫系统杀灭肿瘤和侵入人体的微生物、通过减食和停止进食的方式恢复消化道机能、通过发热的物理方式辅助杀灭致病微生物等等诸多的与生俱来的能力，呕吐、腹泻和咳嗽等也是自愈力发挥作用的表现形式。

三、人体自愈系统的功能

1. 自愈功能的表现形式

人类身体里庞大的自愈系统是与循环系统、应激系统、免疫系统、骨髓造血干细胞机能等相关联的，当身体出现病症或者处于亚健康状态时，自愈功能就会开始工作，帮助人体机能"修复"。

人在成长过程中，大多数都会经历过不小心蹭破了皮肤、出了血，过一会出血就会自然止住；再过几天，伤口就会结痂；一星期后，痂脱了，皮肤恢复平整；再过一个月，皮肤已经恢复成原来的样子，一点痕迹都没有，这时已找不到破损的地方了。出血之所以能自行停止，其实是因为人体有天然的止血药即血小板。这证明人体有强大的自我修复能力。

遗憾的是，生活在现代文明中的大多数人已经习惯于求医问药来抵御疾病而忽视了人体自身的力量。事实上只需积极利用人体自愈力，就可以通过调节自身，消除体内的致病因素，修复受损的机体，重新回归健康。

许多人都养过小猫小狗等宠物，当这些动物生病时，会不吃不喝趴在那里，其实它们在用节食的方法来给自己治病。道理很简单，节食就是为了减少体力，因为身体在消化食物的时候，需要消耗自身体能，而节食则可以减少体能消耗，把有限的体能用到治愈疾病上面。动物就是这样配合自愈力来给自己治病的。

人同样也具有这种能力。在生病的时候，都会感到只想喝点粥或者不想吃东西，这就是在运用自愈力来为自己治病。自愈力既是天生的，又是可以被激发出来的。

2. 自愈系统与生俱来

医学研究中发现，包括人体在内的诸多生命体，都存在一个与生俱来、自发作用的自愈系统，使其得以维持健康状态，免于在来自外界的物理、化学、微生物等侵害中丧失生命力。自愈系统包括防御系统、应激系统、免疫系统、修复系统、内分泌系统等若干个子系统，其中任何一个子系统发生协调性、功能性障碍或者受到外来因素破坏时，自愈系统会调动其他子系统来"替补"，使机体维持健康状态。而当其他子系统的代偿能力不足以"替补"时，人就会生病，或者处于亚健康状态。

在人体自愈系统的调节过程中，常常以减弱身体某些生理活动为代价，甚至暂时关闭某些机能，以减少养分的消耗，而将养分分配给身体出现问题的部位。因此，这个过程会使人体某些局部表现出一些症状，这其实是一种身体警告，提醒人体出现了某些不平衡。例如人体的发烧，可能是提醒人体某些地方有炎症，而发热则是自愈系统为了医治人体而做的有益调节。

因此，自愈系统的调节包纳了整个人体，只要不去阻止、干扰和破坏身体的正常行为，就可以充分利用自愈力来防病健身。

3. 过度治疗的市场因素

现实生活中，因为经济利益的驱动等原因，很多医生重药剂治疗而轻防治。有时药物也确实可以起到"药到病除"的效果，所以也符合大多数病人的需求。因此，人们已经习惯了生病就求助于医药，而忽视对身体自愈力这个"天然神医"的利用。

使用药物的结果往往只是减轻了病痛的"假象"，药物特别是内服药物，也必须通过身体自愈系统的调节起作用。

俗话说"是药三分毒"，古时中医称中草药为"毒药"，就是强调部分草药蕴含毒性。对于西医的化学或生物药品而言，真正无任何副作用的药物是极少见的，而身体各部分的平衡运行才是健康的终极标准。

随着抗生素的应用日益广泛，细菌对一些常用药物表现出程度不同的耐药性。越是使用时间长、应用范围广的药物，耐药性就越严重，致病细菌会大量繁殖，正常菌群被破坏，容易引起二重感染。如四环素、头孢菌素、氯霉素等，可引起细菌间正常菌群平衡的破坏，出现白色念珠菌及抗葡萄球菌的繁殖，引起继发性二重感染，如鹅口疮、霉菌性阴道炎等真菌感染。

除了抗生素之外，止痛药也会造成耐药性，导致慢性成瘾。一些止痛药，病人长期服用就会产生药物依赖，药物越是高效，依赖就越严重，其中特别是以曲马多为代表的中枢性止痛药。另外，止痛药还会掩盖病情，使病情在不觉中恶化，或者引起很多过敏反应，如哮喘、荨麻疹、过敏性鼻炎等，比如阿司匹林、消炎痛就可能会引起哮喘。

肾脏病患者中有三分之二是滥用药物引起的，尤其是妇女，偶感头痛或身体不适便服用止痛剂，其实就埋下了祸根。长期服用止痛剂，会使体内不能制造出输送氧气所需要的足够的血红蛋白，进而便引起肾病以至肾功能衰竭。更为严重的是，滥用止痛药甚至诱发某些肿瘤，会置人于死地。

4. 修复自愈力是医疗的最高层次

无论是药物的副作用，还是人体由于服药而产生的耐药性，最终都影响了机体的自我修复能力。所以尽管现在的医疗条件很好，各种各样的病症却比以前更多、更年轻化、复杂化。

现代医学发现，在人体康复过程中所出现的某些症状，其实是修复工作的一部分。因此在治疗疾病时，不要随意干扰人体的修复工作，应该做的，只是修缮局部，促进整个自愈系统的健康发展。自愈力是帮助身体恢复健康的真正法宝，自愈力的作用是任何药物都不能媲美的。任何一种治疗方法的最终目的，都是使机体的自愈能力重新恢复。

中医"三分治，七分养"指的是在病人康复过程中，医生和药物所起的作用较少，身体的恢复更多依赖于自我调节，也就是修复自愈力的过程。尽量依靠内力来治愈疾病，这是中医的根本宗旨，也是医疗的最高层次。

四、影响自愈力发挥作用的因素

1. 细胞中毒

20世纪初俄国著名免疫学家、1908年诺贝尔医学奖获得者IlyaIlyich Mechnikov教授经过长期研究发现，人体许多传染性疾病不单是细菌和病毒入侵的结果，更重要的是由于人体内的毒素破坏了人的免疫系统，使得人体免疫力下降而导致人体感染生病，所以他认为健康第一要务就是及时排出人体肠道、血液、淋巴、皮肤等系统中的毒素，这样才能提高人体自身免疫力和各系统脏器的功能，防止各种疾病的发生和发展。

人体主要的排毒通道有肠道、尿道、气道、皮肤汗腺等。大多数人的问题是大便不畅通，宿便没清掉，皮肤不出汗，饮水少小便少，加上不良生活方式和严重的饮食污染、环境污染，使得人体肠道、血液、淋巴、皮肤等各系统各脏器中的毒素远高于人体能够承受和清除的能力和范围，这就是为什么现在各种癌症、糖尿病、痛风、皮肤病、类风湿关节炎等发病率越来越高的主要原因。所以对现代人来说，掌握和运用有效的人体排毒方法对保证身体健康是非常重要的。

2. 细胞缺氧

由于空气污染，特别是室内空气污染和不畅通，诸如居室、办公室、商场、地铁等环境，空气中的氧含量低于正常21%，而多数人一天有90%的时间是在室内度过的，加之现代人的心肺功能都较弱，使人体的组织细胞经常缺氧。

德国著名医学家、1931年诺贝尔医学奖获得者Otto Heinrich Warburg教授发现，当人体组织细胞中的氧含量低于正常值的65%时，缺氧的组织细胞就容易癌变，从而创立了缺氧致病（癌）学。人体所需要能量的70%左右是由糖提供的。在氧供应不充足的情况下，葡萄糖经无氧糖酵解，分解为乳酸和ATP（即三磷酸腺苷），ATP是人体贮存和释放能量的物质。

只有进行糖的有氧氧化，才能为人体提供大量的能量，以满足肌肉的收缩、神经兴奋的传导、各种腺体的分泌、体温的维持和细胞的生长、分裂等生命活动所需要的能量。如果葡萄糖（或者其他营养物质，如脂肪、蛋白质等）有氧氧化过程中供氧不足，上述生理活动得不到足够的能量，必然会出现人体各系统和器官功能障碍，导致各种疾病的发生。例如，当人体内葡萄糖的氧化分解发生故障时，血糖浓度升高，血糖、尿糖浓度超过正常值，就会发生糖尿病等各种慢性疾病。

3. 细胞营养不均

美国著名化学家、1954年诺贝尔化学奖和1962年诺贝尔和平奖获得者Linus Carl Pauling研究发现，当正常细胞经常缺乏一定的营养素时，就容易患上各种疾病。如蛋白质经常摄入不足导致免疫力下降，使人容易感冒和得癌症；缺乏不饱和脂肪酸容易产生心脑血管疾病；缺乏维生素A会产生干眼病；缺钙会得骨质疏松，等等。并由此创立了正分子医学（也称为细胞分子矫正学），该理论认为：当病变的细胞能获取到各种均衡的营养素时，病变的细胞便可逐步恢复正常。

现代营养学的原理也说明，组织细胞的正常新陈代谢除了需要充分的氧气以外，还需要均衡的人体七大营养素，即蛋白质、脂肪、碳水化合物、维生素、矿物质、纤维素和水。现实情况是很多人不懂得科学饮食和合理营养补充。保守一点说，许多慢性病的发生发展50%与饮食结构和饮食方式的不合理有关。

4. 细胞缺水

水是生命之源，没有水就没有生命。组织细胞的一切新陈代谢都离不开水，组织细胞经常缺水，就会使组织细胞不能获得充分的营养和及时排出细胞代谢废物和毒素，从而导致组织细胞病因引起的各种疾病。中国大医药家李时珍在《本草纲目》中说："水为万化之源，土为万物之母。"也就是说"药补不如食补，食补不如水补，水是百药之王。"

正常人体每天需要2000mL的饮水量，而现在许多人一天的饮水量不足1000mL，甚至更少。所以养成好的饮水习惯是人体健康的重要保证。

5. 循环不畅通

现代医学研究发现，微循环不畅通导致局部组织细胞缺氧、缺水、缺营养，代谢产物和毒素不能及时排除，使组织细胞病变而产生各种慢性病。微循环不畅通的原因主要有高血糖、高血脂等引起血黏度高、心脏功能下降、微血管病变；另外缺乏运动、饮水量不足等，如糖尿病高血糖引起肾小球微血管病变而导致肾小球病变产生蛋白尿，最后是肾功能衰竭。

五、增进人体自愈力的方法

1. 休息

劳累时，休息是恢复体能最有效方法。俗话说：三分治，七分养。这种养包括充足的休息和有规律的生活。

2. 运动

运动能治愈很多疾病，特别是慢性病。需要注意的是要选择适合自己的运动方法。

3. 营养

营养在中医里也叫作"水谷精微"，意思是食物消化后能被人体吸收的、对人体有益的精华部分。中医认为：药补不如食补。所以营养对身体很重要，而对于处于恢复中的人体尤其重要。

4. 心态

人是身心统一的动物，身体和心灵组成了人的整体。身体是心灵的载体，心灵是身体的指挥。如果指挥系统出现了问题，身体的各个器官就不能很好的工作。

六、自愈力的激发

自愈力的激发有很多种方法，例如瑜伽、气功、辟谷、打坐、吐纳、呼吸、太极拳等，就是开发自愈潜能最突出的例子。

中医常用的经络养生法，则是开发自愈潜能最有效的手段之一。有病先调理，优先使用副作用小的刮痧、拔罐、艾灸、按摩、推拿、针刺、食疗等治疗方法。实在不行，再用药物进行辅助治疗。

医疗的目的并不是纠正人体的错误、中止病痛症状，而是协助人体完成它应有的功能。善于运用身体自愈力自我调养的病人，则康复得更快，例如伤口的愈合和瘢痕的出现，就是身体所做的自我修复工作。

美国亚利桑那大学医学院安德鲁·韦尔（Andrew Weil，M.D）教授的《自愈力》（SPONTANEOUS HEALING）一书的序中写道：

"西方医学科学院的主要目标是找出外在的致病原因，研制治疗'武器';而中医学的目标则是开发很多提高自身抗病能力的治疗方法，以使得人们无论面对什么样的环境因素，都能保持健康。"

书中"后记：社会处方"一章所憧憬的："想象一个未来世界，在那里，医学以康复为导向，而非疾病；在那里，医生相信人类的天然康复能力，强调预防，而非治疗。"

在中医的眼里，这个未来世界，就在中国远古生命科学典籍《黄帝内经》里。

七、中医的康复途径

1. 扶正固本

现代人普遍工作和生活在压力巨大的环境里，思想焦虑、肢体疲劳，膳食结构不合理，不断受到噪音、辐射、空气污染以及饮食污染的侵害，再加上吸烟、酗酒、熬夜、生活作息不规律和不当用药等因素，经常处于亚健康状态，患病几率越来越高。罹患恶性疾病的人数节节攀升，巩固和提高自愈力已经成为迫在眉睫的严重问题。

中医称自愈力为"真气""元气""正气""肾气""阳气"等，称致病力为"邪气""阴气""瘴气"等。认为"正气存内，邪不可干"，也就是"正气充盈，百病不侵。"

中医认为，人体患病，都是因为外邪侵袭、内部失调、外力所伤导致经络堵塞，气血不济的结果。如果疏通了经络，使气血通达，便可缓解或治愈疾病。自身气血不足的，可通过食物、中药给予调理，助其康复。

从功能和作用上看，穴位就是人体经脉的枢纽，以开合的方式控制和调节气血的流通量与流通速度，从而平衡人体的阴阳、虚实、寒热，使其处于一种健康的正常状态。

2. 中医六法

中医起源于人类进化过程中的主动性治疗。

中医的治疗方法起源于数千年前，人们感觉到身体不舒服，于所居之处就地取物，捡个石头片刮一刮，找个尖石子按一按，采点艾叶揉成一团点上火熏一下，摘几片植物煮水喝下，或者用手推一推、按一按、摩一摩，用脚踩一踩、压一压等，都可以缓解病痛，改善不舒服状态。

"砭石者从东方来。毒药者从西方来。灸焫者从北方来。九针者从南方来。导引按蹻者，从中央出也。故圣人杂合以治，各得其所宜，故治所以异而病皆愈者，得病之情，知治之大体也。"（《素问·异法方宜论》）

由此可知，中医原来有多种治疗疾病的宝贵方法，时至今日却只以汤药为主，银针辅之，怎么能够治愈东、南、西、北、中不同地域人群、体质所产生的不同疾病呢？

砭、针、灸、药、导引、按蹻是中医疗疾的六大法宝。从西汉以来的2000多年中，中国发生320多次瘟疫（急性传染病），正是由于中医药的防治，使疫情得到了有效地控制，才使中国从未出现过像欧洲那样动辄上千万人暴死的悲剧。其重要的原因就在于拥有与中华灿烂文明一样的奇葩——中医药。

中医作为中国传统民族医学，与中华民族历史一样悠久，凝聚了五千年中华文明的精髓与精神，为中华民族的繁衍生息做出了不可磨灭的贡献。

中医六法包括：

砭石：

砭石疗法是人类为了生存与疾病痛苦作斗争，在石器时代用石片切皮排脓，是中国古代一大发明。砭石治病以中医经络穴位理论为宗旨，不刺破皮肤，在无痛前提下使用"感、压、滚、擦、刺、划、叩、刮、拍、揉、振、拔、温、凉、闻、挝"等砭术十六法，内病外治，以疏通经络，调理气血为根本，排除经络中障碍气血运行以及人体经脉中的病理产物。

在砭石基础上衍生并保留下来的一种疗法，就是刮痧疗法，使用牛角、玉石等器具在皮肤相关部位刮拭，以达到疏通经络、活血化瘀之目的。刮痧疗法作用部位是体表皮肤，皮肤是机体暴露于外的最表浅部分，直接接触外界，且对外界气候等变化起适应与防卫作用。皮肤所以具有这些功能，主要依靠机体内卫气的作用。卫气出于上焦，由肺气推送，先循行于皮肤之中。

通过刮拭经络穴位，进行良性刺激，充分发挥营卫之气的作用，使经络疏通，改善微循环，起到祛除邪气，舒筋理气，祛风散寒，清热除湿，活血化瘀，消肿止痛，以增强机体自身潜在的抗病能力和免疫机能，从而达到扶正祛邪，防病治病的作用。

针：

不用药物，只需一根银针就能治病。针刺源自"砭石"。砭石的形状如用作穿刺的做成剑形、针形，称为针石。随着针石的广泛应用与实践，人们又发明了骨针与竹针。当已经有能力烧制陶器时，又发明了陶针。随着冶金技术的发明，人们相继发明创造了铜针、铁针、银针、金针，丰富了针的种类，扩大了针刺治疗的范围。

《黄帝内经》中记载了古代"九针"的长度、形状及用途。"九针"即指：镵针、圆针、锃针、锋针、铍针、圆利针、长针、毫针、大针。"九针的出现与应用，标志着外刺术已经达到了一个新的水平。针灸与药物是中医治疗的重要手段。但由于种种原因，人们往往重方药而轻针灸。

《针方六集·旁通集》中系统地阐述了"针药二途，理无二致"的观点。药物有气有味，有厚有薄，有升有降；而针刺有浮有沉，有疾有徐，有动有静，有进有退，此异途而同理。药有入肝、入心、入脾、入肺、入肾之殊，有为木、为火、为土、为金、为水之异；而针有刺皮、刺脉、刺肉、刺筋、刺骨之殊，有取井、取荥、取输、取经、取合之异，此异途而同理。因此，"针药二途，理无二致"。

用不同针刺手法可达到药物阴、阳、升、降作用的效果，取井、荥、输、经、合，刺皮、脉、肉、筋、骨与药物酸、苦、甘、辛、咸分别治疗五脏疾病的机理是一致的。

针药同理。用药必须审气，辛热、辛温、辛凉，气之殊也；用针亦必须审气，经气、邪气、谷气，气之殊也。

"病态千端，候气施治""药家必审而用之""针家必审而用之""用药以元气为重，不可损伤"；"用针亦以元神为重，不可轻坏"。

"方必君臣佐使，药必精良炮炙"，"穴有阴阳配合，则君臣佐使也；穴得其正，则精良也；刺合于法，则炮炙也。"

"药有轻剂、重剂、平剂、调剂，因病而为之轻重也；针有巨刺、缪刺、微刺、分刺，亦因病而为之浅深也。"

"药有小方（指一药主一病）不足以去病，故立重方。重方者，二方、三方合而一之也，此犹合纵连横，用众之兵也。针有特刺（一穴主一病）不足以去病，故主群刺。群刺者，原、别（络）、根、结，合而刺之也。"

针灸与方药治病机理相同，在临证时，就可以根据疾病的具体情况，结合针药之长短，当针则针，当药则药，当针药配合则针药兼施，辨证论治。

灸：

针所不为，灸之所宜：

灸法作为国医学六法排名第三，在中国有着悠久的历史。"针所不为，灸之所宜。"（《内经·灵枢·官能》）

灸法具有温阳起陷，行气活血的作用，多用于阳气衰弱，沉寒痼冷等疾患。唐代药王孙思邈说："针而不灸，灸而不针，皆非良医也。"明代《医学入门》上说："凡药之不及，针之不到，必须灸之。"可见自古医圣名贤都很重视灸法，并把灸法作为治疗的重要手段，把会用灸法作为医师必备素质之一。

灸法，用艾绒或其他药物放置在体表的腧穴上烧灼、温熨等，借灸火的温和热力以及药物的作用，通过经络的传导，起到温通气血，扶正祛邪，达到治疗疾病和预防保健的目的。

艾灸疗法具有温阳补气、温经通络、消瘀散结、补中益气的作用。可以广泛用于内科、外科、妇科、儿科、五官科疾病，尤其对乳腺炎、前列腺炎、肩周炎、盆腔炎、颈椎病、糖尿病等有特效。

日本的须藤作等做过的灸法抗癌研究，表明艾灸可以使皮肤组织中潜在的抗癌作用得到活化，起到治癌抗癌的作用。

药：

指中草药，《神农本草经》《伤寒论》《千金方》《本草纲目》《医宗金鉴》等典籍，详细阐述了利用中草药、植物、矿物、动物炮制成药，通过中医辨证、遣方、处病，以服用煎煮的汤药、膏方、药丸、制剂来达到"祛邪扶正""泻实补虚""调剂寒热""平衡阴阳"，最终使人康复的目的。

导引：

导引包含导引养生术和导引疗法。导引养生术作为古代一种养生术，早在春秋战国时期就已非常流行，为当时医家所重视，出现"熊经""鸟伸"等术势。马王堆三号汉墓出土《导引图》的40多种姿势，便是先秦导引术的总结。三国时期的华佗把导引术式归纳总结为五种方法，名为"五禽戏"，即虎戏、鹿戏、熊戏、猿戏、鸟戏，比较全面地概括了导引养生的特点。导引后来被道教承袭，作为修炼方法之一，使"真气"按照一定的循行途径和次序进行周流。以到达"导气令和，引体令柔"。

导引疗法已经失传。从《黄帝内经》把导引列为中医治病六法以后，所有传世的中医文献、典籍均找不到中医师用导引法为病人治疗的案例、过程和疗效。

隋太医令巢元方领衔主编的《诸病源候论》是中华医学史上最早也是最完整的一部中医病理学专著。书中论述各种疾病的病因病机及证候变症，并描述了"呵""呼""吹""嘻""嘘""呬"《养生法》六字诀用以治五脏病，分别影响肝、心、脾、肺、肾和三焦。"呵"主心，心连舌，心热舌干，有疾作呵吐纳治之；"呼"主脾，脾连唇，脾火热即唇焦，有疾作呼吐纳治之；"嘘"主肝，肝连目，论云肝火盛则目赤，有疾作嘘吐纳治之；"嘻"主三焦，有疾作嘻吐纳治之；"吹"主肾，有疾作吹吐纳治之；"呬"主肺，肺连五脏，受风即鼻塞，有疾作呬吐纳治之。

六字诀皆为吐纳出新之法，呼气时，又用意念和动作导引气血循经运行，从而取得治病延年的效果。但这种养生方法任何人都可以锻炼修习，而不是医生用于为病人治病的引导疗法。

按跷：

包括用手按压和用脚踩跷。按主要指推拿、按摩。踩跷是用双足节律性踩踏施术部位治疗疾病。踩跷法具有作用力大、接触面积广、受力均匀、渗透性强等特点，适用于腰背疾病。

现代推拿以中医基本理论为指导，研究推拿的理论、手法，用于防治疾病。即用手或肢体的其他部分，按各种特定的技巧动作和规范化的动作，以力的形式在体表进行操作，用来治疗、预防疾病的方法。通过相应手法作用于人体体表的特定部位，以调节机体的生理、病理状况，达到防治疾病的目的。可以调整阴阳、补虚泻实、活血化瘀、疏筋通络、理筋整复。

在现代社会，人们对中医的印象和认识仅只局限于"中医即中药"。其实中医砭石、针刺、灸疗、导引、按跷、拔罐、推拿、熨法、浴法等，目的都是疏通经络，调达气血。只有在自身气虚、血虚等自愈缓慢、无力自愈或病情危急时，才需要借助食物或药物帮助人体祛邪扶正、驱邪固本。

第九章
元帅、将军与士兵

一、西医门诊与中医门诊

1. 西医

西医除了具有声音、影像、化验数据、仪器诊断、麻醉止痛、急危重病人的快速缓解和开放性外伤的缝合、抗感染处理等优势以外，最大特点就在于专业的包容性。

西医任何专业的院校学生都没有当冠军的压力，学成后从实习医生、住院医生、门诊医生到主治医师、主任医师，循序渐进，一步一个脚印地在实践中积累越来越多的经验，从受人尊敬的白衣天使到受同仁尊敬的专家、教授。

病人来西医院就诊首先进门诊部、急诊室挂号排队就诊，普通的门诊医生都可以处理、诊治大部分常见疾病。少数急危重病人才会请专家诊疗或组织会诊。除慕名而来或复诊，很少有病人一进到西医院就要直接找名医、专家就诊的。

西医的学生毕业后到任何大、中、小医院就业，作为"白衣天使"，都会受到病人尊重。西医的任何一个科室的医生都不会从头医到尾，包治百病。医生们治疗常见疾病，疑难杂症则请专家进行会诊或手术。

医生的收入也能够负担家庭的生活。随着工作年限的增加和职称的提高，医生的收入、职称和威望也会逐年按不同幅度增长，可以让自己和家人过上富足而受人尊敬的生活。

在西方的有些国家，有培养出一位主治医师可以养活七口人的说法。医生与律师、会计师同列为高收入阶层人群。

2. 中医

病人找中医就诊，首先想到的是名老中医，很少有人愿意找年轻的无名之辈把脉开方。

中医学院的大学毕业生，想进入中医院工作非常不容易，自己开中医诊所的更是凤毛麟角。

除了比例极少的名老中医，普通中医的收入较低，养家糊口十分不易。随着工作年限增加和资历的增长，这种情况也难有明显的改善。

中医现状不容乐观：

一是不少中医院校学生是因为高考分数达不到西医专业要求而改学中医的。

二是中医课程必读西医的解剖学。

三是针灸学课程中的埋线疗法，这种利用外科手术技术增加穴位持续刺激的方式与中医针灸的温针寒热、补泻迎随之精髓大相径庭。创口处长泻真气，过敏性皮肤容易感染，后续副作用难以预料。

四是《执业医师资格考试》和《住院医师规范》制度让纯中医或祖传、师承的中医几乎无行医的资格。医生都当不了，更何谈悬壶济世，治病救人？

五是中医学生毕业后就业困难，即使幸运有中医院聘用的学生，在实习医生、住院医生期间很少有病人愿意前来就诊。病人看中医大多是冲着名医、专家而来。这就出现专家门诊一号难求，普通中医门庭冷落的现实状况。

六是中医专业同行相轻，汤药医师和针刺医师看不起灸焫，更看不起刮痧、按跷。甚至汤药界的伤寒派、千金派、局方派、温补派、攻邪派、温病派、汇通派、扶阳派、补土派、攻下派等也各执一词，互不包容。

七是中医师评职称竟然要考英文。与中医理论风马牛不相及。

最影响中医发展进程的原因就是中医各自为政，不仅把外治疗法四种瑰宝弃之敝屣，汤药和针灸因家传、师承而门派林立，很多门派都保守托大，汤药认为可以包医百病，银针也认为自己手到病除。甚至只学会了艾灸、刮痧、推拿的一点皮毛，连疏通经络的疗法原理都一知半解，也号称包打天下。例如网上爆料的以刮痧治疗淋巴癌的"神医"。

并不是所有的门诊病人都是大病、重病，很多人只是亚健康状态，身体有些不舒服，可是由于人们观念的偏执，看中医就是要找名医、专家。造成资源稀缺的专家们难以应付每天成百上千的求医者。

二、领头羊误区

1. 不想当将军的士兵未必不是好士兵

所有行业，所有专业都有领头羊，都有第一名，都有冠军。但从古至今，状元、榜眼、探花都各只有一个，现代体育竞技中的冠、亚、季军也是如此。

应试教育制度下的小升初、中考、高考政策是千军万马过独木桥，在每年考取清华、北大和各重点大学领头羊的影响下，所有的学生都被驱赶着朝一个方向疲于奔命。

"不想当将军的士兵不是好士兵""不想当冠军的运动员不是好运动员""不想当尖子的学生不是好学生""不想当名医的中医不是好医生"……

对于一个人口众多的国度可以忽略淘汰率，但对于社会细胞的每一个家庭而言，孩子的前途就是三代人的希望。

战场上，如果没有千千万万浴血奋战的士兵，将军怎么指挥打仗？赛场上，如果没有千千万万个运动员汗水拼搏，怎么会衬托出冠军的荣光？

为什么不包容、鼓励学生做平凡的人、善良的人、从事任何职业都能感到幸福的人？

为什么不包容、鼓励中医专业学生像西医一样做普通医生、平凡医生、能帮助部分病人解除痛苦的医生、爱岗敬业、爱家尽责的医生？

为什么学中医就必须成为杏林大师、针灸高手、岐黄专家？

为什么做学问就必须高高挂起、深奥难懂？

为什么不能把《黄帝内经》《脉经》《神农本草经》《千金方》这些经典演绎成深入浅出，让普通大众都能听得懂、辨得明、学得会、用得上的学问？

2. 经典是学而优则仕还是古为今用

中医的五运六气、阴阳五行、气血经络、子午流注已经让中医学院的大学生云里雾里，如果再加上易经八卦、文言甲骨、金文篆隶，岂不是让国粹中医自闭经脉，自废武功？难以传承，谈何弘扬！

任何语言，说的人多才能传播，就像英语、汉语。

任何学问，学的人多才能传承，就像西医。

如果中医不能培养、鼓励大批的普通、平凡、收入稳定的士兵型医生，就不可能阶梯形产生相应的将军型专家。将军只会从士兵中产生，只会从战场上诞生。

中医的普及与传承，应当从四诊、脉象、经络穴位的标准化开始，而标准化应首先从简化入手，使之易学易懂、容易掌握、运用简便、效果显著。

三、捧着金碗讨饭吃的中医

炎黄祖先留下来的宝贝，自己不重视，逐代抛弃。经络穴位治疗方法从未能在医学殿堂登堂入室，始终只被视为与推拿按摩一样的养生、保健、理疗的辅助方法。

而东瀛日本，从学习中医针灸发展出来的银针浅刺轻针法和热感度经络测定法，已经大大简化了针灸和经络穴位的方法和过程，更易于大批普通医生学习、掌握和普及。银针浅刺轻针法现已成为日本众多针法流派中比较有代表性的针疗法。

日本银针浅刺轻针法建立在《黄帝内经》和《难经》的理论基础上。通过切尺部、三脘部、水分部、项背腰胁部、寸口脉等部位获取信息，综合分析作出诊断。以健脏助病脏为其基本治则，施针则用银质毫针浅刺轻针腧穴。

银针浅刺针法于1940年左右由井上惠理、本间祥白等人开创。1977年井上惠理故后，二阶堂义教先生继续致力于此方面研究，成为该法的主要继承和弘扬者之一，开设了"汉方针讲座二阶堂塾"，1980年成立了"汉方针汪会"，将阐释古医籍、中医教学和针灸临床三者相结合，使该针法更臻完善。

1. 银针浅刺轻针法诊疗特点

诊断中较少应用望、闻、问诊，而主要依靠切诊。从尺肤、腹背、寸口脉等部位的切诊中综合判断机体阴阳五行的盛、衰、乘、侮。

切尺部：尺部指腕关节至肘关节的前臂部位。根据五脏所主之五体在尺部的变化，分析五脏的机能状态。即从尺部皮肤的润泽度而知肺；肌肉的营养状况而知脾；筋的软硬而知肝；摇骨的轻重而知肾（所谓摇骨就是医者手托病人前臂部，轻轻振摇，结合病人体质，判断骨的轻重）；心主脉，为君主之官，寸口脉与五行相应，有五行正脉和病脉之分，切之可察五脏盛衰。

切三脘部：指从上脘到下脘间的任脉所在。其中，中脘穴是胃的募穴，又是八会穴之腑会，是治疗胃病的要穴。望扪此处以测知是否因饮食所伤。一般来说，三脘部隆起者为实，凹陷者为虚。

切水分部：水分穴是治疗水病之要穴。通过望扪水分穴所在部位，测知是否有水液停聚为患。水分硬者多为实证，虚软者多为虚证。

2. 热感度测定法

以经络学说为理论指导，通过穴位对恒温的敏感程度变化，测知经络脏腑虚实的方法。

1953年，日本针灸医师赤羽幸兵卫发现，在脏腑经络有病变时，相应经脉的井穴和背部俞穴对温热刺激的敏感程度也发生改变，表现为左右失去平衡。因此，可用热源刺激两侧十二井穴或背俞穴，测定其对温热的敏感度，并比较左右两侧的数值差异，从而分析各经的虚实和左右不平衡现象。

具体测定方法为：

测定时所使用的热源，一般采用特制的线香，也有改用其他电热器的。要求热度稳定，不要过高过低。

患者先露出手足，严寒时须等手足温暖后再行测定。十二经井穴一般都位于指（趾）甲角的内外侧，足少阴肾经涌泉不便测定，改测足小趾甲角的内侧，称作"内至阴"穴。赤羽幸兵卫又以手中指甲角尺侧为"中泽"（桡侧为中冲），与膈俞相应；足中趾甲角外侧为"中厉兑"，与"胃脘下俞"（又名"八俞"）相应。

线香燃着后点触各经井穴，一上一下速度要匀，每一上下约二分之一秒，并要清楚记录。当患者感到烫时即停止，即以其计数为该穴知热感度。或以热源熏烤井穴，掌握一定的距离，不上下提放，而以感到烫热的时间（秒）为计数。

同一经井穴，一左一右，先手后足，依次测定。井穴不便测定时可改测背俞穴。如因火星误烫或因其他情况而中止时，应重新开始测定。根据相应穴位知热感度的变化和左右失衡情况，可以辨别疾病的部位和虚实。以作为诊断和选穴的参考。从左右两侧的差数，分析各经虚实。

正常人左右同名穴的知热感度基本对称，如左右两侧的测值相差一倍至数倍，即是病态。数字高者一般为虚的现象，数字低者为实的现象。或两侧均高或两侧均低，则为左右经俱虚或俱实。其虚实可采用该经有关腧穴或背俞穴施行针灸予以调整。

国外以韩国、日本为代表性的国家和地区，拼命学习、传承和发扬中国的国粹中医，不仅在经络、穴位的非物质文化遗产的申报方面跟中国锱铢必较、寸穴必争，甚至指鹿为马（例如李时珍属于韩国等），而且在中草药发展方面大力输出"汉方药""韩液药"等草药和制剂；银针方面则发展出简单易学，易于掌握和运用的银针浅刺轻针法；经络穴位方面研究出使用方便，易于操作的热感度测定法。

以上详细照录日本学习中医并创出操作简便、易于推广的针刺和辩证方法，就是为了让中医发祥地的中医传承者们醍醐灌顶，警钟长鸣。

如果我们再继续夜郎自大或自暴自弃，那么起源于中国，护佑了几千年炎黄子孙的国粹中医将逐渐断送在后代子孙的手里。是愧对炎黄祖先和华夏后人，还是振兴、传承和弘扬我们的民族国粹？这是我们无法回避的时代抉择！

四、为什么指针能够成为中医的先锋

科学技术日新月异，现代人的生活和工作的时间有了较大的变化，除了早九晚五的固定工作时间，交通拥堵、交际应酬、文化娱乐、上网熬夜等生活方式彻底打乱了符合自然规律的作息时间，加之环境污染、饮用水源污染、食品安全问题频发等因素，现代人已经很难获得健康的生活环境和条件了。很多急危重病和不治之症如心脑血管疾病、糖尿病、肥胖症、中风、痛风、肌瘤囊肿、癌症等层出不穷，令人防不胜防。

体质、体型和体重的变化也出现病灶穴位点移位、错位和重叠，千百年行之有效的银针刺法效果不明显，秘方偏方不能药到病除；西医的消炎杀菌、抗病毒药一代代升级，面对新出现的超级细菌和变异病毒仍然束手无策。

从指针的临床施治来看，有些病灶穴位应指反应不明显，而在穴位附近甚至稍远的部位有明显的酸、胀、麻、木、刺、痛感觉。还有的是病灶经络和诊断堵塞的经络应指或治疗效果不理想，反而在五行生克乘侮的相关经络有明显的应指反应和疗效。

这也就是在辨证正确、诊断无误、配穴精准的情况下，银针扎入穴位依然没能取得预期疗效的原因。总不能在病人每个穴位和附近部位扎入几十根银针吧？如果遣方配穴是十个以上单、双穴位，那么一次治疗就得扎入几百根银针。疾病能否医好尚且无法知道，病人立即变成刺猬则是毋庸置疑的。

指针点穴却可以在辨证诊断的基础上遵循五行生克规律遣穴处方，并通过触摸按压确定所配穴位的应指部位，再经过不侵入皮下的迎、随、补、泻、调的点穴方法因病施治，最终达到预期的诊疗目标。

任何医学，无论是中医、西医还是其他民族的医学，首先必须做到安全第一，其次才是追求临床效果。

在所有的医学和医疗方式中，非药物外治疗法是最安全的。对于常见疾病，外治疗法的临床疗效往往超过内治疗法，例如风寒感冒揪痧，风湿疼痛拔罐，湿热中暑刮痧，寒凝血瘀艾灸，扭挫拉伤推拿，养生保健按摩等。

指针点穴是非药物外治疗法中的典型代表，通过对选配穴位的点、按、揉、压，可以快速疏通淤阻的穴位，通畅经络，通达气血，从而治愈各种疾病。"有针灸之神奇，无针灸之风险。"

点穴是中华传统武术中的一项神奇绝技。在武侠小说中，武林高手伸手一点，对方应指而瘫，或哑，或呆，或软，或倒，被点中穴位的人会变得像木偶泥塑一样动弹不得、不能发声，只能等到点穴者同门手法解穴后才能恢复正常。武侠小说中甚至有隔空点穴，伤人于无形的绝世武功描述。

点穴疗法在现代中医类别中归为针灸类，定名为指针，与银针相区别，意为以指代针。

指针点穴疗法的特点：

通过手、指、骨节、点穴棒、筷子等直接接触患者的体表，以不刺破皮肤为原则，通过点、按、揉穴位来调节脏腑经络气血的运行。

相对于其他治疗方法，指针点穴不打针、不吃药、不做手术、不出血，是中医最便捷的疗法，临床治疗效果也十分显著。具有方法简便、快捷、安全、绿色、环保，对人体无副作用。对常见疾病能够起到迅速缓解，很快恢复的神奇效果。

指针点穴疗法适合男、女、老、幼所有人群。

人体患病就是因为经络阻塞，只要疏通经络，大部分疾病都能缓解或痊愈。而指针点穴是疏通经络最快速有效的方法。指针点穴对于临床中的急、危、重、疑、难、杂症都有不同程度的疗效。

驱疾除邪，扶正固本。指针点穴疗法通过疏通经络，打通患者脏腑经脉淤滞，以达到行气、活血、化瘀、消炎、止痛、镇静的效果。以恢复人体正常运行状态为目标，同时增强机体的抵抗力，提高自身的免疫功能。

身体健康状况下穴位有可以承受的酸胀感，当身体有病的时候，穴位就会有较强的酸、痛、胀、麻、刺痛等感觉。"痛则不通，通则不痛"指的就是经络穴位淤阻后的应指反应。经络穴位阻塞较重的患者和迟钝形的患者疼痛感会更强。点穴刺激而疼痛的是短暂瞬间，称为短痛治长痛，由此换来病愈和健康。对疼痛感受明显的可以在身体能承受的痛感下逐步点按，一般三到五天痛感就会减轻或消失。

指针点穴疗法可以活血化瘀，在局部产生热疗的作用。现代医学认为点穴治疗可以使动脉舒张压降低，脉压差增大，可以使小动脉特别是微动脉血管中产生的外周阻力降低，促使心血管循环功能改善。

点穴治疗后，观察手指甲微循环，血流速度增快，毛细血管的口径增宽，血管血液的充盈情况增强，血细胞积聚现象消失等变化，说明点穴能改善末梢微循环。

点穴治疗也能改善大脑皮质的微循环，使大脑组织血流量增加，改善脑组织的营养物质及氧气的供给量，促进新陈代谢产物的排除量，使大脑功能恢复。

点穴治疗能改善神经系统的传导功能，使神经系统对外界刺激的敏感性增强。点穴治疗对血液神经递质的影响，可使甲肾上腺素及多巴胺的量减少，从而促使血液循环。

实验证明点穴疗法能改变血液的高凝、黏、浓、聚状态，起到活血化瘀的作用。

内治疗法容易产生药物不良、出血恐惧、创口感染、过敏性皮肤、疤痕性皮肤、血小板减少、血糖血脂高、肿瘤病人、老幼病人等创口不易愈合，遗留疤痕、后遗症等诸多问题。包括外治疗法中刮痧、拔罐的瘀血湿毒、遗留疤痕，艾灸气味熏人等，都会给病人带来不适感和各种顾虑。

而指针点穴疗法则无创口，无皮肤损伤，无色无味，绿色环保，取之不绝，用之不尽。只要对淤阻经络诊断准确，遣方处病配穴得当，就能迅速扶正固本，驱邪除疾，恢复健康。

指针点穴疗法可以一年内培养出大批的临床医师，可以上岗诊疗常见疾病。对于中医学院针灸专业和中医中等学校推拿按摩专业的毕业生，只需要三个月至半年即可培训上岗。

　　大量的指针点穴医师接待并治愈大量的常见病人，让具有高深专业水平的中医师接诊数量相对较少的急危重病人，让家传师承、身怀绝技的大医名家能腾出精力对付疑难杂症和世界绝症。

　　这种疗法，可以使中医走进千家万户，并走出国门，走向世界。

第十章
用医如用兵

一、用药如用兵

药有属性，各司其职。解表、清热、泻下、祛风、化湿、利水、通淋、消肿、温里、理气、消食、驱虫、止血、活血、化瘀、止咳、化痰、平喘、补气、补血、补阴、补阳、涌吐、止痒、收敛固涩、开窍醒神、安神养心、平肝熄风、拔毒生肌等，每一味药都有其独特的功效。就像军队中的不同兵种，拱卫京师、戍边征战、开疆拓土、镇守关隘、兴兵平乱、潜伏内应、反间连环、上兵伐谋，每一个兵种都有其不可替代的职能。

古代名医，识人知药，诊断必先运筹帷幄，用药当如调兵遣将。固本如若把守城池，驱邪正似攻城略地。君臣佐使信手拈来，脏腑腠理了然于胸。急则治标，缓则治本。上、下、表、里，张弛有度。统筹兼顾，相得益彰。

治病取疾犹拔刺、犹雪污、犹解结、犹决闭、犹风吹云。顺之以善政，则和气可立致，犹桴鼓之相应。

清·刘仕廉《医学集成》："如善医者，必先审胃气，然后用药攻邪。更不幸而兵围城下，粮绝君危，唯有保主出奔，再图恢复。如人元气将脱，且缓治病，而急保命，命存而病可徐图也。盖行军以粮食为先，用药以胃气为本，军无粮食必困，药非胃气不行。"

这段文字鲜明扼要地描述了审时度势，胃气为先；急则治标，缓则之本；兵临城下，保命突围；留得青山在，不怕没柴烧；兵马未动，粮草先行；"得中原者得天下"。生动形象地用调兵遣将、行兵打仗的笔墨勾勒出中医对症施治，遣方用药的精髓。

清·徐大椿（字灵胎）《医学源流论》中的"用药如用兵论"：

"疾病造成祸患，小患就耗散正气，大祸便伤害性命，严重的好比一个敌对的国家。用药物的特性，攻治脏腑的疾病，如果能既了解疾病，又掌握药性，用多种方法制服病邪，才没有丧失性命的忧虑。因此对循着六经传变的病邪，便预先占据它尚未侵袭的部位，就好比切断敌军必经之道的方法；对来势迅猛的病邪，赶快守护那尚未致病的部位，就好比守卫己方险要疆土的方法。对挟带积食而造成的病，首先消除积食，就好比敌方的财物粮食已经烧毁；对并合旧疾而发作的病，一定要防止新、旧病邪会合，就好比敌方的内应已经断绝。

辨明经络便没有泛泛而用的药物，这好比先头侦察的部队；依据寒热便有反治的方法，这好比分化离间的策略。一种病如果分割治疗它们，那么用少量药物就可以战胜众多的病症，使它们前后不能互相救援，那么病势自然衰退；几种病如果同时治疗它们，应当集中药力摧毁它们的主要病邪，使它们分散没有统领的力量，那么众多的病邪就会完全溃退。病势正在进展，就不宜在病邪猖獗时攻治，应坚守正气，这好比使敌军疲怠的方法；病势正在衰退，就必定穷追到病邪退去之处，再增加精练勇锐的药物，这好比摧毁敌人巢穴的方法。

至于对邪气伤身而正气已衰的人，攻治不可迅猛，应主要运用性味平和的药物，而用性味猛烈的药物辅助它；好比衰弱困败的时候，不可竭尽人民的力量。对邪气伤身而正气尚实的人，攻治不可轻缓，应主要运用性味猛烈的药物，再用性味平和的药物调和它；富有强盛的国家，才可以振兴军威显示武力。

选材一定要恰当，器具必须要精良，限定日期，不得延误，排列阵势，要有规律，这些又是数不胜数的。《孙子兵法》十三篇，治病的方法完全包括在里面了。"

这篇雄文，已经把中医如何用药如兴兵打仗、攻城略地、防御坚守等方略、要点叙述详尽，让医师在面对各种病人、病症时，知道如何"调兵遣将、包抄围堵、攻防兼备、以逸待劳、声东击西，最后一鼓作气，祛病除疾。取得战斗的最后胜利，让病患彻底恢复健康"。

历代名医，各大门派，千百年来，面对各种急危重症、疑难杂症、瘟疫传染性疾病的轮番攻击，穷尽移山心力，在用药处病上各显神通，妙方迭出。伤寒派、千金派、局方派、温补派、攻邪派、温病派、汇通派、火神派以及家传师承的遣方论治，无一不彰显中医"扶正祛邪"的神圣信念。方尽千万，理无二致。"正气存内，邪不可干"的昭然正气引领着一代代后继者悬壶济世，仁心仁术，大医精诚，功德万世。

二、用医如用兵

中医在用药层面可谓言简意赅，精雕细刻，从重典《黄帝内经》到历代中医典籍，无一不是教诲、点拨学医者如何仁心仁德，悬壶济世，善待天下苍生；如何孜孜不倦，细致入微，学成名医圣手。

遗憾的是，从古至今的中医专著，鲜有论述"用医如用兵"之方略。学医之人，即便刻苦用功，持之以恒，由于每个人的悟性、慧根和缘分，百人中能成为名医、大家者，不过寥寥数人。而国人理念，成名医大家便门庭若市。为普通医者则门可罗雀。

用兵讲求万众一心，众志成城，方能所向披靡，坚不可摧。而中医师一味追求华山论剑，绝顶武功，以一己之力敌千百之众，终究难成攻城略地之丰功伟业。

中医的传承和发展，首先需要改变冷兵器时代的传统思维，把复杂、深奥、晦涩难懂的中医经典用通俗易懂的方式予以继承和发扬，用道理简单、易学易教、易于掌握、实用性强的标准化方法培养大批初、中级门诊中医师。

这些门诊中医师的主要任务就是"来之能战，战之能胜"，能够治疗几十种常见疾病。让患有常见病、小病、初病的病人就医后能迅速缓解并恢复健康。对于患比较严重疾病的病人才需要由高级中医师会诊或诊疗。

就像用兵打仗时先锋部队身披铠甲，手持刀枪剑戟，组成可冲锋陷阵，坚不可摧的列阵，既可在防守时挡住千军万马，又可在冲锋时踏破敌阵的"铁军"。这样才能让高级中医师这样的"将军"们有时间、空间去对付对方的"军官"——大病、重病、危病病人。

"好钢用在刀刃上"，有限的医疗资源应该用在真正需要的地方。

学过数学的人都知道，两点之间直线距离最短。李小龙学武并非出身中国武林的少林、武当、太极等显赫门派，却能以极为简单的实战技击招式让中国功夫风靡全球，其所使用的就是师承咏春拳后自创的"截拳道"。截拳道非常简单，既无花招又无定式，三招两式就可以让对手应声而倒。截拳道的精髓就是用最短的时间，最短的距离，有提前量的预判出拳路径，快如闪电地攻击对手，以达到令对手防不胜防的惊人效果。

中医汤药在辨证施治的过程中，由于"距离"长，需要经过四诊合参，遣方用药，煎煨适时，服用正确、药后忌口等过程，其中任何一个环节不严谨或出偏差，均可能导致治疗效果大打折扣。特别是草药产地不道地，种植不科学，炮制不规范，甚至农残超标、重金属残留等，都会让名医、秘方劳而无功，付之东流，望洋兴叹。

相对于汤药而言，中医的砭、灸、拔罐、针刺、按跷、点穴等，都是"出拳"距离更短的治疗方法。这些治疗方法，由门诊中医师与病人一对一，面对面，减少了不可控的中间环节，可以最大限度地保证治疗效果。

这其中又以指针点穴最为快捷。因为中医的所有治疗方法最终都是以疏通经络，排除病灶为目的，因此指针点穴就是"距离"最短，发力最快，"药"力最猛，效果最好的治疗方法。

对中医界而言，无论个人的"武功"练得多么高强，在地方或局部区域内名震四方，终究只是江湖。必须有自己的"军队"，有先锋、前军、中军、两翼和预备队，有坚不可摧的"铠甲军"，才能征战四海，赢得天下。

三、门诊医师与"铠甲勇士"

铠甲也叫盔甲、甲胄，是人类在武力冲突中保护身体的器具。其中盔与胄都是保护头部的防具；铠与甲是保护身体的防具，主要是保护胸腹等重要脏器之用。

古代战甲，多以犀牛、鲨鱼等皮革制成，上施彩绘；皮甲由甲身、甲袖和甲裙组成；甲片的编缀方法，横向均左片压右片，纵向均为下排压上排；胄也是用十八片甲片编缀起来的。除皮甲之外，商周时期的战甲还有"练甲"和"铁甲"。所谓的"金甲"在东、西方都有，是贵族为了显耀身份在铠甲上镀金而已。

在西医院，主任医师带领的门诊医生组成医院的第一道防线，每天成百上千的病人簇拥而来，都是由门诊部门首先接诊。大部分病人就诊后即可回家，复诊日再来。只有部分需要进一步检查、诊断的病患或少数急危重病人需要会诊、手术、留院观察或住院治疗。

门诊部可以诊断、治疗、处理大部分病人，就像战场上身披铠甲、手持盾牌的战士，阻挡住敌人潮水般的进攻，只有部分骁勇的对手能冲入防线，很少有人能冲到中军帐前。

反观中医，多以师承、祖传成名，师门奉行的处病遣方不尽相同，难以交流、沟通、会诊、融合。中医学院毕业的学生大多未能掌握五运六气、阴阳五行、四诊八纲等中医理论精髓，切脉也是做个样子，很多病例都直接开出西医检查单，需要西医设备、仪器来检测、化验和诊断。

这种情况一是医疗仪器检查可以增加医院的收入，二是目前中医诊疗无标准化，诊疗出现偏差导致的纠纷无据可依，更无法律条款保障医生的权益和安全。三是遣方用药上本着"宁愿治不好，也绝不治孬"的原则。

用西医设备检查作为中医诊断的依据，这本来就是与中医"行气血、营阴阳、络表里、调虚实、济寒热、处百病、决生死"的理论精髓背道而驰，根本不可能治愈疾病，再加上医生明哲保身的原则，造成在西医和大众观念中形成中医治不了急病、大病、危重病，中医治病药难煎、药难服、疗效慢、毒性大的不良印象。

如果中医不能有像西医那样拥有大批的门诊医生——"铠甲勇士"，不能够在门诊部就医治缓解或痊愈大多数病人，那么中医的传承与弘扬只是一个美好的梦想。

中医的门诊部门，不是仅仅依靠汤药或针灸，而是以砭石、针刺、灸焫、按跷、导引等非药物外治疗法作为接诊先锋，"疏其气血，令其调达，而至和平"，大范围缓解或治愈常见疾病。对于少数的急危重病和疑难杂症病人，再用汤药和银针进行治疗。

要想拥有大批中医门诊医生，首先必须有统一的门诊诊疗标准和有效缓解或痊愈常见疾病的方法和手段，门诊医生才有铠甲可披，有盾牌可执，才有统一的排兵列阵和进攻防守战略战术。这样，才能对前来就诊的各种各样病人的疾病"兵来将挡，水来土掩"，使大部分常见病和普通病人缓解或治愈。剩下的少数急危重病人和疑难杂症病人，才需要高级中医师或名医大家会诊直至住院治疗。

因此，必须像训练军队的士兵一样，培养数量众多，能治疗常见疾病的门诊医生，使其成为以之来挡住、治愈千千万万普通病人、常见病人的"铠甲勇士"。让数量有限的名医大家和高级中医师资源，得以治疗、攻克急危重病和疑难杂症，才是中医得以传承和发展的唯一之路。

这样一个宏大的规划，单靠中医门派林立的汤药界和靠经验传承的针灸界是不可能完成的，必须集合砭石、针刺、灸焫、汤药、按跷、导引六大法宝，前面有能够治疗千万病人的门诊医生，后面有能会诊、治疗急危重病症和疑难杂症的专家、主任、高级中医师。只有这样，才能真正地让中医发扬光大，比肩于世界医学前列。

如果在不远的将来，千千万万个门诊中医师可以用汤药、针灸以外的传统中医外治疗法甚至一根手指为病人迅速缓解或治愈常见疾病，这才是真正的普济天下苍生，弘扬中医国粹，为中医造福于中华民族和世界人民建功立业的中医兵团的"铠甲勇士"！

四、中医兵法

中医砭、针、灸、药、导引、按跷六法，各有所长，互相无法取代。

《内经·异法方宜论》有精辟阐述：

黄帝曰：医之治病也，一病而治各不同，皆愈何也？

岐伯对曰："地势使然也。

东方之域，其民皆黑色而疏理，其病皆为痈疡，其治宜砭石。故砭石者，亦从东方来。

西方者，其民华食而脂肥，故邪不能伤其形体，其病生于内，其治宜毒药。故毒药者，亦从西方来。

北方者，其民乐野处而乳食，藏寒生满病，其治宜灸焫，故灸焫者，亦从北方来。

南方者，其民皆致理而赤色，其病挛痹，其治宜微针，故九针者，亦从南方来。

中央者，其民食杂而不劳，故其病多痿厥寒热，其治宜导引按跷。故导引按跷者，亦从中央出也。

故圣人杂合以治，各得其所宜，故治所以异而病皆愈者，得病之情，知治之大体也。"

这就说明当人们面对外来的风、寒、暑、湿、燥、火六邪和生于内的疾病，只有把中医六法都充分调动起来，针对不同的疾病运用不同的中医疗法，才能够通过治疗使不同的病"皆愈"。

中医外治疗法与内治疗法相比较：

内治疗法指汤药和银针，汤药的预后除了辨证遣方正确以外，药材的产地、种植、农残、重金属含量、采收、炮制、运输、煎煮等任何一个环节都会影响处方的疗效。而针刺的疼痛、皮肤过敏、糖尿病、血小板减少、肿瘤癌症、疤痕等因素也影响银针的施治与效果。

中医砭、灸、导引、按跷四法均为外治疗法，其中蕴含了理、法、方、药的精髓。在调节气机的升、降、出、入方面有着针刺和汤药无法替代的奇效。既可减轻外伤、出血、疼痛、疤痕、过敏、血糖高、血小板减少等因素影响针口的愈合，也可以降低病人的恐惧，同时避免中药味苦、反胃欲吐、药物不良反应等症状。

很多针刺和服药治疗，完全可以放在外治疗法之后进行，可以起到事半功倍的效果。

因此中医从用医如用兵，调兵遣将的角度而言，以外治四法为前锋和主力，以内治两法作为预备队援兵，这样就能做到六法灵动、指挥得当、配合默契、相得益彰的神奇功效。再通过门诊标准化辨证，砭、针、灸、药、导引、按跷专科就诊、全科会诊、方后治疗的流程，以六法相互配合因病施治。

这样既可避免中医六法各自为政，包打天下的单打独斗，形不成合力的单薄现状。又能够保证古法中医的疗效和标准化诊疗，让高速发展的现代科技为中医插上腾飞的翅膀。

五、调兵遣将：遣方配穴

中医的灵魂是阴阳平衡，中医的核心是理、法、方、药，中医的辨证需四诊合参，中医的遣穴亦君、臣、佐、使。

处病应唯气机的升、降、出、入是举。气为血之帅，血为气之母，气行则血行，气滞则血瘀。

砭、针、灸、按跷的调兵遣将就是辨证后的遣方配穴。下面是指针的常用配穴方法。

1. 前后腹背阴、阳配穴法

募穴和背俞穴。如肺俞配中府，心俞配巨阙等。

2. 阴阳表、里经配穴

如肺经穴配大肠经穴，肝经穴配胆经穴等。

3. 俞原配

脏腑所属的背俞穴与本经原穴配伍，用以治疗本脏腑疾病。如肝俞配太冲，小肠俞配腕骨等。

4. 原络配穴法

久病从原到络，新病从络到原。如神门配通里，冲阳配丰隆等。

5. 上、下配穴法

上下以神阙穴划分。阴经是相生配，如合谷配内庭治疗牙痛

（土生金）；阳经同气配，如百会配长强治疗痔疮和脱肛等。

6. 四关配穴

合谷配太冲，内关配外关。

7. 左右配穴

左边牙痛取左侧阳明胃经下关、颊车、地仓等，配右侧阳明大肠经合谷。中风偏瘫者，先刺健侧，再针患侧。

8. 同名经配穴

同名经配穴：手、足太阴配；手、足少阴配；手、足厥阴配。

手、足阳明配；手、足太阳配；手、足少阳配。

如左手太阴病治右足太阴，左足太阳病治右手太阳，左手厥阴病治右足厥阴等。

9. 八脉交会配穴

内关配公孙；外关配足临泣；后溪配申脉；列缺配照海。

10. 远近配穴

头痛按部分经取穴，前眉棱骨痛为阳明经，印堂、鱼腰配合谷、解溪；偏头痛为少阳经，太阳配外关、足临泣。颈项痛为太阳经，取风池、天柱配后溪、昆仑。巅顶痛为厥阴经；头内痛为少阴经，脑空配太溪。

远近取穴规律：

越远越远，越近越近规律：足跟痛百会；颈项痛昆仑；后背痛承山；腰痛委中；腰骶痛殷门；胁肋痛阳陵泉；髋关节痛风市。

腰痛委中配养老；癫狂少商配隐白；胸闷、癔病、忧郁内关配太冲。胃病合谷配足三里；失眠神门配照海；心悸通里配太溪。

11. 子母经配穴

虚则补其母，实则泻其子。

12. 穴名相似、功能相近配穴

可以治疗情志疾病。如天窗十穴：

天突、人迎、扶突、天窗、天容、天牖、天柱、风府、天府、天池。

13. 五谷取穴法

带谷的穴可治脾胃消化系统疾病。

合谷、漏谷、阴谷、陷谷、阳谷、然谷。

14. 诸神穴

可治疗情志、睡眠、心脑血管疾病。

神庭、本神、四神聪、神藏、神门、神堂。

15. 水穴

可治疗水液、津液、肿痛的疾病。

水道、水分、水泉、阴陵泉、复溜。

16. 上下气海

可治疗气虚、气逆、气陷等疾病。

膻中（上气海）、气海。

17. 三里穴

可治疗同经络与上、中、下焦的疾病。

手三里、足三里；手五里、足五里。

18. 首、尾接经法（两头配穴法）

用于经络五行生克选经配穴。

同一经络首尾起止穴配首尾接经配穴，起止穴转下一经起止穴，按子午流注循环一圈。

中府/少商/商阳/迎香/承泣/厉兑/隐白/大包/极泉/少冲/少泽/听宫/晴明/至阴/涌泉/俞府/天池/中冲/关冲/丝竹空/瞳子髎/足窍阴/大敦/期门。

第十一章
循证与印证

一、西医与循证医学

西医临床学的起源是"对症治疗"，即针对主要病因病症的治疗。如疼痛就用止痛药，炎症就用抗生素，感冒就用抗病毒药，发热就用退烧药，贫血就用补血药，水肿就用利尿药，等等。

这种针对性治疗相当于中医的"治标"，对患者而言"耳听为虚，眼见为实"，对医生而言简单明了，易学易行。

随着科技的发展，西医发现了伤寒杆菌、金葡菌、结核杆菌等多种致病细菌，并对此研发了氯霉菌、青霉菌雷米封等数百种抗生素；发现了疟原虫、血丝虫、血吸虫、蛔虫等，由此研发了氯喹、海群生、锑剂、山道年等驱杀虫药；查明了贫血的类别有缺铁性贫血、溶血性贫血、巨红细胞贫血、再生障碍性贫血等，对此分别研发了含铁补血药、抗溶血药、造血原料药和输血补血疗法等。

近百年来，西医查证的病因越多，研发的药物和治疗方法也越来越多。实验临床成果和问题弊端始终如影随形。

（1）越来越多的疾病如癌症、红斑狼疮、银屑病等尚未查清病因，也就缺乏有效的针对性治疗。

（2）许多检验检测项目，必须去省级以上大医院才能查证。

（3）检验检测项目繁多，费钱耗时。

（4）由于主张重证据促使临床医生优先采信有关病体标本（血、尿、大便、体液、骨髓、局部组织等）的各种检验，以及声光电（超声、X线、CT、核磁、心电、脑电、肌电、管腔造影等）的各项检测报告。这些检验检测全由仪器完成，不需医生费心费力，且可增加业务收入，乐为医生首选。

与之相比，中医就诊需要医生眼看、耳听、手摸，再用脑思维分析来采集的主观证据，难度大，费力多，易被医生忽视。加之相关法律法规、医学鉴定都以循证目视、耳听证据作为裁判标准，而中医四诊合参的过程和终点标准缺乏仪器设备的标准化证据，中医家传师承的差异性也导致四诊合参对某一个证缺乏足够比例的行业规范支持。

这说明中医与西医完全是不同的医疗体系，中医按照西医的思路和标准来证明自己的存在和正确完全就是异想天开、痴人说梦。

二、循证与辨证的矛盾

1. 循证和辨证的区别

循证和中医的辨证虽然都是强调"证"，但是循证中的"证"主要指的是证据，而辨证主要是指证候。中医的"证"，包含了证候、证型、证变和证治。

证候是患者的临床表现，如发热、咳嗽、疼痛、水肿、偏瘫等各种症状；证型是疾病的类别和性质，如外感风寒、风热犯肺、肝胆实热、气血两亏等；证变是疾病的变化和预后（脏腑经络传变、转归和预后）；证治则是治则（治疗方法、方剂、药味）。

循证医学与中医均重视个体化治疗，但整体思维辨证却大相径庭。循证中的证据建立在对既往文献的系统分析基础上，讲求大样本、多中心、双盲随机对照试验的结果。

辨证论治内容则包括辨证和论治两个部分。辨证就是采用望、闻、问、切四诊方法，来收集患者病因、病状、病性等信息，结合地理环境、季节气候及患者的年龄、性别、职业、饮食、禀赋等情况，依据不同的辨证纲领（八纲、六经、三焦、卫气营血、脏腑、气血、津液）的诊断；论治就是依据辨证的结果确立汗、和、下、吐、温、清、消、补、泻、调等相应治疗法则，组方遣药予以施治。

虽然循证医学也强调整体考虑，却是主要依据人体不同系统之间的相互关系来考虑局部或整体，更多的是强调大样本、统一的治疗方案。辨证医学的整体观主要强调因时、因地、因人三因制宜。

2. 严谨性和模糊性

循证医学设计严密，诊断明确，主要终点、次要终点清晰，有完善的考核指标与疗效评价标准。中医诊断概念的模糊性和因人而异的不确定性则很难设计统一过程和标准。因为存在同病异治和异病同治的问题。例如水肿的循证，中医的水肿包括肺源性、肾源性、心源性、肝源性、特发性、内分泌性等多种，水肿疾病包括的范围太广，很难设计次要终点与主要终点，也很难设计评价标准。

同病异治和异病同治是中医辨证论治的最佳体现，即使诊断统一了，也还存在同病异治和异病同治的问题，因为中医的证相同而病不同和病相同但证不同是非常普遍的。很难设计统一的试验。

单纯的中医药循证医学实验很难开展，只有以西医诊断作为镜子，再采用中医的辨证施治，才可以设计出科学合理的循证医学前瞻性研究。

三、镜子里的真身

循证医学的概念最早是英国的流行病学家、内科医生科克伦提出来的，其定义是"慎重、准确和明智地应用所能获得的最好研究证据来确定治疗措施"。

后来科克伦将这一定义扩展为："慎重、准确和明智地应用目前可获得的最佳研究证据，同时结合临床医师个人的专业技能和长期临床经验，考虑患者的价值观和意愿，完美地将三者结合在一起，制订出具体的治疗方案。"简言之，就是要遵循应用最佳的临床证据，最好的经验技能，并尊重患者意愿来医治疾病。将最先只遵循证据一项，扩展为遵循临床证据、医生经验和患者意愿三项。

几百年来，中医界为了证明自身理论中的阴阳、五行、经络、穴位的真实存在，费尽移山心力，一直在这条崎岖路上蹒跚而行。迄今为止，仍然无法通过声音、影像、数据来证明"行气血、营阴阳、络表里、调虚实、济寒热、决生死、处百病"的经络系统的存在和运行。

越想用西医的循证方法证明自己，越是上不了那条轨道。探索中医内证、外证的路似乎越走越窄，越想证明自己却无法达到目标。就像要证明自己是个好人一样，根本就不可能。因为在别人的眼里，任何一个缺点就可能成为不好的印证。

反之，如果我们用辩证的观点来看，只要能证明自己不是"坏人"，就可以说明基本上是好人。而证明自己不是"坏人"远比证明自己是好人容易得多。这种对立的辩证就是镜子功能。

中国古代最早发明了的青铜镜，但是由于模糊不清，所以后来必然为其他更清晰的镜子所取代。

现今流行的玻璃镜子于300多年前诞生于"玻璃王国"——意大利的威尼斯。威尼斯制造的明亮轻便的玻璃镜，远比形象模糊的青铜镜受欢迎，曾经风靡欧洲。法国王后玛丽·德·美蒂苯结婚的时候，威尼斯国王送了一面小小的玻璃镜给她作为贺礼，价值高达15万法郎。当时，只有威尼斯会制造这种玻璃镜，制造厂设在木兰诺孤岛，法国为了获得制镜的秘密，还暗中绑架了几个镜子技师。1666年，法国的诺曼底出现了一家镜子工厂，自此，玻璃镜制造技术开始外传。法国巴黎气势恢宏的凡尔赛宫里，最为珍贵的宫殿是全部由镜子装饰的"镜宫"。它代表了当时法国玻璃镜子制造工艺的最高水平。大约在晚清的时候，玻璃镜开始传入我国。

通过镜子的功能不难知道，我们不需要证明自己气色有多好，有多漂亮，有多健壮，有多出众，只需要照照镜子，就可以让自己或大家都知道。因此，循证也是如此，只需要一面"镜子"，而无须看见本人，就可以清楚地印证真身的存在。

四、循证无路则予印证

中医的气血运行系统，即经络穴位，无法通过现有的科学仪器、设备观察、化验或分析。如果借助镜子理论，不妨考虑用西医诊疗设备、检查仪器、化验数据作为镜子，以此清楚地告诉世人在我们的体内，经络、奇经八脉、浮脉、络脉、孙脉是多么完整的一套生命科学运行系统，不仅可以"行气血、营阴阳、络表里、调虚实、济寒热、处百病、决生死", 而且在感应、反馈、供给、代谢、增加、减少、疏通、关闭、防御、自愈等功能方面是如何精巧地自动控制着生命的运行。

这是造物主创造人类的最好诠释。

具体印证方法设计如下:

第一个步骤: 选择经过西医诊断、检查、确诊异常体检报告的病人志愿者, 可以是患诸如肿瘤、癌症、中风、痛风、心梗、脑梗、糖尿病、高血压、高血脂等急、慢性病症的病人。

第二个步骤: 集合中医砭石、针刺、灸焫、汤药、导引、按跷六法, 遵循五运六气、四时八方、阴阳五行、子午流注等自然规律, 按中医的四诊合参辨证处方。需要说明的是处方不仅仅是汤药方, 而是中医六法处方, 首先疏通经脉, 然后通其气血, 最后平衡阴阳。即"疏其气血, 令其调达, 而至和平。"(《素问·至真要大论》)

第三个步骤: 治疗一个疗程, 或者三天, 或者一周, 或者半月甚至更长。疗程结束后再严格按照西医程序, 通过西医设备、仪器、化验数据检查、测定, 最后形成报告。

第四个步骤: 比较中医治疗前后的两份检验报告, 指标正常或好转即证明中医经脉、气血、阴阳、五行的真实存在。

第五个步骤: 西医证实疾病的存在, 由中医治疗缓解或痊愈, 再由西医给予证实。西医就像一面镜子, 看见胖人在镜子里的形象, 中医为其减肥成功后, 再站在镜子前, 看其镜子里的形象就知道前后的变化。

辨证的思维方式, 让中医的循证由西医的印证来完成, 这是现阶段对中医人体经络体系真实存在最有可能做到的有力证明。

五、以结果代替过程

1. 循证强调的是治病

对临床治疗的取舍取决于证据, 这种证据并不是来源于特定患者的复杂多变的临床表现, 而是来源于对既往研究的系统分析, 在循证研究的过程中, 为了得到切实的结果, 不得不人为设了许多限制，简化掉了许多对结果有影响的因素。循证结果的使用追求标准化，而标准化通常是以对个体差异性的抹杀为代价的。

2. 循证医学要素

西医临床最流行的一句话是：证据在哪里？

医学作为一个应用型学科，疗效是根本证据！

循证医学三个要素中，除了原来临床医学的证据以外，还增加了医生经验和患者意愿。因此，循证的最终目的是治好病。如果疗效不佳，则一切循证标准都是徒劳无用的。

只要结果达到或超过预期，则所有的过程都得随结果而调整。例如2016年在巴西里约热内卢举办的奥运会，以美国"飞鱼"菲尔普斯为代表的游泳名将，纷纷接受中医拔罐疗法，以此迅速祛除身体寒湿带来的伤痛。运动员出场比赛和上台领奖时，身体上的各种中医拔罐"文身"风靡了全世界。

对于身体的风、寒、湿，内滞于全身上下，徘徊于西医的人体九大系统，用西医的理论无法解释，用西医的方法根本无法排出，用循证医学亦无法用样本、数据、统一的标准化方法来诊断或治疗。这反过来印证了中医经络系统可以把气、血、津液、液体输送到人体的脏腑表里、四肢百骸。

否则，西医人体九大系统都无法解释肌肉皮肤有风、寒、湿（液体）存在，那么它们是通过什么系统进入并存在的？

关于疗效，中医致命的问题就是扔掉了砭石、灸焫、导引和按跷等外治疗法，面对疑难杂症不敢轻易扎针和用药，用药或扎针预后风险增加等。如果先用外治疗法尝试治疗，即可边治疗边筛选探查，既安全又避免了针、药内治的风险，还可为进一步的内治更准确、详细地辨证确诊，为整体诊疗和预后奠定下坚实的基础。

西医在注射药物之前都要做皮试，就是为了避免危险和确定治疗途径。

不论中医还是西医，不论怎么治，最终将病人治好了，就是正确的治疗方法。这本身就符合循证医学中注重证据的初衷，而治疗结果才是最好的"证据"！

六、中医自证之路

1. 疏通经络是中医自证的唯一捷径

"拯救之法，妙用者针。劫病之功，莫捷于针灸。缓、和、扁、华，俱以此称神医。盖一针中穴，病者应手而起，诚医家之所先也。"（《针灸大成·标幽赋》）

在所有中医治疗方法中，针灸是开合穴位、疏通经络最快捷、有效的方法，而针灸中最简单、最安全、最便捷、最广泛的则是指针点穴疗法。

大众对穴位的了解大多来自于武侠小说，这种神秘的武功绝技似乎距离现代社会十分遥远。武侠小说里描述的是伸手一点，中者或呆或哑或动弹不得。而在中医的经络穴位理论中，点穴可以治疗很多的疾病。

从中医本身的现状来看，导引失传，按跷、灸疗弃于按摩店，砭石刮痧流落于民间，中医仅剩下汤药独立支撑，针刺辅之。美其名曰的"中西医结合"是汤药被"结合"到用西医仪器、设备检查诊断，医生据此开出处方；针刺被"结合"成电针快刺、埋线治疗等，通过人体经络快速吸收，以达到西医吃药、打针无法达到的效果。

中医精髓的望、闻、问、切、四时八方、十二时辰、五色五味、五音五臭、五谷五畜、五志五行被抛之脑后，疏通经脉、通达气血的砭、灸、导引、按跷被弃之敝屣。

穴位不通，经络堵塞，医生用再大剂量的君、臣、佐、使配伍拼命使劲，也难以直达病灶，扶正祛邪。就好像十字路口堵车了，你不让交警去疏通放行，只是在后面拼命地踩着油门、按着喇叭往前挤或者换辆更好更快的跑车，这样的道路交通怎么可能通畅呢？

2. 中医发展的战略战术

战略是发展的方向，战术则是帮助人类康复必须经历的道路。中医战略就是标准化传承和诊疗，战术就是先通经络，再予治疗。

中医发展之路包括作用于人体之"路"和走进千家万户之路。

中医作用于人体身上循走之路，就是如何保证人体气血运行的通道——经脉畅通。即指中医砭、针、灸、药、导引、按跷辨证处方时必须先寻找、打开人体气血运行的通道，方能"扶正祛邪"。

中医走进千家万户之路就是指成立中华国医院下辖若干手指医院，国医院负责接诊治疗急危重病，研究攻克疑难杂症，手指医院负责常见疾病的接诊和治疗，对于急危重病人则通过会诊或转送国医院治疗。并逐步在全国各省、自治区、直辖市、地区、市、县、乡、镇、村、庄设立国医院分院或指针诊所，以西医的全套检查设备、仪器、化验手段诊断疾病，以中医的砭、针、灸、药、导引、按跷、拔罐、推拿以及四时八方、十二时辰、五色、五味、五音、五臭、五畜、五谷、五志、五行等方法帮助病人缓解疾病，提高自愈功能，从而恢复健康。

目标是小病不出村庄，中病不出县乡，大病才去省市。急病重病找医生，小病缓病靠调理。最大程度地减少政府开支，减轻人民负担，减少疾病发生、发展、传变和恶化，缓解疾病带来的痛苦和死亡的威胁，保障每一个家庭的健康，延长人民群众的平均寿命。

以千千万万个成功的医案、较高的治愈率、较低的复发率让人民接受中医，选择中医，受益于中医。

打战需要先锋，中医走进千家万户、走向世界需要先锋，需要载体，需要媒介。中医传统疗法中的刮痧、拔罐、艾灸、推拿、按摩、点穴就是先锋，经络穴位就是载体，手指医院就是媒介。穴位一开，经络疏通，气血可以通达全身，药物也可以到达身体的任何地方，直击病灶，恢复健康。

需要指出的是，普通人不会诊断，没有指力，不掌握点穴的方法，更谈不上治病疗疾。指针点穴需要在医生的辨证处方指导下，方可作为治病良方。

至于常人没有指力，没有点穴棒那不是问题。世界上，有人类居住的地方就会有华人，有华人家庭的地方就会有筷子，有筷子或者木棍的地方就可以点穴，科学地处方点穴就能够治病疗疾。

筷子曾经让中餐走向了世界。未来，筷子或许会也让中医普及到世界。筷子点穴，是中华民族走向健康、长寿的法宝，是中医全面开启世界之门的钥匙。

　　有了发展中医的战略，再有了行之有效的有力战术，这样国粹中医才可能走进每个人心里，拯救华夏苍生；走向五湖四海，造福世界人民。

第十二章
药食同源与非药物治疗

中国古代，讲求"药食同源"，调理好饮食，安排好符合天地、自然规律的生活习惯，就可以达到健康长寿的目标。

有时身体感到不舒服了，病在肌肤或生于内，就是中医说的"欲病未病"阶段。家里的老人就会根据这种状况让病者或去捂被子发汗，出力劳作发汗，或者进行饮食调理。偶感风寒喝姜茶；风热上火饮清凉茶；女子例假吃红枣鸡蛋；老人体弱补鸡汤山药；哺乳妇女吃花生炖猪蹄；生产母亲吃当归炖乌鸡；肾虚的吃黑木耳、山药和板栗；饮食不消化拉肚子就饿几顿，等等。

能不吃药就不吃药，能够通过锻炼、劳动发汗或者饥饿恢复的，就尽量不用食物和药物，能够用食物调理恢复的就尽量不用药物。

一、饮食五味、五色、五脏与疾病

食物的酸、甘、苦、辛、咸五种味道，称为五味。中医古人发现，食物的五种味道和五种颜色，跟人的五脏有着密切的关系。"五味入胃，各归所喜，故酸先入肝，苦先入心，辛先入肺，甘先入脾，咸先入肾，久而增气，物化之常也。"（《素问·至真要大论》）

这就是说，食物消化后，酸味为肝、胆所吸收；苦味为心脏、小肠所吸收；甘味为脾、胃所吸收；辛味为肺、大肠所吸收，咸味为肾脏、膀胱所吸收，各种不同性质的食物进入人体后，分别由各个器官接受、吸收身体所需要的营养。

1. 食物五味、五色与五脏、五行

肺、肝、肾、心、脾。

金、木、水、火、土。

辛、酸、咸、苦、甜。

白、青、黑、赤、黄。

辛入肺：辛辣食物容易让人上火，而上火的症状就是口舌生疮、咽喉肿痛、风火牙疼，心开窍于舌，心包开窍于咽喉，这是心火太旺的结果。是由于辛辣入肺太过导致肺反侮心所致，即金侮火。

酸入肝：酸味食物容易伤胃，胃部疾病大多由于胃酸过多所致。酸味入肝太过，导致肝气犯脾，脾与胃相表里，这就是肝克胃，即木克土。

苦入心：苦味的东西比较寒凉，虽然可以泻心火。却因为心为君主之官不受邪，其所克受之。这就是心克肺，即火克金。由于肺朝百脉，太过寒凉的东西由肺通过百脉布达全身，故而寒邪易伤及脾胃肾等其他脏腑。

甜入脾：甜味的东西吃得太多，身体代谢不了，进入脾胃后排入膀胱，就形成尿糖，也就是糖尿病。这是因为脾胃克肾与膀胱，即土克水所致。

咸入肾：咸的东西吃多了，肾脏代谢不完，就推送到心脏里，心脏里的血液由于盐分浓度加大导致输送减缓。这时身体自动调节大脑的供血量，会导致血压升高。这就是肾克心，水克火。也就是《内经》里说的"盐者胜血"的由来。

肺有疾，不宜苦（火克金）；肝有疾，不宜辛（金克木）；肾有疾，不宜甜（土克水）；心有疾，不宜咸（水克火）；脾有疾，不宜酸（木克土）。

用现代医学术语表达出来，五味与五脏、五行的关系就是：

肺部有疾病，多因寒湿所致，苦味的食物性寒凉，故不宜再吃，以免寒上加寒，加重病情。

肝部有疾病，多因肝郁火旺，辛辣刺激的食物会加重体内火气，故不宜再食用，以免火上浇油。

肾脏有疾病，多因肾阳不足引起肾虚所致，"辛甘发散为阳"。甜的食物会增加肾阳的散发，加重肾虚状况。

心脏有疾病，多为血脉不畅，咸味食物增加血液的黏稠度，减缓血液流速，故不宜食用，以免加重心脏供血不足的负担。

脾胃有疾病，多因胃酸过多，水湿运化失调所致。酸味的食物增加胃液酸性，降低脾脏运送水液的功能。故不宜食用，以免脾虚湿盛，胃痛加剧。

五色与五脏、五行：

肺与大肠有疾，不宜吃赤红色的食物（火克金）。

肝胆有疾，不宜吃白色的食物（金克木）。

肾与膀胱有疾，不宜吃土黄色的食物（土克水）。

心与小肠有疾，不宜吃黑色的食物（水克火）。

脾胃有疾，不宜吃青色的食物（木克土）。

五谷与五脏：

肝色青：宜食糙米、牛肉、枣、葵；青色应肝。

心色赤：宜食小豆、红肉、李、韭；赤色应心。

肺色白：宜食麦、羊肉、杏、韭；白色应肺。

脾色黄：宜食大豆、栗；黄色应脾。

肾色黑：宜食乌鸡肉、桃、黑木耳；黑色应肾。

2. 五味调和平衡

由于五味对五脏既有亲和作用，又有排斥作用，故五味调合才能脏腑得益。如果嗜好某味就会引起某一脏器的偏性，导致五脏六腑之间失去平衡。

"多食咸则脉凝泣而变色；多食苦则皮槁而毛拔；多食辛则筋急而爪枯；多食酸则肉胝皱而唇揭；多食甘则骨痛而发落，此五味之所伤也。"（《素问·五脏生成篇》）

就是说，食用过多的咸味食物会使血液流动不畅，面部肤色也会发生变化；食用过多的苦味食物会使皮肤干燥、毛发脱落；食用过多的辛味食物会使筋脉拘挛、爪甲干枯；食用过多的酸味食物会使肌肉萎缩、嘴唇肿裂；食用过多的甜味食物会使骨节疼痛、头发脱落。这些变化都是由于饮食五味过量引起的伤害。所以五味的摄取要均衡，不能偏嗜任何一味食物。

"五味入于口也，各有所走，各有所病。肝病禁辛，心病禁咸，脾病禁酸，肾病禁甘，肺病禁苦。"（《灵枢·五味论》）

只有对"五味"有了全面的认识，选择食物时才会合理科学，五味调和得当，这是滋养五脏、身体健康、延年益寿的重要基础。

3. 五味食物的特性

酸味食物有收敛固涩、健脾开胃、止泻、止汗、止渴、杀灭胃肠道内的病菌、滋阴养肝、软化血管之功效。如果咳嗽有痰，或感冒出汗、有腹泻及排尿不畅等，就不宜食用酸味食品，因为酸味有"收敛""凝滞"作用，不利于病邪的排出；胃酸过多、胃功能差的人不可多食酸；多食酸会使肌肉变硬皱缩而口唇掀起。因酸走筋，故有筋病者勿多食。

甘味食物有滋补养身、缓和痉挛、调和性味、解除肌肉疲劳、缓解疼痛、解毒滋养的作用。过食甘味食物会导致血糖升高、血胆固醇增高，也会使骨痛伤肾、肤色晦暗、头发脱落。

苦味食物具有平衡阴阳的能力和消暑解湿、清热解毒、促进食欲、泻火坚阴、泻实利尿等功效。脾胃虚寒、脘腹冷痛、大便溏泄的病人不宜食用苦味食物，否则会加重病情；苦味主降，气机宣散不到皮肤腠理，就会出现皮肤枯槁、毛发脱落；苦味还会使牙齿色黑、骨质疏松等。

辛味能宣散利湿，能行气，通血脉，可促进胃肠蠕动，增强消化液分泌，增强淀粉酶的活性，促进血液循环和新陈代谢，并有祛散风寒、疏畅气机、疏通经络的功能。辛味食物大多发散，有较强的刺激性，易伤津液，食用要适当；食用过量会使肺气旺盛、筋脉不舒、肛门灼热，所以一般患痔疮、胃及十二指肠溃疡、便秘、尿道炎、咽喉炎者不可多食；多食辛辣对心脏不利，还可造成指甲干枯；辛走气，有气病者过多食用，容易耗气，严重者可导致气虚。

咸味食物大多有调节人体细胞和血液渗透、保持正常代谢的功效；还具有软坚散结、清热解毒、活血化瘀、消肿止痛、补益阴血等功效。多食咸可使"舌干喜渴"严重造成脉凝泣（血流不畅）而变色；咸走骨，有骨病者不可多食咸；高血压、心肌功能差、肾功能损害者要少食咸，否则会加重病情。

需要指出的是，以上的五味控制仅只是针对生病的人群而言。对于正常的人群，人体自有一套奇妙的运行和调理系统。对于食物的五味以及营养，身体需要了就会想吃，不需要了就不想吃，甚至不想看，不想闻。

所以在日常生活中，顺其自然就是最好的调理。学会倾听自己身体声音，感觉自己身体的需要，根据身体的提示去选择食物的五味和营养，就是最好的食疗方法。

二、非药物治疗的优势

无药疗法就是自然的、非药物的、无任何毒副作用的绿色生物医学。它源于中医学，并在继承传统医学的基础上，超越了古老和传统，突破了现代医学的框架及范畴，集古今医学之精华，融独特技能于一体，是传统医学和现代医学相结合的完整医疗理论及医疗技术体系，已成为世界通行医学。

无药疗法具有法简效奇、道法自然的神奇效果，开创了绿色医学的先河。无药疗法融汇预防医学、临床医学、康复医学，既是独具特色的应用医学，又是新兴的医疗保健法和"治未病"学科，强调天人相应的整体观和物质世界的全息统一观，道法自然，医理深奥。与人类疾病谱的变化相吻合，真正体现出了"返璞归真，回归自然"。

无药疗法的基础理论有相对独立的系统性和特殊性，弥补了传统与现代医学之不足。"是药三分毒"，因药物的毒副作用所产生的病变问题，给人类健康带来了极大的危害。无药疗法独特的优势则是以最少的资源消耗，最小的环境污染为条件，独到的诊治方法，充分利用自然因素，借助内因作用，使失调的身心受自然因素的调节、调理而恢复平衡。

无药疗法是绿色医学中的一枝奇葩，是传统医学的发展与创新，集针刺、艾灸、整脊、推拿按摩、刮痧、刺血、拔罐、脚疗、腹穴秘法、指针点穴等多功能、多样化的医疗手段于一体，一病用多法，一法治多病，法简效奇。具有直接性、综合性、整体性、特异性等特点，以及超前查病，多病同治，双向调节，排出体内毒素等作用，调动和激发人体生命潜能，使人体自身免疫力和调节功能得到恢复和提高，达到祛病延年的特殊功效。

在无药物治疗体系中，外治疗法的刮痧、拔罐、艾灸、推拿、按摩、点穴、导引等中医传统疗法，更是深具中医文化之精髓。所有过程都指向一个目标，那就是疏通经络。

无药医疗绿色环保，治疗不伤肌肤脏腑，疏通经络即可治病疗疾。这是国粹中医的伟大所在，也是人体经络的灵魂所在。

三、梳理情志、调节心理

药补不如食补，食补不如神补，养生重在养神。

1. 顺应自然

古代人能够长寿是因为饮食节制、作息常规、不过度操劳，从各个方面保持形体和精神健康。现代人生活条件好了，身体却出现了"亚健康"，就是因为违背了自然规律、肥甘厚味、醉酒纵欲，生活无规律造成的。

2. 善于排解，调节心理

培养书法、绘画、集邮、养花、下棋、听音乐、跳舞、散步、旅游等兴趣爱好，有利于陶冶性情，驱除烦恼与忧虑。

3. 调理心情

"七情太过生百病"，七情是喜、怒、忧、思、悲、恐、惊，若七情反应过于强烈持久，也会引起疾病。应努力做到淡泊名利，少计较个人得失；知足常乐；凡事不计较，自然能快乐。

四、辟谷

辟谷即"不食五谷"，道家称为"开辟谷道"，是古人常用的一种养生方式。源于先秦，流行于唐朝，又称却谷、去谷、绝谷、绝粒、却粒、休粮等。

辟谷最早的记载源自《庄子·逍遥游》："藐姑射之山，有神人居焉。肌肤若冰雪，绰约若处子，不食五谷，吸风饮露，乘云气，御飞龙，而游乎四海之外……"

古人常把辟谷当作一种养生保健法则，《洗髓经》有"食少而服气，乃得享天年"之说，说明辟谷有延年益寿的作用。凡行辟谷，一是要坚持食气，二是仍得食用谷麦饭食以外的杂食药饵。

传统的辟谷分为服气辟谷和服药辟谷两种主要类型。服气辟谷主要是通过绝食、调整呼吸的方式来进行。服药辟谷则是在不吃五谷的同时，通过摄入其他坚果、中草药等，对身体机能进行调节。

1973年，湖南长沙马王堆3号汉墓出土了两件举世瞩目的文物：导引图和《却谷食气篇》。前者是绘有各种导引姿势的彩色帛画；后者是记载辟谷食气具体方法的帛书，论述练气功以却谷养生的理论与方法。

《却谷食气篇》是我国第一部辟谷疗法专著。据考证，帛书是汉初的写本，大约在高祖惠帝时期（公元前206—前188年），辟谷食气来源于仿生吐纳，又叫作龟息。

道家认为，乌龟之所以长寿，是因为它"食气"。气在人体内循环不止，不可或缺。气的运行包含着人体最深奥的秘密。仿生吐纳的"食气"方法有很多种，但基本内核仍是柔缓细长的呼吸吐纳。

服药辟谷在食气的同时，还需进食杂食和药饵。所服之药，各家各流派也不尽相同，常用的杂食是芝麻、黑大豆、红枣、栗子、胡桃肉、蜂蜜及酒类。至于药物，有地黄、黄精、何首乌、枸杞子、天门冬、麦门冬、菊花、茯苓、白术、松子、柏子、苡仁、山药、杏仁、白芍、菖蒲、泽泻、石韦等。

还有一些辟谷人士只是提倡少食，在辟谷过程中仍进少量主食，这与节食其实并无二致。

通观此类辟谷手法，其实质均是限制热量摄入。在修习中所服下的"药物"，有些是以脂肪为主，有些则以糖类为主，但其所含热量均远低于正常三餐。

呼吸吐纳讲求"食气"而补，由此传下采气、补气"六字诀"。古人认为，五脏六腑之气混浊，人就会生病，如果将五脏六腑的浊气吐出，再吸纳进清新之气，人就会恢复健康。那么如何来吐出体内的浊气呢？

古人发明了六字诀——嘘、呵、呼、呬、吹、嘻。

发嘘（xū）声可以吐出肝上的毒气。

发呵（kē）声可以吐出心上的毒气。

发呼（hū）声可以吐出脾上的毒气。

发呬（xì）声可以吐出肺上的毒气。

发吹（chuī）声可以吐出肾上的毒气。

发嘻（xī）声可以吐出三焦上的毒气。

通过六字诀吐出了脏腑内的毒气，再吸纳进天地间的清气，五脏六腑之气如此循环，日日更新，就会激发出人体脏腑的潜能，使人精神百倍，健康长寿。

这也是现代歌唱家都比较长寿的原因。通过练发声调整呼吸，扩大肺活量，增加吸氧量，提高机体的新陈代谢功能。

诺贝尔医学奖得主瓦尔伯格（Otto Warburg）医生的研究证实，癌细胞与正常细胞最大的差异是，正常细胞需要充足的氧气才能生存，而癌细胞正好相反，癌细胞是厌氧细胞，只有在氧气不足和血中氧气浓度太低时，才会生长。所以，一些人患了癌症后，进入深山老林过着简单的生活，却奇迹般地康复了，就是因为深山中的空气清新，负氧离子的含量很高。

不仅是癌症，几乎所有的慢性病都是因为身体内的氧气不足造成的。在空气清新的公园、湖边，通过六字诀，最大限度地吐出脏腑内的浊气，最大限度地吸入空气中的氧气，就会增加身体内氧气的含量，身体内的氧气一多，癌细胞也就失去了生长的条件。

第十三章
疏通经络是一切治疗的前提

一、"扳手"与"螺帽"

　　穴位就像人体经络上具有自动调节功能的螺帽、阀门、弹簧枢纽，由于外邪或内部不节等原因，生锈、污泥积淀导致穴位不能正常调节人体经络所需要的气血。气血不通畅，就会让相互依存的经络、脏腑、四肢百骸因供给不足或代谢不力而产生各种疾病。

　　疏通穴位的方法有很多种，点按穴位、刮痧、拔罐、艾灸、推拿、按摩、针灸、汤药等疗法都可以疏通或部分疏通经络，使身体气血通达，从而修复人体供给平衡与代谢功能，最终缓解或治愈疾病。

　　点穴为何比所有方法都更有优势？

　　刮痧适宜表证疾病，里证疾病不适宜通过刮痧从皮肤排出。

　　拔罐是不分正气、邪气，一概拔走。拔罐之后，如正气扶助不当或不力，则可能邪气又先行进入甚至占领了原来正气的地盘，恢复起来更漫长。

　　艾灸仅只针对寒病，热病断不可灸，以免适得其反。

　　推拿、按摩只是通过阿是穴或患部局部缓解，只能治标，难以治本。

　　针灸创口出血，儿童、妇女、心脏病、血糖高、血脂高、过敏性皮肤、疤痕性皮肤、血小板减少、白血病、肿瘤、癌症等患者都不适合针灸治疗。

　　汤药，在身体经络堵塞，穴位"螺帽锈蚀"的状况下，用平时几倍的药量都难以达到病灶点。这也就是处方正确，药量精准，服后无效的诸多现状。

穴位是"弹簧螺帽"，手指（点穴棒、筷子）则是"扳手"，只有用扳手扳开"生锈"的螺帽，清理干净上点"润滑油"，使穴位枢纽恢复正常的工作状态。人体经络气血运行通畅，就能缓解病情并恢复健康。这是所有中医疗法中最为迅捷的疏通经络的方法。

世界上没有任何方法是十全十美的。由于人体患病时经络穴位堵塞，此时点按穴位疼痛难忍，也无法通过麻醉的方式来解除痛感，常人往往因承受不住痛楚而放弃治疗。所以需要拔罐、艾灸、推拿、按摩、导引等中医疗法配合，方能顺利完成诊疗。

二、疏通经络的方法

经络只能点按推揉，不宜敲打拍扣。

"阴平阳秘，精神乃治，阴阳离决，精气乃绝。"（《素问·生气通天论》）

对于人体经络而言，阴经要平和，阳经要秘藏。敲打平和的东西就会破坏和平的氛围，敲打秘藏的宝贝则会损坏藏宝之所在。

"水曰润下，火曰炎上，木曰曲直，金曰从革，土爱稼穑。"（《尚书·洪范》）

从五行金、木、水、火、土解析经络是否适宜敲打：

心经、小肠经、心包经和三焦经属火；

肝经和胆经属木；

肺经和大肠经属金；

脾经和胃经属土；

肾经和膀胱经属水。

火不能拍打，谁用手去拍打燃烧的火，无异于引火烧身。

因此属火的心经、小肠经、心包经和三焦经都不宜敲打。

木不宜拍打，会拍裂、拍扁、拍弯、拍断。好好生长的树木你整天用锤去敲打它，结果肯定长不成参天大树。

因此属木的肝经和胆经不宜敲打。

金不能拍打，会割伤皮肉。用手去拍打锋利的刀斧只有愚蠢的人才会这样做。

因此属金的肺经和大肠经不宜敲打。

土只宜翻挖，不宜拍打，拍打种不出庄稼。

因此属土的脾经和胃经不宜敲打。

水本来可以拍打，会当击水三千里。但是正常流淌的水是不宜敲打的，否则就会改变流速和流向。

因此属水的肾经和膀胱经也不宜敲打。

敲打经络和穴位会对身体造成伤害。例如胆经属于人体重要的阳经，对于一些气血亏损较为严重的患者来说，经常敲打胆经则会造成肝胆火灼，不利于病情康复。反之对其进行正确的按摩推揉则能升发体内的阳气，肝胆互为表里，可以代谢肝脏的郁毒。

经络和穴位点按推揉与补泻：

轻点为补，重点为泻。

由轻渐重为补，由重渐轻为泻。

由浅入深为补，由深入浅为泻。

吸气时点为补，呼气时点为泻。

轻快短为补，重慢长为泻。

顺时针点按为补，逆时针点按为泻（男为左，女为右）。

按照阴阳经络流注顺逆补泻：

手阳经：大肠经、三焦经、小肠经，由上到下为泻，由下到上为补；

手阴经：肺经、心包经、心经，由上到下为补，由下到上为泻；

足阳经：胃经、胆经、膀胱经，由上到下为补，由下到上为泻；

足阴经：脾经、肝经、肾经，由上到下为泻，由下到上为补。

三、手指诊疗辨证施治

1. 诊疗询问表

日　　　期：

居　住　地：

性　　　别：

年　　　龄：

病史主诉：

舌苔（照片）：

身体冷热：

出　　　汗：

饮　　　水：

食　　　量：

睡　　　眠：

脉搏（次/分钟）：

脉搏力度（轻按/重按）：

小便颜色：

大便干稀：

手脚冷热：

既往治疗：

过　敏　史：

遗传病史：

补充情况：

治法及处方（砭/灸/拔罐/点穴/推拿/按摩/吐纳等）：

2. 手指医院快捷脉诊法

由于指针点穴不吃药、不打针、不做手术、不侵入，仅只在人体皮肤通过外力点按推揉，以此疏通穴位经络，祛除病邪，从而缓解或治愈疾病。因此可以采用简易脉诊法。

双手寸关尺，表为腑里为脏。左手心肝肾，腑小肠胆膀胱。右手肺脾肾，腑大肠胃命门。

脉搏跳动软弱无力为虚证，脉搏跳动绷急有力为实证。

脉搏60~80次/分钟为平脉，正常；

脉搏60次/分钟以下为迟脉，寒证，病在五脏；

脉搏80次/分钟以上为数脉，热证，病在六腑。

触手就能摸到的脉搏代表六腑，病在表；用力按下才能摸到脉搏代表五脏，病在里。

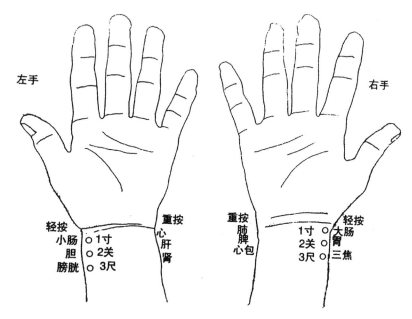

3. 望诊

言者为虚，不言者为实；呼气长为虚，吸气长为实；缓病为虚，急病为实。

4. 问诊

痒麻者为虚，肿痛则为实。

5. 舌诊

舌胖为气虚，舌尖为气郁，舌苔白为寒湿，舌苔黄腻为湿热，舌苔潮红为阴虚，舌苔淡白为血虚，舌头黑点为血瘀，舌头委顿苍老为阳虚。

6. 闻诊

喜、恶酸味或口中泛酸，病在肝、胆；

喜、恶苦味或口中味苦，病在心脏、小肠；

喜、恶甜味或口中回甜或渴，病在脾、胃；

喜、恶辛辣味或口气较重，病在肺、大肠；

喜、恶咸味或口渴、尿频，病在肾、膀胱。

治疗原则：补虚泻实，表里兼顾，急则治标，缓则治本。必先祛湿，而后寒热。虚则补其母，实则泻其子。

四、遣方处病配穴

1. 穴位处方原则

祛湿第一：湿气不除，百病不治。

祛风为次：祛风疏肝，筋通血畅。

虚则补之：疏通穴位，督脉补阳。

实则泻之：病灶下引，膀胱泄泻。

寒则热之：大椎丹田，肩井涌泉。

热则寒之：急下六腑，缓则井俞。

血虚补血：血海三阴，中都三里。

气虚补气：膻中气海，肺俞尺泽。

秩序先后：祛风除湿，去瘀通经。

迎随不辍：泻当淋漓，补则渐进。

2. 除湿穴位

湿不除，风难驱，经络有湿，气血难行。

点三穴，拍八窝。三穴即承山、曲池、阴陵泉。

八窝即双腋窝、双肘窝、双髀窝、双腘窝。

3. 驱风六穴

通常也称为治风六穴，也就是身上带风字的六个双穴。

即风池、风府、风门、风市、翳风、秉风穴。

五、指针疗法

1. 方法

刮痧、拔罐、艾灸、推拿、按摩、点穴、穴位贴等。

2. 点穴器具

手指、点穴棒、筷子、木棍等。

3. 点按穴位注意事项

在感受疼痛可以承受的范围内点按72/108次。每天点穴 1 ~ 2 次即可。点穴前饮用500mL以上温开水，点穴后两小时内忌生冷。点穴期间尽量少接触冷风、凉水、冷饮。

4. 如何判断点穴准确

银针刺中穴位的反应是"得气"，即酸、麻、胀、痛；针下沉紧；皮肉跳动。

指针点中穴位的反应是"得穴"，即酸、麻、胀、痛，发热微汗，酸爽快然。

六、医案七例

1. 于女士（54岁，昆明籍）

2016年3月13日：

面诊：痰湿、气虚、肺虚、冲任不交。

主诉：2014年10月绝经，2015年初开始双手掌、背开裂，长期求诊中、西医及涂敷进口皮肤药，一直未愈；常年觉得身体困倦，每天早晨起床后就觉得累；多年喜爱打羽毛球，一年多来每打一次羽毛球就觉得双脚像灌了铅一样移步困难。

辨证：寒湿阻肺，气虚脾湿。

穴位处方：点按承山（除湿驱寒）、三阴交（通调肝脾肾）、公孙（通调冲任）、合谷（大肠经原穴）、鱼际（清肺泻火）、尺泽（肺金生水）、申脉（温阳升清）穴。

每天睡前点穴一遍，点穴前饮用500mL以上温开水，每个穴位点按72次，点穴后忌冷风、冷水、冲凉。

一周后反馈：点按三天后，双手掌裂口开始愈合。点穴两周后，脸上出现大片红疹，奇痒难耐，并出现停经一年半后红崩，下来很多乌紫血块，像是例假，次月未再出现。

2016年4月30日复诊：

主诉：疲劳感彻底消失，每天工作或激烈运动后一点都不觉得累，大小便、月经恢复正常，除双手食指、拇指少有开裂外，无任何不适感。

调整穴位处方：点按承山、三阴交、公孙、太冲、行间、太白、劳宫穴。

每天睡前点穴一遍，点穴前饮用500mL以上温开水，每个穴位点按72次，点穴后忌冷风、冷水、冲凉。

2. 唐先生（52岁，四川籍）

2016年3月12日：

2016年春节期间感风寒，一直咳嗽不止。脉象两寸浮滑，两关浮数，左尺沉弦，右尺沉紧。舌苔白腻稍黄。喉咙发痒，咳嗽不止，痰呈白泡。

穴位处方：点按承山、太冲、鱼际、尺泽穴位。点按前饮温热水500mL，左右都点，每个穴位点按72次。点穴后忌冷水、冷风、冲凉。点穴后咳嗽缓解，一小时后基本不再咳嗽，偶尔咳几声，咳出一口白泡痰。

2016年3月27日复诊：

因一直连续出差，在上海、苏州、昆明连续遇上寒流低温，咳嗽重又加剧，全身发紧，喉咙干痒。

穴位处方调整为：膻中、太冲、行间、内庭、照海、孔最、二间穴。点穴后立即缓解，一刻钟左右偶尔咳一口白泡痰。

2016年3月28日，唐先生出差广州参加会议，连续一整天在空调冷气温度很低的会议厅与人不断交谈，咳嗽加剧。其间靠含薄荷清凉润滑糖缓解喉咙发痒和咳嗽。当晚洽谈至深夜两点，入睡后一直咳嗽，直至咳脱气，不断吐痰，无法入睡。

夜里3点，点穴肺俞、云门、中府、阴郄、阳谷、养老约5分钟，点完穴咳嗽立止，很快入睡，也不再吐痰。（《黄帝内经》病机十九条："五脏之久咳，乃移于六腑，心咳不已，小肠受之，小肠咳状，咳则失气，气与咳俱失。"）

3. 廖女士（52岁，昆明籍）

2016年3月13日：

主诉：长期便秘，服药后排便也非常困难。疲劳、焦躁、脸浮肿、黄褐斑明显、嘴唇暗紫色，身体湿疹严重。

脉诊辨证：下焦寒湿、脾虚胃燥、肝胆火灼、肾阴虚火旺、命门火衰。

穴位处方：点按膻中、承山、太冲、血海、三阴交、太白、列缺、尺泽、水泉、太溪穴。

每天点穴一遍，每个穴位点按72次，点按前饮用500mL温开水，点穴后忌冷风、冷水、冲凉。

2016年4月30日复诊：

主诉：点穴两周后，清晨小便变成菜油色，褐黑色发亮，排出黑褐色干树枝状大便。双腿部点按部位及周围大片红色湿疹，发痒。三天后，小便呈金黄色油亮，大便干硬。湿疹及瘙痒感消失。

点穴一个半月，身体疲劳感消失，小便数量、颜色正常，每天大便正常，量偏少。脸上颧骨部仍有浮肿，黄褐斑消失，嘴唇稍紫，手、脚四肢湿疹减轻，双手掌湿热。

调整穴位处方：点按膻中、承山、太冲、三阴交、太白、大都、尺泽、列缺、足三里、然谷穴。

每天点穴一遍，每个穴位点按72次，点按前饮用500mL温开水，点穴后忌冷风、冷水、冲凉。

4. 凌先生（63岁，广东籍）

2016年3月9日：

主诉：二十多年来每天坚持游泳，平日容易上火，咽喉肿痛，目赤口焦，脚气较重，右腋下有一疣子已经十多年，曾经于十年前在医院激光取疣，三个月后又长出来。

舌苔：黄腻。

辨证：脾虚胃热，中焦痰湿。

穴位处方：拍八窝，即腋窝、肘窝、髀窝、腘窝；点按承山、二间、尺泽穴。

每天点穴一遍，每个穴位点按72次，点按前饮用500mL温开水，点穴后忌冷风、冷水、冲凉。

穴位治疗一个月后复诊，上火症状消失，以前吃香燥、油辣的东西立即上火，现在经常吃也不会咽喉肿痛、目赤口焦；以前脚气频痒，经常要搽"达克宁"，现在脚气消失，脚面光滑，无任何异常和不适。

坚持点穴两个月后，疣子奇迹般地自行脱落消失，未再出现。

5. 钟先生（54岁，南京籍）

2015年9月25日：

主诉：十年前左耳蜗出现一包块，捏按有酸痛感，在医院B超检查为不明液体。2014年6月赴日本出差，飞机降落后感觉左耳听力下降，伴有屏障感，并一直持续，左耳包块增大，酸痛感加剧，耳轮上沿破一个小孔，不停地流黄水，同时伴随听力下降。经医院检查，诊断为痛风。建议服用秋水仙碱和苯溴马隆。

因担心西药副作用过大，故未服药。以民间单方木瓜泡绿茶长饮，有所缓解。但只要喝一小碗鸡汤、猪蹄汤或吃几朵蘑菇，左耳痛风立即复发，流黄水、听力障碍、酸痛等加剧。长期脚气水泡，奇痒无比。

脉诊辨证：下焦寒湿、肝热犯脾、心肾不交、气虚血瘀、肾阴虚。

穴位处方：膻中、承山、太白、公孙、三阴交、内庭、足临泣、曲泽、尺泽穴。

每天点穴一遍，每个穴位点按72次，点按前饮用500mL温开水，点穴后忌冷风、冷水、冲凉。

点穴一周后，痛风症状消失。一个月后，喝鸡汤、猪脚汤、吃蘑菇后痛风未发作，同时脚气消失，脚面光滑。

坚持点穴三个月后，左耳痛风包块逐渐缩小，所有痛风症状未再出现。

6. 陈女士（52岁，美国籍）

2016年10月6日：

主诉：老毛病咳嗽，痰多，清痰。手脚不凉，夜里轻微盗汗。舌苔白腻偏黄。

辨证：风寒闭肺，湿热外阻。

穴位处方：行间、云门、列缺、少府、通里穴。

点穴方法：可以用手指食指、中指、拇指或指骨节，也可以用点穴棒甚至筷子，点准穴位至可以承受的酸痛感保持力度按揉108下。

每天早晨拍八窝，睡前点穴一遍。点穴前先饮用温开水500mL以上，饮水十分钟后可以开始点穴。温开水是代谢身体湿气和毒素的载体，非常重要。点穴后忌冷风、冷水、冲澡。平时尽量少吃少喝冷的、冰的东西。

2016年10月7日微信复诊：

痰不多了，但是还一直咳嗽，干咳，咽喉不痛，是气管发痒，胸不痛，背痛。

穴位处方：先喝一大杯温开水，接着点这几个穴位：肩井、涌泉、少商、中府、肺俞、肾俞、尺泽穴。点穴方法和注意事项同上。

2016年10月8日微信回复：

当晚点穴后咳嗽减轻，整夜都基本未再咳嗽，可以好好睡一觉。第二天偶尔咳一两声，背痛也基本好转。

7. 张女士（52岁，昆明籍）

2016年9月23日：

我在美国，张女士在中国昆明。远程诊疗微信对话照录如下：

主诉：脚背突然成这种样子了（照片肿、痒，有红斑点），怕是湿疹，目前在右脚上。从这个星期一二开始的，上周末下大雨鞋子湿了，其他也没什么外因。又痒又红。

辨证：应该是湿疹。我开个处方给你，你自己治疗一下。

穴位处方：拍八窝各108下，点按穴位承山、丰隆、合谷、曲池、鱼际、列缺、气海穴。

点穴方法：可以用手指食指、中指、拇指或指骨节，也可以用点穴棒甚至筷子，点准穴位至可以承受的酸痛感保持力度按揉108下。

每天点穴一至二遍，点穴前先饮用温开水500mL以上，饮水10分钟后可以开始点穴。温开水是代谢身体湿气和毒素的载体，非常重要。点穴后忌冷风、冷水、冲澡。平时尽量少吃少喝冷的、冰的东西，热天也尽量饮温水。

2016年9月28日微信复诊：

右脚好多了。但是左脚上又有这些了。

从舌苔照片诊断脾湿，加按地机穴和太白穴两个穴位。加在上面穴位顺序中的丰隆穴后面。点穴方法同上。

2016年10月4日微信回复：

我的脚好多了，只是时不时表皮有点痒，已经没有红肿、红点了，右脚原来比较重，现在有些脱皮。这次我是一点都没吃药，全是按你开的穴位处方点穴治疗。

微信回复：恭喜康复。表皮的偶尔发痒是最后的一点余毒，再坚持点几天，就会痊愈。蜕皮白屑是肌肤的新陈代谢，快好了。

2016年10月5日基本痊愈。

8. 钟女士（48岁，昆明籍）

2016年10月20日：

自诉左手腕2016年7月左右开始痛，到年底时两手腕都痛，最近比较痛得厉害，偏寒，只有头部出汗较多，其他不会出汗，饮水每天超出8杯（500mL每杯），小便清，次数多，大便长期拉肚子，睡眠太差，脉搏69到80之间，脉力度不算有力，脚板感觉非常热，但手摸也不是很热。

有时痛风痛得无法睡觉时就吃点英太青或秋水仙碱止痛。

在美国通过微信诊疗：

这是肝肾阴虚、脾胃虚寒、寒湿泄泻导致体内水液运化失调，嘌呤代谢不力所致。每天应该喝2000mL以上的温开水、绿茶或者普洱茶，不宜喝红茶。

穴位处方如下：每天上午饮温开水500mL，拍八窝（腋窝/肘窝/髀窝/腘窝）各108下，以自己能承受的力度拍打。点按：承山、公孙、三阴交、足三里、阳谷、阳溪、照海穴。

病人反馈：点按穴位一个月后，所有痛风部位不再疼痛，泄泻、便溏症状消失，体重减轻了两公斤。饮食、睡眠、二便都趋于正常。

9. 吴女士（76岁，昆明籍）

有高血压、高血糖和风湿关节炎病史。

2017年8月15日因洗澡受风、寒，出现突发性脑梗中风病状，右手、右脚逐渐变得无知觉。送医做CT和核磁共振显示脑部有一个毫米大的出血点，另有两根毛细血管梗塞。医院进行化栓和清淤治疗。

治疗过程中出现不思饮食、便秘、缺钾、缺钠、缺蛋白质等症状。

2017年8月31日下午：

地点：云南省第一人民医院病房。

我去医院探望时为其诊疗，点按承山、丰隆、太冲、太溪穴时右脚大脚趾会向上勾起。点按鱼际、手三里、风市等穴时觉得疼痛。

2017年9月1日下午：

地点：同上。

脉象：左寸关浮缓洪，尺沉缓弦；右寸关浮缓弦，尺沉缓弦。苔白黄厚腻，舌尖无苔。

点按穴位承山、足临泣、太溪时，右脚大脚趾会勾紧。当用左手拇指点肩髃，食指点秉风穴时，麻痹近二十天的右脚突然抽缩弯膝提起，再点伏兔、风市、手三里时右脚也会弯膝提起。不点按穴位时，右脚自主能微收弯膝。

2017年9月2日下午：

地点：同上。

脉象：左右三部浮迟洪。苔白黄厚腻，舌尖无苔。

穴位应指反应都很强烈，足临泣、中平、条口、阳辅、承山、手三里、曲泽、天宗穴痛感尤其强烈。当右手食指点箕门穴时右腿自动收缩抬起，重复若干次。

随后因我出国，病人及家属继续在医院康复科进行康复治疗。

2017年9月9日家属反馈：

老人的右腿能抬起一点点，且弯着能蹬着两分半钟了，手还是没感觉。

2017年9月10日家属反馈：

今天老人的右脚蹬着床有51分钟，是一个了不起的进步！

2018年1月21日家属反馈：老人可以由家人搀扶左手慢步行走

了。

2018年2月25日家属反馈：

老人可以自己行走了，右手还有些水肿，不能握住东西，左手可以为客人开门了。

2018年4月20日家属反馈：

老人生活已经基本自理，自己行走，上卫生间，睡眠、饮食都很正常。

10. 蒋女士（47岁，云南籍）

2017年9月28日：

地点：美国洛杉矶。

主诉：脸色恍白、憔悴虚弱。早上忽然四肢厥冷发麻，不能动弹、呼吸困难、心悸心慌、眩晕血虚、四肢厥冷。

朋友Mimi忙打电话911，美国急救车赶来送进医院，各种仪器设备检查，折腾了一个上午，最后诊断结果是各项指标都正常，身体虚弱输液葡萄糖，然后送回家。但回家后仍然浑身酸痛难受，四肢发冷无力，站立时眩晕，整天不思饮食。

不用把脉，从面诊和舌苔即知是寒湿内滞、心阳不足、气血亏虚造成的突发性心梗前兆。舌苔青紫薄白。

这种心梗先兆西医无法诊断，也就无从治疗。这也就是国内相声界名人马季、侯耀文、导演谢晋甚至深圳航空机长体检指标合格而随后猝死的原因。

我用了承山、曲泽、血海三个穴位，在她腿上、手上点穴3分钟，她顿时后背流汗，全身发热。10分钟后，感觉身体十分轻松，感觉饿了，吃了一大碗饭菜。

继而开穴位处方：拍肘窝108下。点按穴位承山、血海、曲泽穴各72下。

第二天一早微信告知：晚上回到家睡眠很好，第二天一切恢复正常，饮食状态都比平日要好。就跟没病过一样。

2017年9月29日调整穴位处方如下：

病症：心悸心慌、眩晕血虚、四肢厥冷。

穴位处方：拍肘窝108下。点按穴位承山、太冲、三阴交、血海、曲泽穴各72下。穴位在百度搜索或Google上查找。

左右两边对称位置。点穴方法：可以用手指食指、中指、拇指或指骨节，也可以用点穴棒甚至筷子，点准穴位至可以承受的酸痛感保持力度按揉72下。点穴前先饮用温开水500mL以上，饮水十分钟后可以开始点穴。温开水是代谢身体湿气和毒素的载体，非常重要。

由于蒋女士是持旅游签证入境美国的，没有医疗保险。就医费用需要自理。一个上午交911送医诊疗的账单费用贵到不可思议！关键是花了那么多的医疗费最后竟然检查结果是没问题？仅仅只是输液一瓶葡萄糖注射液。

最后蒋女士收到的医院账单是10000美元！

第十四章
人体自带药材和神奇药方

人生病了，去看医生，诊断辨证，开处方、拿药。

吃药治病就是根据药物的成分、功效，通过胃的消化，肝肾的解毒，肠的吸收，提供脏腑需要或缺少的各种营养物质元素，使人体阴阳平衡、气血畅通。

而人体的经络穴位本身就是一座取之不尽、用之不竭的大药库。通过点按穴位，疏通经络，就可利用人体大药库绿色、环保、无成本的"药"来驱病去疾。

利用人体经络穴位治病康复，既减少对外来药物的依赖，又可以快速疗疾，康复痊愈。

人类与生俱来的滋补性"妙药"，都在不同的经络和穴位上，指针点穴或者一根筷子，不破皮、不入体、不出血，绿色环保，无副作用，即可迅速疏通经络、通达气血、扶正祛邪、恢复健康。

穴位分别有祛风、除湿、驱寒、降燥、清热、泻火、解暑、温经、补气、补血、滋阴、固阳等神奇功效。

一、人身上的"滋补药材"穴位

"冬虫夏草"——N8E3太溪穴；

"玛卡"——N13E3中极穴；

"三七"——N4E10血海穴；

"石斛"——N8E6照海穴；

"松茸"——N6E3后溪穴；

"天麻"——N14E20百会穴；

"当归"——N12E14期门穴；

"人参"——N13E6气海穴；

"辣木籽"——N4E8地机穴；

"葛根"——N12E9阴包穴；

"西洋参"——N7E13肺俞穴；

"黄芪"——N13E17膻中穴；

"鹿茸"——N13E2曲骨穴；

"杜仲"——N7E31—34八髎穴；

"蛤蚧"——N4E9阴陵泉穴；

"白芍"——N4E1隐白穴；

"阿胶"——N4E6三阴交穴；

"枸杞"——N3E7下关穴；

"沙参"——N1E10鱼际穴；

"麦冬"——N3E36足三里穴；

"玉竹"——N1E5尺泽穴；

"甲鱼"——N12E6中都穴；

乌鸡白凤丸——N18E5性福穴；

前列通瘀片——N18E5性福穴。

滋补药材与调理穴位异曲同工：

1. "冬虫夏草"——N8E3太溪穴

冬虫夏草的功效与作用：性甘平保肺，益肾，补精髓，止血化痰，已劳咳，治膈症皆良；虫草入肺肾二经，既能补肺阴，又能补肾阳。冬虫夏草主治肾虚、阳痿遗精、腰膝酸痛、病后虚弱、久咳虚弱、劳咳痰血、自汗盗汗等，是唯一一种能同时平衡、调节阴阳的中药。

虫草具有调节免疫系统功能、抗肿瘤作用、提高细胞能量、抗疲劳、调节心脏功能、调节肝脏功能、调节呼吸系统功能、调节肾脏功能、调节造血功能、调节血脂、抗病毒、调节中枢神经系统功能、调节性功能等作用。

太溪穴主治病症：

牙痛、脚冰凉、关节炎、精力不济、掉发脱发、手脚无力、风湿痛、滋阴益肾、壮阳强腰、头痛目眩、咽喉肿痛、齿痛、耳聋、耳鸣、气喘、胸痛咯血、消渴、月经不调、失眠、健忘、遗精、遗尿、阳痿、小便频数、脊痛、内踝肿痛、肾炎、膀胱炎、肺气肿、支气管炎、哮喘、口腔炎、下肢瘫痪、足跟痛、腰肌劳损、心内膜炎、神经衰弱、乳腺炎、膈肌痉挛等。

2."玛卡"——N13E3中极穴

玛卡的功效与作用：

含有较高量的铁、蛋白质、氨基酸、矿物质锌、牛磺酸等成分，能对抗疲劳，增强肌肉耐力，帮助坚固免疫系统，提升机体抗病力。能够有效提高精子数量和活跃能力，提高男性性能力。可迅速补充体力，消除疲劳，恢复精力。

丰富的蛋白质、氨基酸、多糖、矿物质及其独有的生物活性物质玛珈烯、玛珈酰胺，能有效缩短反应时间，改善阳痿早泄症状。能有效改善因压力造成的忧虑症及神经衰弱等。

多种生物碱能调节肾上腺、胰腺、卵巢等功能，平衡体内的荷尔蒙水平，丰富的牛磺酸、蛋白质等能调理及修复生理机能，改善气血和缓解更年期症状。

促进精子与卵子的增加与活力，帮助受孕，刺激生殖器官，活化性能力。

中极穴主治病症：

益肾兴阳、通经止带、小便不利、遗溺不禁、阳痿、早泄、遗精、尿频、尿急、白浊、疝气偏坠、积聚疼痛、月经不调、阴痛、阴痒、痛经、带下、崩漏、阴挺、恶露不止、胞衣不下、水肿、积聚疼痛、冷气冲心、脐下疝、绕脐痛、肾炎、精力不济、冷感症等。

3."三七"——N4E10血海穴

三七具有"生撵熟补"功效。生三七针对血液方面的疾病及保健功能，即服生三七，能活血化瘀，消肿止痛，治跌打损伤，主治咯血、吐血、衄血、便血、崩漏、外伤出血、胸腹刺痛、跌仆肿痛。熟三七能补血强身。三七所含酮类化合物，能促进血液循环，扩张冠状动脉，降低心脏耗氧量，减轻心肌负担。

三七可以治疮痈、治血液疾病、治血虚、血燥、血稠引起的皮肤痒症、治荨麻疹、促进血液循环、改善毛囊微循环、治秃顶脱发、膝盖痛、月经血块、经期提早或延后、血崩、经血淋漓不断、闭经、痛经。

血海穴主治病症：

化血为气、运化脾血、去瘀生新、统血补血、月经不调、经闭、痛经、崩漏、子宫出血、带下、恶露不尽、贫血、睾丸炎、小便淋涩、气逆、腹胀、腹泻、腹痛、风疹、隐疹、湿疹、血虚、血稠、皮肤瘙痒、神经性皮炎、丹毒、股内侧痛、膝关节疼痛、体倦无力、便溏、腹泻等。

血海穴利湿清热，舒筋活血。不仅能去瘀血，还能促生新血，通治凡与血液循环有关的疾病。

4. "石斛"——N8E6照海穴

石斛的功效与作用：

滋阴生津，护养五脏。阴液为人体生命活动的物质基础，具有滋润形体脏腑、脑髓骨骼、抑制阳亢火动的作用。如果人体阴液不足，就会出现精神萎靡、面色无光、眼干神滞、腰膝酸软、头晕乏力、口干舌燥、咽喉疼痛、大便秘结等症状，石斛则可以解决人体阴液不足。

滋阴养血；活性多糖含量极高，具有增强免疫功能的作用。

强筋健骨，抵抗风湿。

补益脾胃，利胆明目，补水润肤。

增强胰岛素活性，降低血糖水平。

抑制肿瘤，减少放疗、化疗副作用。

照海穴，也称漏阴穴。意指肾经经水在此漏失。本穴物质为地部经水，因受天部照射之热，经水气化蒸发如漏失一般，故名漏阴。

主治病症：

滋阴清热、调经止痛、咽喉干燥、急、慢性扁桃体炎、目赤肿痛、口噤喉风、产后腹痛、恶露不下、子宫脱垂、赤白带下、阴挺、阴痒、小便频数、五心烦热、头目昏眩、肢体疼痛、手足转筋、周身胀痛、四肢浮肿、神经衰弱、癔症、癫痫、失眠、惊恐不宁、精神忧郁、善悲不乐、半身不遂、便秘、奔豚、疝气、脚气、嗜卧、四肢懈怠、饥不欲食等。

5. "松茸"——N6E3后溪穴

松茸能强精补肾、恢复精力、益胃补气、强心补血、健脑益智、理气化痰、抗辐射、驱虫、治糖尿病和抗癌等作用。具有提高抗氧化、加速自由基的清除、延缓组织器官衰退、改善心血管功能和促进新陈代谢，提高人体抗病毒、抗细胞突变和增加免疫功能的能力。

后溪穴主治病症：

头痛项强、目赤肿痛、落枕、耳聋、耳鸣、鼻衄、癫痫、疟疾、黄疸、盗汗、腰背腿痛、肘、臂、手指挛急等。

强化督脉阳气，因阳气不足导致的各种病症。

缓解调节长期伏案以及电脑对人体带来的不良影响。

急性腰扭伤、落枕、耳聋、精神分裂症、癔症、角膜炎等。

"痫发癫狂兮，凭后溪而疗理。头项痛，拟后溪以安然。"（《通玄指要赋》）

"治疸消黄，谐后溪劳宫而看。""阴郄后溪，治盗汗之多出。"（《百症赋》）

6. "天麻"——N14E20百会穴

天麻的功效与作用：

镇静和镇痛。

抗惊厥：面部神经抽搐、肢体麻木、半身不遂、癫痫等。还可缓解平滑肌痉挛、缓解心绞痛、胆绞痛。

降低血压。可平肝益气、利腰膝、强筋骨。

可增加外周及冠状动脉血流量，防治心血管疾病。

明目、增智：对人的大脑神经系统具有保护和调节作用，能增强视神经的分辨能力。

百会穴主治病症：

此穴为人体督脉经络上的重要穴位之一，是治疗多种疾病的首选穴。醒脑开窍、眩晕、惊悸、健忘、尸厥、癫狂、痫证、癔病、耳鸣、鼻塞、脱肛、阴挺、泄泻、头重脚轻、痔疮、高血压、低血压、宿醉、失眠、焦躁、中风等。

7."当归"——N12E14期门穴

当归是最常用的中药之一，具有补血、活血、调经止痛、润燥滑肠的作用，能主治血虚诸证、月经不调、经闭、痛经等诸症。主要功效是补血活血。具有抗缺氧、调节机体免疫功能、抗癌、护肤、护发、祛皱、除斑、美容、补血调经、活血止痛、润燥滑肠作用。适用于痛经、腰痛、便秘、产后瘀血阻滞小腹疼痛等症。

期门穴属肝经，肝之募穴。足太阴，厥阴，阴维之会。最大的作用就是消除疼痛。

人体的经脉系统中，气血物质大致分为两类，一是阴液，二是阳气，阴液归于背，阳气行于腹。期门穴所募集的气血物质属于不阴不阳。有健脾疏肝，理气活血之功效。

主治病症：

胸胁胀痛、呕吐、呃逆、吞酸、腹胀、泄泻、饥不欲食、胸中热、喘咳、奔豚、疟疾、伤寒、乳痈、肠炎、胃炎、胆囊炎、肝炎、肝肿大、心绞痛、癃闭、遗尿、肋间神经痛、腹膜炎、胸膜炎、心肌炎、肾炎、高血压等。

8."人参"——N13E6气海穴

人参的功效与作用：

人参味甘、微苦，性微温，归脾、肺、心、肾经，气雄体润，升多于降；具有补气固脱、健脾益肺、宁心益智、养血生津的功效。

主治大病、久病、失血、脱液所致元气欲脱，神疲脉微；脾气不足之食少倦怠，呕吐泄泻；肺气虚弱之气短喘促，咳嗽无力；心气虚衰之失眠多梦，惊悸健忘，体虚多汗；津亏之口渴，消渴；血虚之萎黄，眩晕；肾虚阳痿尿频，气虚外感。

适用人群：

身体虚弱者、气血不足者、气短者、贫血者、神经衰弱者。

实热证、湿热证及正气不虚者禁服。

气海穴主治病症：

虚脱乏力、形体羸瘦、脏气衰惫、水谷不化、腹泻、痢疾、便秘、小便不利、遗尿、遗精、阳痿、疝气、月经不调、痛经、闭经、崩漏、带下、阴挺、恶露不尽、胞衣不下、绕脐腹痛、水肿鼓胀、脘腹胀满、水谷不化、癃淋、腰痛、食欲不振、夜尿症、儿童发育不良等。

中医古训："气海一通全身暖"。

9."辣木籽"——N4E8地机穴

辣木的功效与作用：

控制血糖、降血压、降血脂、口干、无唾液、咽喉疼、减肥、降火、排毒、宿便、便秘、发炎肿大、肠胃不适、风湿关节疼痛、舒缓神经、歇斯底里、止痛等。可增强免疫力、排毒、塑身、抗老化、抗癌，并对多种慢性及重大疾病都有极大的改善功效。特别对高血压、高血脂、糖尿病、痛风等有很好的效果。还可协助改善、预防疾病，改善睡眠、增强记忆力、延缓衰老，可用来治疗肝脏、脾脏等特殊部位的疾病。还具有治疗口臭和醒酒等作用。

地机穴功效：健脾渗湿，调经止带。

主治病症：

治疗月经不调、痛经、功能性子宫出血、阴道炎、遗精、精液缺乏、小便不利等。

治疗腰痛、腰痛胃痉挛、腹胀腹痛、泄泻、食欲不振、水肿等。

治疗乳腺炎、下肢痿痹等。

10."葛根"——N12E9阴包穴

葛根的功效：解表退热、生津、透疹、升阳止泻、外感发热、头痛、高血压、颈项强痛、口渴、消渴、麻疹不透、热痢、泄泻、女性丰胸、养颜、高血压、高血脂、高血糖、偏头痛、妇女更年期、保肝护肝等。

葛根的作用：

提高肝细胞的再生能力，恢复正常肝脏机能，促进胆汁分泌，防止脂肪在肝脏堆积。

促进新陈代谢，加强肝脏解毒功能，防止酒精对肝脏的损伤。

对高血脂形成的冠状动脉硬化，通过改善心肌缺血状态，防治冠心病、心绞痛、心肌梗死等心血管疾病。

对高血脂形成的脑动脉硬化，通过改善脑缺血状态，防治脑梗塞、偏瘫、血管性痴呆等脑血管疾病。

强化肝胆细胞自身免疫功能，抵抗病毒入侵。

阴包穴主治病症：

收引水湿、调经止痛、利尿通淋、月经不调、盆腔炎、遗尿、癃闭、小便不利、腰腿痛、骶髂关节炎、腰肌劳损、淋巴结炎、坐骨神经痛、少腹疼痛、两股生疮等。

11. "西洋参"——N7E13肺俞穴

西洋参又叫花旗参、美国人参，对人体具有双向调节作用。可以补气养阴、清热生津。用于气虚阴亏、内热、咳喘痰血、虚热烦倦、消渴、口燥咽干。

西洋参的功效与作用：

镇静、抗惊厥、阵痛、解热。

抗心律失常、心肌缺血、冠心病、急性心肌梗死、冠状动脉搭桥手术症等。

抗溶血、止血、降低血液凝固性、调血脂、抗动脉粥硬化、降低血糖、高血脂动脉硬化、糖尿病等。

促进淋巴细胞的转化，诱导免疫因子生成，增强集体免疫功能。

促进脂肪代谢和糖代谢等。

抑制癌细胞增值、单纯疱疹等病毒和各种癌症及病毒性疾病。

肺俞穴主治病症：

咳嗽、气喘、咯血、鼻塞、骨蒸、潮热、盗汗。

荨麻疹、皮肤瘙痒症、隐疹。

肺经及呼吸道疾病，如肺炎、支气管炎、支气管哮喘、肺结核等。

增强呼吸功能，使肺通气量、肺活量及耗氧量增加，降低气道阻力等。

12. "黄芪"——N13E17膻中穴

黄芪有益气固表、敛汗固脱、托疮生肌、利水消肿之功效。用于治疗气虚乏力、中气下陷、久泻脱肛、便血崩漏、表虚自汗、痈疽难溃、久溃不敛、血虚萎黄、内热消渴、慢性肾炎、蛋白尿、糖尿病等。炙黄芪益气补中，生用固表托疮。黄芪以补虚为主，常用于体衰日久、言语低弱、脉细无力者。

有些人天气变化就容易感冒，中医称为"表不固"，可用黄芪来固表，常服黄芪可以避免经常性的感冒。黄芪有增强机体免疫功能、保肝、利尿、抗衰老、抗应激、降压和较广泛的抗菌作用。能消除实验性肾炎蛋白尿，增强心肌收缩力，调节血糖含量。不仅能扩张冠状动脉，改善心肌供血，提高免疫功能，而且能够延缓细胞衰老的进程。

膻中穴主治病症：

胸闷、咳嗽、吐逆、心悸、气喘、气短、咳唾脓血、肺痈、胸痹心痛、胸、腹部疼痛、呼吸困难、过胖、过瘦、呃逆、提高性功能、产妇缺乳症、乳腺炎等。

心脏不适时，可有呼吸困难、心跳加快、头晕目眩等，此时按按膻中，可以提高心脏工作能力，使症状缓解。工作、生活压力大，难免烦躁生闷气，按按膻中就可使气机顺畅，烦恼减轻。

防治乳腺增生，丰胸美容。

13. "鹿茸"——N13E2曲骨穴

鹿茸的功效：壮元阳、补气血、益精髓、强筋骨、治虚劳羸瘦、精神倦乏、眩晕、耳聋、目暗、腰膝酸痛、阳痿、滑精、子宫虚冷、崩带下。

"生精补髓、养血益阳、强健筋骨、治一切虚损虚痢等。"（《本草纲目》）

鹿茸的作用：

性温而不燥，提高机体功能，对全身虚弱、久病之人有较好的保健作用。还能改善睡眠和饮食，缓解疲劳。

可使血压下降，心率减慢，外周血管扩张；使心收缩力加强，心率加快，心搏出量增加，有明显的强心作用。对心律不齐有调节作用，并使心脏收缩加强。

能兴奋机体肠管及子宫，增强肾脏的利尿功能。

可以提高机体的细胞免疫和体液免疫功能，促进淋巴细胞的转化，具有免疫促进剂的作用。

曲骨穴主治病症：

缓解治疗阴部瘙痒、下腹坠胀、月经不调、痛经、少腹胀满、小便淋沥、遗尿、疝气、遗精、前列腺、阳痿、赤白带下等。

缓解治疗妊娠斑、子宫性肝斑、处女性肝斑、暗疮等。

通利小便、调经止痛、收降浊气等。

治疗前列腺时点按曲骨穴，有时阴茎会自动勃起，说明气血贯通，疗效可期。

14. "杜仲"——N7E31—34八髎穴

杜仲归经入肝经、肾经。主治：补肝肾、强筋骨、安胎。主治腰膝酸痛、阳痿、遗精、尿频、小便余沥、阳亢眩晕、风湿痹痛、阴下湿痒、足膝痿弱、胎漏欲坠、胎动不安、高血压。

杜仲功用：

肝肾亏虚。多见于高血压病、眩晕症、脑血管意外后遗症、慢性肾脏疾病、脊髓灰质炎等。

肾气不固。多见于慢性前列腺疾病、性功能障碍、不育症、先兆或习惯性流产等。

用于慢性关节疾病、骨结核、痛经、功能失调性子宫出血、慢性盆腔炎等疾病而出现肝肾亏虚征候者。

八髎是八个穴位：

指上髎、次髎、中髎、下髎各一对，所以叫作"八髎"。八髎五行属水，擅长调节全身的水液，疏通气血。凡是妇科病，都跟气血水液有关。因此八髎能通调所有的妇科病。搓八髎是治疗妇科、男科之要穴。

主治病症：

大、小便不利、月经不调、带下、阴挺、遗精、阳痿、腰骶部疾病、腰痛、坐骨神经痛、下肢痿痹、小腹胀痛、便秘、盆腔炎等。

15. "蛤蚧"——N4E9阴陵泉穴

蛤蚧的功效与性味：蛤蚧味咸，性平。归入肺经、肾经。功能：益肾补肺、定喘止嗽。

主治：肺肾两虚气喘咳嗽、虚劳咳嗽、咯血、肾虚阳痿、遗精、小便频数、消渴。

蛤蚧的作用：补肺益肾，纳气平喘，助阳益精。用于肺虚咳嗽，肾虚作喘，虚劳喘咳，失眠健忘，阳痿早泄，小便频数等。蛤蚧兼入肺肾二经，长于补肺气、助肾阳、定喘咳，为治多种虚证喘咳之佳品。

阴陵泉主治病症：

晕眩、腹痛、腹胀、尿失禁、腰膝疼痛、遗精、阳痿、排毒、减肥、月经不调、痛经、湿疹、小便不利、祛斑美容、提高免预力等。

16."白芍"——N4E1隐白穴

白芍性微寒，味苦、酸，入肝经、心经、肾经。

白芍的功效与作用：

养血敛阴、柔肝止痛、平抑肝阳的功效，可用于月经不调、经行腹痛、崩漏、盗汗、胁肋脘腹疼痛或四肢拘挛作痛、头晕头痛等。

"白芍可治腹痛，除血痹，破坚积，止痛，利小便，益气。"（《本草纲目》）

血虚阴虚之人胸腹胁肋疼痛，肝区痛，胆囊炎胆结石疼痛者宜食；泻痢腹痛，妇女行经腹痛者宜食；自汗易汗盗汗者宜食；腓肠肌痉挛，四肢拘挛疼痛，不安腿综合征患者宜食；同甘草配合用可以缓解各种胸腹及四肢疼痛。

扩张冠状动脉，降低血压，抗血栓和抗血小板聚集。

护肝、解痉、镇痛。

隐白穴主治病症：

调经统血、健脾回阳、缓解心脾疼痛、健脾宁神。可以改善食欲不振、月经过多或崩漏、尿血、便血、吐血、腹痛、多梦、昏厥、心胸痛等症。还常用于辅疗呕吐、食欲不振、泄泻、腹满等症。

17."阿胶"——N4E6三阴交穴

阿胶为马科动物驴的皮，经煎煮、浓缩制成的固体胶，主要成分有：驴皮、黄酒、冰糖、豆油。与人参、鹿茸并称中药三宝，自古以来作为强身健体之佳品。

补血、滋阴、润燥、燥咳、咯血、止血、补钙、强筋健骨、益智健脑。

三阴交穴主治病症：

脾胃虚弱、消化不良、腹胀肠鸣、腹泻、月经不调、崩漏、带下、闭经、子宫脱垂、难产、血晕、恶露不尽、遗精、阳痿、阴茎肿痛、睾丸缩腹、水肿、眼袋浮肿、失眠、小便不利、遗尿、膝脚痹痛、脚气、湿疹、荨麻疹、神经性皮炎、高血压、祛斑祛皱、女性性冷淡等。

18. "枸杞"——N3E7下关穴

补肾益精，养肝明目，润肺止咳之功效。适合血气两亏、高血压、体质虚弱、视力下降、贫血、慢性肝炎、中毒性或代谢肝病及胆道系统引起的肝功能障碍等的人服用。尤其适合肾虚腰痛、工作繁忙的男性食用。枸杞可分为三个部分来使用：枸杞叶可用来泡"枸杞茶"饮用；红色果实"枸杞子"可用于做菜或泡茶；枸杞根又称为"地骨皮"，可当作药材使用。

枸杞的药效：滋阴、解热、治疗糖尿病、止咳化痰等，枸杞根降血压。枸杞茶治疗体质虚寒、性冷感、健胃、肝肾疾病、肺结核、便秘、失眠、低血压、贫血、各种眼疾、掉发、口腔炎、护肤等。体质虚弱、常感冒、抵抗力差的人可经常食用。

下关穴主治病症：

消肿止痛、益气聪耳、通关利窍、耳聋、耳鸣、聤耳、牙痛、口噤、口眼歪斜、面痛、三叉神经痛、面神经麻痹、下颌疼痛、牙关紧闭、颞颌关节炎、腮腺炎等。

19. "沙参"——N1E10鱼际穴

沙参具有滋阴生津、清热凉血之功，配合放化疗用于肿瘤患者，尤其是对晚期肿瘤病人血枯阴亏、肺阴虚之肺癌、消化道肿瘤术后气阴两虚或因放疗而伤阴引起的津枯液燥者，具有较好的疗效。

沙参的功效与作用：

肺燥阴虚、干咳痰少、咽干鼻燥、清热、养胃生津、热病后期胃阳不足之口渴舌干、食欲不振等症。

胃阴虚兼见肝肾阴虚，肝气不舒，症见胁痛脘胀，吞酸吐苦，咽干口燥，脘部灼痛，嘈杂似饥，舌红少津者，可与麦冬、枸杞子等并施。可清宣肺气，清热利咽。

鱼际穴主治病症：

热邪壅滞、风热犯肺、痰热壅肺、肺失肃降、咳嗽、气喘、胸闷、胸痛、咯血、咽喉肿痛、失音、发热、肘臂手指挛痛、指麻瘫痪、小儿疳积等。

20.“麦冬”——N3E36足三里穴

《神农本草经》将麦冬列为养阴润肺的上品，言其“久服轻身，不老不饥”。《医学衷中参西录》言其：“能入胃以养胃液，开胃进食，更能入脾以助脾散精于肺，定喘宁嗽。”麦冬味甘、微苦，性微寒，归胃、肺、心经，有养阴润肺、益胃生津、清心除烦的功效，用于肺燥干咳、阴虚痨嗽、喉痹咽痛、津伤口渴、内热消渴、心烦失眠、肠燥便秘等症。

麦冬具有抗疲劳、清除自由基、提高细胞免疫功能以及降血糖的作用。有镇静、催眠、抗心肌缺血、抗心律失常、抗肿瘤等作用。麦冬还有促进胰岛细胞功能恢复、增加肝糖原、降低血糖的作用。

足三里穴的功效与作用：

补中益气、和胃止泻、止痛安神、祛除风湿、增进食欲、帮助消化、胃炎、胃溃疡、缓解紧张情绪、改善心功能、调节内分泌、提高人体免疫力、减肥等。

古语道：“常揉足三里，胜吃老母鸡。”

21.“玉竹”——N1E5尺泽穴

玉竹的功效：养阴、润燥、除烦、止渴、治热病阴伤、咳嗽烦渴、虚劳发热、消谷易饥、小便频数、头昏眩晕、内热消渴、筋脉挛痛。“主风温自汗灼热，及劳疟寒热，脾胃虚乏，男子小便频数，失精，一切虚损。”（《本草纲目》）

玉竹的作用：抗衰老、滋阴养气、润燥润肺、镇静神经、强心、降血脂、血糖、清火、慢性胃炎、肺气肿、美容护肤、祛除黑斑、补脑力体力、预防老眼昏花、改善睡眠、增强身体免疫力。

尺泽穴主治病症：

咳嗽、喘息、气逆、咯血、善呕、胸胁满痛、心痛、癃闭、胃痛、腹胀、绞肠痧痛、便秘、鼻衄、喉痹、舌干、振寒、瘿疾、潮热、消渴、癫疾、痿疟、腰痛、风痹、肩周炎、肘臂挛痛、感冒、咽喉肿痛、扁桃体炎、支气管炎、百日咳、肺炎、胸膜炎、肋间神经痛、丹毒、胎位不正、荨麻疹、高血压、支气管哮喘、肺结核、急性胃肠炎等。

22. "甲鱼"——N12E6中都穴

具有滋阴凉血、补益调中、补肾健骨、散结消痞等作用。可防治身虚体弱、肝脾肿大、肺结核等症。也可降低血胆固醇，对高血压、冠心病具有一定的辅助疗效。

能够提高免疫力、养颜护肤、抗癌抑癌、祛压降脂、壮阳壮腰、滋阴补虚等。

中都穴主治病症：

胁痛、腹胀泄泻、小腹痛、疝气崩漏、恶露不尽。

消化系统、生殖系统疾病。

肝胆病及下肢病、疏肝理气，

调经止血，降浊升清。

急性肝炎、崩漏、下肢麻痹疼痛、膝关节炎、喉头炎等。

23. 乌鸡白凤丸——N18E5性福穴

乌鸡白凤丸功效：

由乌鸡、人参、白芍等药材组成，主要功效为补气养血，调经止带。用于气血两虚、身体瘦弱、腰膝酸软、月经不调、崩漏带下。

月经不调是妇科常见病，可以由气虚、阴虚内热、肝热等因素导致。一般中医对于气虚导致的月经不调，用补中益气丸治疗；对于阴虚内热，即血热导致的月经不调，用两地汤治疗；对于肝热导致的月经不调，则用丹栀逍遥丸来治疗。三者均不用乌鸡白凤丸。

性福穴：

位于外踝前侧约一寸的地方，肌肉微凸，极易辨认，用压痛法取穴，最敏感、最酸胀疼痛就是穴位所在。该穴对于妇科疾病的一切疼痛，如痛经、产后子宫收缩疼痛，以及女性阴腹疼痛等，都有显著疗效。

该穴位原名"女福穴"，是周尔晋老先生发现并命名的，当年周先生在安徽定远用这个穴位给许多妇女解除了各种妇科病痛，随后把这个穴位取名为"女福穴"。

　　我在经络研究和实践中发现，该穴位对男性、女性的生殖系统相关疾病都有疏通经络、除病祛疾的神奇功效，不仅能给女性带来福气，同样还能给男性带来福音。当一些朋友患有前列腺炎、尿潴留等男性病时，点按此穴也非常有效。故为该穴位更名为"性福穴"。

　　性福穴还有强壮腰腿的功能，对腰椎病与瘫痪也有防治作用。该穴止痛效果强，十分钟内解除产妇宫缩痛，极其效验，可治妇女痛经病、宫缩痛、结扎术后遗症、上环后不适等。该穴还有强壮腰腿功能，对腰椎病与瘫痪病有配合医疗作用，对男性疾病也有疗效。

24. 前列通瘀片——N18E5性福穴

　　前列通瘀片活血化瘀，清热通淋。用于慢性前列腺炎属瘀血阻滞兼湿热内蕴症，如尿频尿急、余沥不尽，会阴、下腹或腰骶部坠胀疼痛，或尿道灼热、阴囊潮湿、舌紫暗或瘀斑、舌苔黄腻等。

　　具有抗炎、杀菌、解痉挛、改善微循环作用。

　　性福穴位于外踝前侧约一寸的地方，肌肉微凸，极易辨认，用压痛法取穴，最敏感、最酸胀疼痛就是穴位所在。中医古籍中，男性生殖系统被称为"宗筋"，既可理解为人类传"宗"接代之筋，又可理解为全身"筋"之祖宗。而肝为魂之处，血之藏，筋之宗。开窍于目，在体合筋。肝与胆是互为表里的脏和腑，肝经与胆经相络属，筋为肝之所主，筋所以能屈伸动作，是由于肝的精气灌溉濡养，故其充在筋。

　　性福穴为胆经所经过之处，于脚背筋及五爪与肝所络最接近。该穴对一切男性生殖系统疾病都有明显的疗效，特别是对阴囊至阴茎这条男性身体最大的"宗筋"上的各种疾患，有着独特的治疗功效，自然也对负责精液和尿液开闭枢纽的男性前列腺疾病如前列腺增生、前列腺肥大等有着药力难及的奇效。

二、神奇穴位药方

　　（1）十全大补丸：N8E3太溪、N8E7复溜穴。
　　（2）加味逍遥丸：N4E6三阴交穴、N4E9阳陵泉、N12E3太冲穴。

（3）附桂理中丸：N3E36足三里。

（4）消心痛痹丸：N9E3曲泽。

（5）颈椎活络丸：N17E18手掌食、中指根交汇点。

（6）胸椎开痹丸：N17E18手掌中、无名指根交汇点。

（7）腰椎回春丸：N17E19手掌无名指、小指交汇点。

（8）落枕项强丸：N17E21食指、中指交汇点下一寸。

（9）止嗝理气丸：N7E2攒竹、N9E6内关。

（10）麦粒消肿丸：缝衣线拴中指根拉紧一分钟。

（11）补气健脾丸：N13E6气海、N7E20脾俞、N3E36足三里。

（12）补血生肌丸：N4E10血海、N7E17膈俞、N3E36足三里。

（13）健胃消食片：N3E25天枢、N13E12中脘、N3E36足三里。

（14）神奇痔疮贴：N1E6孔最、N16E16二白穴。

（15）疏肝理气丸：N13E17膻中、N12E9阴包、N12E3太冲。

（16）理血去瘀丸：N4E10血海、N4E6三阴交、N4E1隐白。

（17）清热解毒片：N6E8小海、N9E3曲泽（心热）；N1E5尺泽、N1E10鱼际（肺热）；N4E9阳陵泉、N12E3太冲（肝胆热）；N2E11曲池、N2E4合谷（大肠热）；N10E6支沟、N10E5外关（三焦热）。

（18）速效救心丸：N14E26人中、N17E34十宣。

（19）止咳平喘丸：N7E13肺俞、N1E1中府。

（20）健脾化痰丸：N3E40丰隆、N3E41解溪。

（21）清咽润喉片：N2E4合谷、N1E10鱼际、N3E9人迎。

（22）消炎止痛片：N11E40丘墟、N4E5商丘、N2E4合谷。

（23）通宣理肺丸：N2E20迎香、N1E7列缺、N1E5尺泽。

（24）通便止泻片：N3E25天枢、N7E25大肠俞、N2E2二间。

（25）风寒感冒片：N11E20风池、N14E14大椎、N13E4关元。

（26）补肾降火丸：N8E6照海。

（27）温阳驱寒汤：N7E62申脉（通阳跷脉）。

（28）清心解郁丸：N9E6内关。

（29）颈腰椎康：N6E3后溪。

（30）小柴胡汤：N11E41足临泣。

（31）痛经健脾汤：N4E4公孙、N12E3太冲。

（32）去痛片：N2E4合谷穴（牙痛、痛经等一切疼痛）。

（33）金匮肾气丸：N10E21耳门、N8E3太溪。

（34）静脉曲张散：N12E9阴包、N7E57承山、N8E1涌泉。

（35）牙痛六神丸：N3E6颊车、N3E44内庭、N3E36足三里（下牙）；N2E4合谷、N2E11曲池、N2E10手三里（上牙）。

（36）乳腺增生片：N13E17膻中、N12E3太冲、N4E6三阴交。

（37）皮肤粗糙丸：N1E7列缺、N2E5阳溪。

（38）乌发回春丸：N8E3太溪、N8E1涌泉。

（39）杜仲壮骨丸：N7E55合阳穴（左病右治，右病左治）。

（40）金嗓子喉片：N1E11少商穴。

（41）鼻衄消：N1E11少商、N14E23上星穴。

（42）开塞露：N2E1商阳、N2E3三间。

（43）口气清新剂：N9E7大陵穴、N6E3后溪穴（烂苹果或蒜臭味，要警惕糖尿病酮症酸中毒；臊臭味，可能是肾功能问题；肝病患者的口臭一般呈腐臭味）。

（44）牛黄解毒丸：N3E44内庭、N12E3太冲穴。

（45）降压药：N12E3太冲、N8E3太溪、N2E11曲池穴、N3E9人迎穴。

（46）穿心莲：N5E8少府穴。

（47）大补阴丸：N1E5尺泽、N8E7复溜、N4E6三阴交、N8E2然谷穴。其功效相当于中药里的大补阴丸，去火补阴。

（48）降糖丸：N8E2然谷、N4E8地机、N4E4公孙穴。

（49）补中益气丸：N1E1中府、N13E17膻中穴、N4E3太白、N4E5商丘、N12E3太冲穴。

（50）六味地黄丸：N8E6照海穴。此穴滋肾阴效果极好，相当于六味地黄丸的功效。

（51）参苓白术丸：N1E9太渊、N4E5商丘穴（补肺健脾）。

（52）吗叮啉：N9E7大陵穴（借心血助运化）。

（53）降糖灵：N8E2然谷、N4E8地机穴。

（54）乐力钙片：N4E2大都穴。

（55）牛黄清心丸：N5E8少府、N4E2大都穴。

（56）止流鼻血：N2E20迎香、N1E6孔最穴（左鼻孔出血按左侧，右鼻孔反之）。

（57）二妙丸：N12E8曲泉穴。肝经上的曲泉穴是清肝去湿要穴，具有清肝火、祛湿热。相当于中药"二妙丸"。

（58）麦味地黄丸：N1E5尺泽、N8E7复溜穴。

（59）天蚕胶囊：治疗面瘫、面部神经麻痹，修复受损细胞。点按N3E7下关、N15E7鱼腰、N3E2四白、N3E6颊车穴。火盛患侧耳尖放血，寒盛加N1E10鱼际、N3E2四白、N15E8太阳穴。

（60）柴胡：N2E4合谷、N12E3太冲穴。

双侧合谷+双太冲，俗称"开四关"组合在一起，就像柴胡一样，能疏肝理气，缓解压力。合谷穴也是止痛药。合谷位于第二掌骨的中点，紧握着骨头中点的边缘即是，是止痛的特效穴，可治经痛、牙痛。

"拘挛闭塞，遣八邪而去矣；寒热痹痛，开四关而已之。"（《标幽赋》）

三、人体穴位功能分类表

1. 祛风除湿穴

翳风N10E17、秉风N6E12、风市N11E31、承山穴N7E57、伏兔穴N3E32、阴市穴N3E33、梁丘穴N3E34、犊鼻穴N3E35、条口穴N3E38、肩髎穴N10E14、膝关穴N12E7。

2. 解表穴

玉枕穴N7E9、大杼穴N7E11、风门穴N7E12、京骨穴N7E64、风池穴N11E20、陶道穴N14E13、大椎穴N14E14、风府穴N14E16。

3. 滋阴穴

三阴交穴N4E6、阴陵泉穴N4E9、血海穴N4E10、肺俞穴N7E13、膏肓穴N7E43、然谷穴N8E2、照海穴N8E6、横骨穴N8E11、大赫穴N8E12。

4. 温里穴

大都穴N4E2、漏谷穴N4E7、地机穴N4E8、腹结穴N4E14、大横穴N4E15、胃俞穴N7E21、气海俞穴N7E24、大肠俞穴N7E25、关元俞穴N7E26、会阳穴N7E35。

5. 消食疏滞穴

不容穴N3E19、承满穴N3E20、梁门穴N3E21、关门穴N3E22、太乙穴N3E23、腹哀穴N4E16、食窦穴N4E17、幽门穴N8E21、下脘穴N13E10、建里穴N13E11、中脘穴N13E12、上脘穴N13E13。

6. 化痰平喘穴

中府穴N1E1、云门穴N1E2、天府穴N1E3、列缺穴N1E7、水突穴N3E10、气舍穴N3E11、气户穴N3E13、库房穴N3E14、屋翳穴N3E15、膺窗穴N3E16、丰隆穴N3E40、天溪穴N4E18、周荣穴N4E20、魄户穴N7E42、噫嘻穴N7E45、神封穴N8E23、灵墟穴N8E24、神藏穴N8E25、彧中穴N8E26、俞府穴N8E27、膻中穴N13E17、玉堂穴N13E18、紫宫穴N13E19、华盖穴N13E20、璇玑穴N13E21、天突穴N13E22。

7. 活血补血穴

太渊穴N1E9、三阴交穴N4E6、血海穴N4E10、养老穴N6E6、膈俞穴N7E17、阳纲穴N7E48、合阳穴N7E55、阴交穴N13E7。

8. 调经止带穴

归来穴N3E29、冲门穴N4E12、白环俞穴N7E30、上髎穴N7E31、次髎穴N7E32、中髎穴N7E33、下髎穴N7E34、水泉穴N8E5、交信穴N8E8、阴谷穴N8E10、气穴N8E13、四满穴N8E14、中注穴N8E15、带脉穴N11E26、维道穴N11E28、蠡沟穴N12E5、曲泉穴N12E8、阴包穴N12E9、阴廉穴N12E11。

9. 疏肝息风穴

滑肉门穴N3E24、率谷穴N11E8、天冲穴N11E9、本神穴N11E13、行间穴N12E2、太冲穴N12E3、筋缩穴N14E8、强间穴N14E18、后顶穴N14E19、前顶穴N14E21、神庭穴N14E24。

10. 温阳益气穴

大巨穴N3E27、足三里穴N3E36、太白穴N4E3、公孙穴N4E4、商丘穴N4E5、脾俞穴N7E20、肾俞穴N7E23、中膂俞穴N7E29、意舍穴N7E49、胃仓穴N7E50、志室穴N7E52、仆参穴N7E61、束骨穴N7E65、太溪穴N8E3、石关穴N8E18、商曲穴N8E17、京门穴N11E25、环跳穴N11E30、关元穴N13E4、石门穴N13E5、气海穴N13E6、神阙穴N13E8、腰阳关穴N14E3、命门穴N14E4、脊中穴N14E6、百会穴N14E20。

11. 宁神安眠穴

灵道穴N5E4、阳谷穴N6E5、支正穴N6E7、心俞穴N7E15、神堂穴N7E44、足通谷穴N7E66、郄门穴N9E4、间使穴N9E5、内关穴N9E6、大陵穴N9E7、神道穴N14E11。

12. 开窍醒神穴

少商穴N1E11、商阳穴N2E1、乳中穴N3E17、厉兑穴N3E45、隐白穴N4E1、少冲穴N5E9、少泽穴N6E1、后溪穴N6E3、委中穴N7E40、金门穴N7E63、至阴穴N7E67、涌泉穴N8E1、劳宫穴N9E8、中冲穴N9E9、关冲穴N10E1、足窍阴穴N11E44、大敦穴N12E1、承浆穴N13E24、水沟穴N14E26、兑端穴N14E27、龈交穴N14E28。

13. 利水通淋穴

水道穴N3E28、陷谷穴N3E43、阴陵泉穴N4E9、箕门穴N4E11、三焦俞穴N7E22、膀胱俞穴N7E28、委阳穴N7E39、胞肓穴N7E53、大钟穴N8E4、复溜穴N8E7、曲骨穴N13E2、中极穴N13E3、水分穴N13E9。

14. 通窍穴

巨髎穴N3E3、下关穴N3E7、天窗穴N6E16、曲差穴N7E4、络却穴N7E8、液门穴N10E2、中渚穴N10E3、三阳络穴N10E8、四渎穴N10E9、翳风穴N10E17、耳和髎穴N10E22、上关穴N11E3。

15. 利目穴

承泣穴N3E1、四白穴N3E2、头维穴N3E8、睛明穴N7E1、攒竹穴N7E2、眉冲穴N7E3、承光穴N7E6、天牖穴N10E16、丝竹空穴N10E23、瞳子髎穴N11E1、目窗穴N11E16。

16. 利鼻穴

禾髎穴N2E19、迎香穴N2E20、通天穴N7E7、承灵穴N11E18、囟会穴N14E22、素髎穴N14E25。

17. 利耳穴

听宫穴N6E19、会宗穴N10E7、颅息穴N10E19、耳门穴N10E21、听会穴N11E2。

18. 利口舌咽喉穴

天鼎穴N2E17、扶突穴N2E18、大迎穴N3E5、颊车穴N3E6、正营穴N11E17、廉泉穴N13E23、哑门穴N14E15、脑户穴N14E17。

19. 清热解毒穴

二间穴N2E2、阳溪穴N2E5、偏历穴N2E6、温溜穴N2E7、颧髎穴N6E18、昆仑穴N7E60、角孙穴N10E20、承浆穴N13E24、腰俞穴N14E2、龈交穴N14E28。

20. 清心热穴

尺泽穴N1E5、孔最穴N1E6、鱼际穴N1E10、少海穴N5E3、通里穴N5E5、阴郄穴N5E6、神门穴N5E7、少府穴N5E8、小海穴N6E8、天柱穴N7E10、筑宾穴N8E9、曲泽穴N9E3。

21. 清肺热穴

合谷穴N2E4、前谷穴N6E2、身柱穴N14E12、灵台穴N14E10、上星穴N14E23。

22. 清肝胆热穴

五处穴N7E5、颔厌穴N11E4、悬颅穴N11E5、悬厘穴N11E6；曲鬓穴N11E7；浮白穴N11E10、头窍阴穴N11E11、完骨穴N11E12、阳白穴N11E14、头临泣穴N11E15、脑空穴N11E19、五枢穴N11E27、光明穴N11E37、足临泣穴N11E41、地五会穴N11E42、侠溪穴N11E43、中封穴N12E4、足五里穴N12E10。

23. 清胃肠热穴

三间穴N2E3、合谷穴N2E4、下廉穴N2E8、手三里穴N2E10、曲池穴N2E11、下巨虚穴N3E39、解溪穴N3E41、冲阳穴N3E42、内庭穴N3E44、阳纲穴N7E48、肓门穴N7E51、小肠俞穴N7E27、长强穴N14E1。

24. 清三焦热穴

阳池穴N10E4、外关穴N10E5、支沟穴N10E6、天井穴N10E10、消泺穴N10E12、瘛脉穴N10E18、渊腋穴N11E22。

25. 疏经理气穴

侠白穴N1E4、经渠穴N1E8、人迎穴N3E9、缺盆穴N3E12、乳根穴N3E18、天枢穴N3E25、外陵穴N3E26、气冲穴N3E30、上巨虚穴N3E37、府舍穴N4E13、胸乡穴N4E19、大包穴N4E21、极泉穴N5E1、青灵穴N5E2、天容穴N6E17、厥阴俞穴N7E14、督俞穴N7E16、肝俞穴N7E18、胆俞穴N7E19、膈关穴N7E46、魂门穴N7E47、肓俞穴N8E16、阴都穴N8E19、腹通谷穴N8E20、步廊穴N8E22、天池穴N9E1、天泉穴N9E2、辄筋穴N11E23、日月穴N11E24、阳陵泉穴N11E34、外丘穴N11E36、中都穴N12E6、急脉穴N12E12、章门穴N12E13、期门穴N12E14、巨阙穴N13E14、鸠尾穴N13E15、中庭穴N13E16、膻中穴N13E17、中枢穴N14E7、至阳穴N14E9。

26. 舒筋活络穴

上廉穴N2E9、肘髎穴N2E12、手五里穴N2E13、臂臑穴N2E14、巨骨穴N2E16、地仓穴N3E4、髀关穴N3E31、腕骨穴N6E4、肩贞穴N6E9、臑俞穴N6E10、天宗穴N6E11、秉风穴N6E12、曲垣穴N6E13、肩外俞穴N6E14、肩中俞穴N6E15、承扶穴N7E36、殷门穴N7E37、浮郄穴N7E38、附分穴N7E41、秩边穴N7E54、承筋穴N7E56、承山穴N7E57、飞扬穴N7E58、跗阳穴N7E59、申脉穴N7E62、清冷渊穴N10E11、臑会穴N10E13、肩髎穴N10E14、天髎穴N10E15、肩井穴N11E21、居髎穴N11E29、风市穴N11E31、中渎穴N11E32、膝阳关穴N11E33、阳交穴N11E35、阳辅穴N11E38、悬钟穴N11E39、丘墟穴N11E40、悬枢穴N14E5。

第十五章
常见疾病处方遣穴

一、睡太软床垫腰会酸痛的原因

风为百病之长，寒为百病之源，湿为百病之根。

生活中常见的情况，同一个人睡在同一个房间、同一张床上，睡席梦思床垫早晨起床就会腰痛。如果换成材质较硬的木板床垫，早晨起来就不会腰痛。这是什么原因？

人体百分之七十都是水，水往低处流。睡软床垫腰部就在最低点，经过一夜的时间，身体里的水液就会流到腰部。水湿在腰间留滞，早晨起来后就会感觉腰酸腰疼。如果进行简单的体育锻炼，甩手、踢腿、下腰、转体活动后，腰间的水湿被活动挤压到身体的其他地方。或者正常工作作息，一两个小时以后，腰间的水湿在重力的作用下往低处流注，腰部的酸痛感也会自然逐渐减轻。

同样的原因，水湿由胃受纳，膀胱、肠胃经络如果运化无力或不畅，则滞留体内的水湿便会与体内未能及时分解排出的脂肪和细胞代谢物混合成半固态状向下流到腹部、臀部、大腿堆积，外面看起来就是肥胖。

还有一些未能排出的多余水湿在地心引力的作用下由双腿向下渗透。流到膝盖关节时，如果有风邪袭入撑出空隙，则水液便渗入膝关节周围，造成气血淤阻。进而产生膝关节炎、膝关节水肿、膝关节疼痛等疾病，影响双腿的正常活动。

如果水湿继续向下渗透，则会造成小腿肚和脚趾头容易抽筋，踝关节容易挫伤、拉伤、崴伤等病痛出现。

水湿滞留体内，与风邪相合则成风湿，与寒邪相交则成寒湿，与燥热相溶则成湿热，与暑邪相会则是中暑。

由此可知，人体之病多因水湿运化失调所致，治病先治水。大禹治水在于疏导。因此治水湿的关键在于诊断穴位枢纽，疏通经络，通调水道，使其运化功能恢复正常，则水湿之病即会消遁，由水湿引起的各种并发症也会逐步缓解或消失。

二、按五行规律遣穴处病

"阴阳不可见，水火之证可见。"（《类经》）

由于人体的阴、阳无法看见和感知，而寒热（水火）、虚实可以通过四诊合参去了解和掌握，因此指针诊疗只需遵循寒则热之、热则寒之、虚则补之、实则泻之、生克兼顾的原则遣方处病，即可达到事半功倍的效果。

常见病的五行遣穴处病：

痒麻者为虚，肿痛者为实。实则泻其子，虚则补其母。不虚不实，以经调之。

1. 咽喉肿痛

属胃热实证，实则泻其子。可以选胃经上的井金穴厉兑、脾经上的经金穴商丘、子经肺经上的经金穴经渠、大肠经上的井金穴商阳；也可以选胃经上的腧木穴陷谷（木克土）、脾经上的井木穴隐白（木克土），还可以选肝经上的井木穴大敦（补木克土）、腧土穴太冲（助木泻土），胆经上的腧木穴足临泣（补木克土）、阳陵泉（助木泻土）。

2. 口腔溃疡

脾开窍于口，属脾热实证，实则泻其子。可以选脾经上的经金穴商丘、胃经上井金穴厉兑、子经肺经上的经金穴经渠、大肠经上的井金穴商阳；也可以选脾经上的井木穴隐白（木克土）、胃经上的腧木穴陷谷（木克土）；还可以选肝经上的井木穴大敦（木克土）、腧土穴太冲（助木泻土），胆经上的腧木穴足临泣（木克土）、阳陵泉（助木泻土）。

3. 舌头起泡

心开窍于舌，属心火实证，实则泻其子。可以选心经上的腧土穴神门、小肠经上的合土小海、脾经上的腧土穴太白、胃经上的合土穴足三里；也可以选心经上的合水穴少海（水克火）、小肠经上的荥水穴前谷（水克火）；还可以选肾经上的合水穴阴谷（水克火）、荥火穴然谷（助水泻火），膀胱经上的荥水穴通谷（水克火）、经火穴昆仑（助水泻火）。

4. 过敏性鼻炎

湿邪留滞，肺开窍于鼻，肺气虚证，虚则补其母。可以选肺经上的腧土穴经渠、大肠经上的合土穴尺泽、脾经上的腧土穴太白、胃经上的合土穴足三里；也可以选肺经上的荥火穴鱼际（火克金）、大肠经上的经火穴阳溪（火克金）；还可以选心经上的荥火穴少府（火克金）、经金穴灵道（助火泻金），小肠经上的经火穴阳谷（火克金）、井金穴少泽（助火泻金）。

5. 脚气

心经火旺，相生脾胃，阳经走足，湿热下注。心热实证，实则泻其子。可以选心经上的腧土穴神门、小肠经上的合土穴小海、脾经上的腧土穴太白、胃经上的合土穴足三里；也可以选心经上的合水穴少海（水克火）、小肠经上的荥水穴前谷（水克火），还可以选肾经上的合水穴阴谷（水克火）、荥火穴然谷（助水泻火），膀胱经上的荥水穴通谷（水克火）、经火穴昆仑（助水泻火）。

6. 手脚、肩臂、腰腿扭伤

人体百分之七十以上都是水液。人体经络健康的时候，体内气血是通畅的。当身体受到某种力量导致手脚、肩臂、腰腿拉伤、扭伤时，经络受损致使气血淤塞，错位的地方会被体液夹带着气体充填进来，造成肢体强直，难以复原。

此时千万不能冷敷，冷敷会造成受伤部位风、湿、瘀血凝固，活血化瘀更加困难。这个时候的治疗应该以祛风除湿、温经通络、益气活血为主。

奇妙的人体带有六个风字的穴位，风池、风府、风门、翳风四个穴位都在上焦，秉风在肩臂，风市在大腿。

风轻扬向上，前面四个穴位就是祛除脏腑风邪的枢纽。而在肩臂和大腿上的风无路可行，只能飘行于人体四肢。秉字就是掌握、把持的意思，秉风就是把持之风，很难祛除的意思，这也是肩周炎不易康复的原因。风市就是风的集市，有集市则各种各样的风都有，不易管理。

祛除脏腑之风的穴位可用风池、风府、风门、翳风穴，祛除手臂的风可用秉风穴，祛除腰腿的风可用风市穴。

祛风以后接着除湿，首先就是拍八窝，八窝就是左右肘窝、腋窝、髀窝（大腿根部）和腘窝（膝盖后面）。除湿穴位主要有合谷、曲池、丰隆、侠溪、足临泣、昆仑、承山、飞扬、承筋、委中和膀胱俞。

温经的穴位有涌泉、大都、地机、大横、气海、关元。

通络的穴位有合谷、肩贞、上廉、手三里、臑会、天宗、申脉、悬钟、阳交、跗阳、合阳、膝阳关、中渎、环跳。

益气的穴位有太白、冲阳、漏谷、足三里、养老、肺俞、太溪。

活血的穴位有公孙、商丘、三阴交、血海、大敦、中都、曲泉、太渊、膈俞、阴交。

三、急、慢症与奇经八脉为病的配穴方法

1. 郄穴治急症、络穴治缓症

脏证治脏，腑证治腑。缓者为虚，急者为实。实证泻其子，虚证补其母。

例一，脚踝扭伤：急症。

脚踝扭伤是急症，疼痛者为实证。外踝扭伤为胆经过实，此为母病及子，即木病及火，胆经属腑；内踝扭伤为脾经过实，此为子病累母，即土病累火，脾经属脏。

外踝扭伤母病实证泻其子，可以选六腑属火的太阳小肠经上的郄穴养老穴，也可以水克火，选六腑属水的太阳膀胱经上的郄穴金门治疗。

内踝扭伤子病实证累母，母虚补母之母，即火虚补木。可以选五脏属木的肝经郄穴中都；土乘水，也可以选肾经上的郄穴水泉治疗。

这里没有选木克水是因为脾主运化，脾经受损水道不通，如果再以木克土则脾经堵塞更严重。因为脾土克肾水，因此把肾经中的郄穴水泉出口扩大一下，增大水量，就可以把脾经堵塞的地方疏通了。

例二，便秘：缓症。

便秘是慢性病，可能是实证，也可能是虚症。便秘令人非常的痛苦，加之体内毒素被反复吸收，对健康的危害尤其严重。所以有一天不大便等于抽了三包烟的说法。这种说法可能有些夸张，不过如果说三天不大便等于抽了三包烟，应该是没人会质疑的。

便秘可能是实证，如肠胃燥热、善饥消谷、血脂过高等。也可能是虚证，如脾的水湿运化不力，大肠缺乏水液帮助蠕动，肺气虚弱致使大肠无气力推动排便，膀胱水液代谢紊乱等原因都有关系。因此治疗便秘既要治脏也要治腑。

可以选肺经上的络穴列缺、大肠经上络穴偏历、脾经上的络穴公孙、膀胱经上的络穴飞扬治疗。

实证泻其子，也可以选肺经上的合水穴尺泽、大肠经上的荥水穴二间、脾经上的经金穴商丘、膀胱经上的腧木穴束骨治疗。

虚证补其母，可以选肺经上的荥火穴鱼际、大肠经上的经火穴阳溪、脾经上的腧土穴太白、胃经上的合土穴足三里治疗。

例三，失眠：缓症。

失眠是慢性病，多为肝肾阴虚、火旺易怒、五心潮热或心脾两虚、阳气不足所致。

可以选肝经上的络穴蠡沟、心经上的络穴通里、心包经上的络穴内关、脾经上的络穴公孙、肾经上的络穴大钟来治疗。

虚则补其母，也可以选肝经上合水穴曲泉、心经上的井木穴少冲、心包经上的井木穴中冲、脾经上的荥火穴大都和肾经上的经金穴复溜治疗。

2. 奇经八脉为病用穴

脉直上直下，浮者督脉病脉，紧者任脉病脉，牢者冲脉病脉。

督脉为病，脊强反折、角弓反张；

任脉为病，男子七疝，女子积瘕、赤白带下；

冲脉为病，气逆而里急。

寸左右弹，阳跷可决；尺左右弹，阴跷可别；关左右弹，带脉当列。

阳跷为病，外踝以上急内踝以上缓，癫痫僵仆羊鸣，恶风偏枯强直。

阴跷为病，内踝以上急外踝以上缓，癫痫寒热、皮肤淫痹、里急少腹痛、阴中痛，男子阴疝，女子漏下。

带脉为病，腰痛不得转，溶溶如坐水中，胃下垂、子宫下垂。

寸口斜向里至尺，寸强尺弱，阳维病脉；尺部斜向外至寸，尺强寸弱，阴维病脉。

阳维为病苦寒热，阴维为病苦心痛。

督脉为病可选：曲骨、阴交、身柱、大椎、陶道、风府、百会、脑户。

任脉为病可选：阴陵泉、天突、关元。

冲脉为病可选：气冲、血虚、三阴交。

阳跷为病可选：跗阳、风池、风府、申脉、仆参、承筋。

阴跷为病可选：申脉、仆参、交信、大敦。

带脉为病可选：带脉、章门、百会。

阳维为病可选：风池、风府、听会、承山、跗阳。

阴维为病可选：三阴交、阳白、金门、仆参、筑宾、飞扬

四、常见疾病诊疗穴位处方

1. 发烧推三关

三关六腑两穴性相对。三关，性大热，主培补元气，可助气活血，元气足便不必用此穴。通常三关又分大三关与小三关，推三关处为大三关，小三关为儿科望指纹处，是大肠经穴，所以可以解大肠之热，此为鉴别。N16E18（N2E5、N2E7、N2E11）

2. 发烧下六腑

此法性大寒，主去六腑之火热，"热极不退六腑推"，若元气足邪气自退，亦不必用此穴。若非极热而退六腑，易愈退愈寒了。须慎重。三关取热，六腑取凉，此二穴尤大热大寒之剂，故在选穴时，实在应当慎重辩证取之。"若非大热大寒，必二法交用，取水

火相济之义也。"N16E19（N6E8、N6E7、N6E5）

推三关、下六腑二者一补一泻、一热一寒。因二穴寒、热较烈，故临床上，若以热、实为主，以退六腑为主，推三关次之；若以寒、虚为主，则以推三关为主，退六腑次之。以防寒热、补泻太过，有平调之意。

3. 发烧清天河水（常用于儿童）

天河水穴位于心包经，主退上焦之热，清心及心包之火，降相火，可退潮热，除烦躁。穴名喻意取天河之水降火。平素临床以此穴用于小儿夜啼、小儿腹泻、小儿夜睡不安。在中医小儿推拿中，三关有温阳散寒的作用，主要在寒症时用。比如风寒感冒、出疹出不透时等；六腑主要在高热时用，代药犀牛角、羚羊角。一般在高烧39度以上时用；天河水不但有退热作用，还有宁心安神的作用。N16E20（N9E8、N9E6、N9E3）

4. 风寒感冒

风寒之邪外袭、肺气失宣所致。症状可见：恶寒重、发热轻、无汗、头痛身痛、鼻塞流清涕、咳嗽吐稀白痰、口不渴或渴喜热饮、苔薄白、脉浮紧。治法应以辛温解表为主。

点按承山、风池、大椎、涌泉、感冒手穴、尺泽、天枢穴。

N7E57，N11E20，N14E14，N8E1，N17E5，N1E5，N3E25

5. 风热感冒

风热之邪犯表、肺气失和所致。症状表现为发热重、微恶风、头胀痛、有汗、咽喉红肿疼痛、咳嗽、痰黏或黄、鼻塞黄涕、口渴喜饮、舌尖边红、苔薄白微黄，脉数或洪或兼浮。治宜辛凉透表、清热解毒。

点按承山、鱼际、商阳、风池、太冲、内庭穴。

N7E57，N1E10，N2E1，N11E20，N12E3，N3E44

6. 风寒咳嗽

咳嗽、咽痒、痰稀薄色白。常伴有头痛、鼻塞、眼痒、喷嚏、恶寒无汗、全身酸痛等，舌苔薄白，脉浮或浮紧。治则疏散风寒，宣肺止咳。

点按承山、风池、大椎、肺俞、涌泉、尺泽穴。

N7E57，N11E20，N14E14，N7E13，N8E1，N1E5

7. 风热咳嗽

咳嗽，无痰，或有痰色黄稠，不易咳出，咽干疼痛，口渴，常伴有发热、汗出、头痛、舌红、苔薄黄、脉浮数或浮滑。治则疏风清热，宣肺止咳。

点按承山、鱼际、太冲、水泉、尺泽穴。

N7E57，N1E10，N12E3，N8E5，N1E5

8. 风寒闭肺哮喘

恶寒发热、头痛无汗、咳嗽气喘、痰白而稀、舌苔白腻、质不红、指纹青、脉浮紧。治宜辛温开肺。

点按承山、风府、天枢、气海、哮喘手穴、申脉穴。

N7E57，N14E16，N3E25，N13E6，N17E14，N7E62

9. 心火炽盛失眠

面红舌赤，苔黄脉数。

点按太冲、大陵、安眠手穴、少海、水泉、太渊穴。

N12E3，N9E7，N17E2，N5E3，N8E5，N1E9

10. 脾胃虚寒胃痛

舌淡苔白，脉虚弱。舌淡胖，苔白滑，脉沉迟无力。

点按承山、大都、解溪、梁丘、胃肠手穴、阴交穴。

N7E57，N4E2，N3E41，N3E34，N17E8，N13E7

11. 寒邪内阻腹痛

小便清长、大便溏泻、舌苔厚腻或薄白、脉沉紧。

点按承山、公孙、阴交、合谷、梁门穴。

N7E57，N4E4，N13E7，N2E4，N3E21

12. 外邪犯胃呕吐

突发呕吐，吐物清冷，胃脘不适或疼痛，伴发热恶寒，鼻塞流涕，全身不适，舌淡苔白，脉浮紧或指纹红。治宜疏风散寒，化湿和中。

点按风池、承山、丰隆、足三里、涌泉、呃逆手穴、尺泽穴。

N11E20，N7E57，N3E40，N3E36，N8E1，N17E33，N1E5

13. 寒湿泄泻

突发腹泻，便酸腥臭，质地稀薄，鼻塞耳冷，寒战肠响，尿少色黄，体温正常，后期或下降；口色青或淡白，脉沉迟或沉细；有受寒湿病史。

点按承山、水道、阴交、冲阳、胃俞穴。

N7E57，N3E28，N13E7，N3E42，N7E21

14. 热结肠胃便秘

病邪蕴结不解所致热毒症，需区分邪结部位，温邪从口鼻而入，初客上焦，蕴于经络、凝滞气血，出现咽喉、颈项、颌下等部位红肿疼痛，甚至破溃糜烂，宜轻清泄热，化瘀通络，以解热毒。病位在上，用轻清达上之品；因邪气蕴结，凝滞气血，故佐以活血舒畅。壮热、口渴、头痛、烦躁不宁、肌肤发斑、衄血、吐血、舌绛苔黄、脉数。

点按承山、内庭、解溪、商丘、二间、合谷穴。

N7E57，N3E44，N3E41，N4E5，N2E2，N2E4

15. 风寒头痛

起病较急，以头痛为主，头痛以前额、太阳穴区为著，常牵连颈项部伴有拘谨感，遇风寒可加重，由于风寒束表，毛窍闭塞，卫阳被遏，故可表现为头痛无汗、恶风寒、无热则口不渴、苔薄白、脉浮紧等。外感风寒引发的头痛，通常无先兆症状期而直接进入头痛发作期。

点按风池、大椎、承山、复溜、头痛手穴、申脉穴。

N11E20，N14E14，N7E57，N8E7，N17E31，N7E62

16. 风热头痛

头痛发胀，时感灼痛，遇热增重。甚则头痛如裂。恶风发热，鼻塞浊涕，面目俱赤，咽干口渴，便秘溲赤，舌质红，苔薄黄或黄燥，脉浮数。肝阳头痛：头胀痛而眩，心烦易怒，面赤口苦，或兼耳鸣胁痛，夜眠不宁，舌红苔薄黄，脉弦有力。

点按鱼际、商阳、内庭、太冲、头痛手穴、尺泽、肺俞穴。

N1E10，N2E1，N3E44，N12E3，N17E31，N1E5，N7E13

17. 肝风上扰眩晕

症属肝风内动的肝阳化风证。肝阳化风，是肝阳亢逆无制而表现动风的证候。症状为眩晕欲仆、头摇肢颤、语言蹇涩，或舌强不语，或猝然昏倒、不省人事、口眼歪斜、半身不遂、舌红苔白或腻、脉弦有力等。

点按承山、太冲、行间、足临泣、风市、日月穴。

N7E57，N12E3，N12E2，N11E41，N11E31，N11E24

18. 盗汗

睡时出汗，醒来汗止的称为盗汗。自汗、盗汗均为阴阳失调、腠理不固而致汗液外泄的病症，根据病因、病机不同，可将汗证分为四种类型：一是肺卫不固：汗出恶风，稍劳尤甚，易于感冒，体倦乏力，面色少华，脉细弱，苔薄白。治法：益气固表。二是营卫不和：汗出恶风，周身酸楚，时寒时热，或表现半身、某局部出汗，脉缓，苔薄白。治宜调和营卫。三是阴虚火旺：夜寐盗汗，或有自汗，五心烦热，或兼午后潮热，两颧色红，口渴，舌红少苔，脉细弱。治宜滋阴降火。四是邪热郁蒸：蒸蒸汗出，汗液黏或衣服黄染，面赤烦躁，口苦，小便色黄，舌苔薄黄，脉象弦数。治法：清肝泄热，化湿和营。

点按阴陵泉、三阴交、陷谷、灵道、中府、照海穴。

N4E9，N4E6，N3E3，N5E4，N1E1，N8E6

19. 中暑

分为先兆中暑、轻症中暑、重症中暑。先兆中暑、轻症中暑者口渴、食欲不振、头痛、头昏、多汗、疲乏、虚弱、恶心及呕吐，心悸、脸色干红或苍白、注意力涣散、动作不协调、体温正常或升高等。重症中暑包括热痉挛、热衰竭和热射病。

点按中冲、鱼际、承山、中渚、太冲、厉兑穴。

N9E9，N1E10，N7E40，N10E3，N12E3，N3E45

20. 虚火上炎口疮

多由精亏血少，阴液大伤，肾阴虚损，阴虚阳亢，则虚热虚火内生。症见咽干咽痛、牙痛、口干唇燥、骨蒸颧红、头昏目眩、心烦不眠、耳鸣、健忘、手足心热、目赤、口舌生疮、舌质嫩红、脉细数等。

点按行间、内庭、阴陵泉、上巨虚、下巨虚、太溪、尺泽穴。

N12E2，N3E44，N4E9，N3E37，N3E39，N8E3，N1E5

21.肺气虚寒鼻渊

又称肺气不足。即肺的生理功能减弱。多由寒温不适，久咳伤气，悲伤不已，劳逸不当所致。症见咳喘无力，气短，动则益甚，痰液清稀，声音低怯，神疲体倦，面色晄白，畏风自汗，舌淡苔白，脉虚。治宜补益肺气。

点按膻中、中府、太渊、鼻渊手穴、偏历、肺俞穴。

N13E17，N1E1，N1E9，N17E9，N2E6，N7E13

22.肝郁痰凝乳癖

指肝气郁滞，横逆犯脾，脾失健运，气郁则瘀。痰湿内生所表现出来的局部有肿块，痰瘀互结于乳房则乳房肿块皮色不变，胸闷胁胀；情志抑郁，苔薄白，脉弦滑。

点按承山、丰隆、阴包、太冲、乳癖脚穴、血海、气海穴。

N7E57，N3E40，N12E9，N12E3，N18E13，N4E10，N13E6

23.淋证气淋

实证表现为小便涩痛，淋漓不宜，小腹胀满疼痛，苔薄白，脉多沉弦。虚证表现为尿时涩滞，小腹坠胀，尿有余沥，面白不华，舌质淡，脉虚细无力。实证宜利气疏导，虚证宜补中益气。

点按膻中、承山、太冲、秩边、性福穴、中极、公孙穴。

N13E17，N7E57，N12E3，E7E54，N18E5，N13E3，N4E4

24.膀胱湿热癃闭

尿频尿急，尿道涩痛，尿液短赤，淋漓不尽，少腹胀痛。或伴有发热腰痛，或见血尿，尿中有砂石，或尿浊如膏，舌红，苔黄腻，脉数。宜清热利湿

点按鱼际、承山、胞肓、性福穴、阴谷、太溪穴。

N1E10，N7E57，N7E53，N18E5，N8E10，N8E3

25.心脾两虚阳痿

饮食不节，劳倦伤脾，思虑过度暗耗阴血，久病失调，慢性出血等所致。指心血不足和脾气虚弱共存的证候。以心悸怔忡、失眠

多梦、健忘、食少、腹胀、大便稀溏、倦怠乏力，或见崩漏、便血、皮下出血、舌淡、脉细弱等为主要表现。治宜健脾养心。

点按少府、曲泽、承山、太白、曲泉、志室、性福穴、照海、太溪穴。

N5E8，N9E3，N7E57，N4E3，N12E8，N7E52，N18E5，N8E6，N8E3

26. 湿热下注痔疮

湿热流注于下焦。症见小便淋涩赤痛，少腹拘急，会阴部胀痛，尿道口滴白浊，舌苔黄腻，脉滑数。临床多见于湿热痢疾、湿热泄泻、淋浊、癃闭、阴痒、白带、下肢关节肿痛、湿脚气感染、痔疮等症。治宜清热利湿。

点按承山、太冲、内庭、二白、少海、孔最、尺泽穴。

N7E57，N12E3，N3E44，N16E16，N5E3，N1E6，N1E5

27. 风湿性关节炎

常见的急性或慢性结缔组织炎症。广义上应该包括类风湿性关节炎。可反复发作并累及心脏。临床以关节和肌肉游走性酸楚、重著、疼痛为特征。属变态反应性疾病。是风湿热症之一，多以急性发热及关节疼痛起病。关节和肌肉出现游走性酸楚、重著、疼痛。

点按承山、行间、陷谷、风市、翳风、申脉、足三里穴。

N7E57，N12E2，N3E43，N11E31，N10E17，N7E62，N3E36

28. 月经不调血虚寒瘀

血液亏虚，寒邪凝滞，血行不畅，以面色淡暗，头晕眼花，唇舌紫暗，手足不温，局部冷痛麻木，妇女月经后期、量少色紫、经血夹块，痛经闭经，苔白脉沉细涩等为证候。女性有白带过多、闭经，或月经量少、痛经、经期不准、腰胀等，由于气血虚，还会形成习惯性流产、死胎、不育不孕或形成小儿先天性体质虚弱或贫血等。因循环不好，有的患者还会有鼻炎、贫血等病症。

点按承山、太冲、仆参、血海穴、三阴交、膈俞、足三里穴。

N7E57，N12E3，N7E61，N4E10，N4E6，N7E17，N3E36

29. 月经不调经量过多，崩漏

拍八窝穴，点仆参、断红穴。

N16E13，N16E14，N16E21，N16E27，N7E61，N17E25

30.气滞血瘀痛经

气机郁滞而致血行瘀阻所出现的征候，多由情志不舒，或外邪侵袭引起肝气久郁不解所致。症见胸胁胀闷，走窜疼痛，急躁易怒，胁下痞块，刺痛拒按，妇女可见月经闭止，或痛经，经色紫暗有块，舌质紫暗或见瘀斑，脉涩。治宜行气活血。

点按膻中、太冲、行间、地机、大都、气海穴。

N13E17，N12E3，N12E2，N4E8，N4E2，N13E6

31. 颈椎病

颈椎骨关节炎、增生性颈椎炎、颈神经根综合征、颈椎间盘脱出症的总称，是一种以退行性病理改变为基础的疾患。主要由于颈椎长期劳损、骨质增生，或椎间盘脱出、韧带增厚，致使颈椎脊髓、神经根或椎动脉受压，出现一系列功能障碍的临床综合征。主要有颈背疼痛、上肢无力、手指发麻、下肢乏力、行走困难、头晕、恶心、呕吐，甚至视物模糊、心动过速及吞咽困难等。

点按手、脚颈穴、后溪、悬钟穴。

N17E18，N18E11，N6E3，N11E39

32. 腰椎疼痛

脊椎病就是脊椎的骨质、椎间盘、韧带、肌肉发生病变，进而压迫、牵引刺激脊髓、脊神经、血管、植物神经从而出现复杂多样的症状。常见病种为颈椎病、腰椎病。主要症状：不能直立、头痛、眩晕、视力模糊、记忆力下降、颈肩酸痛、食欲不振、反胃、呕吐、下肢无力，严重者可能导致瘫痪。不正确的姿势，如：坐姿、站姿、卧姿以及长时间以同一姿势的伏案工作或其他劳动。风寒、潮湿的侵袭，影响局部血液循环，加速组织变性。

点按手、脚腰穴、商丘、丘墟、委中穴。

N17E19，N18E10，N4E5，N11E40，N7E40

33. 胃热积盛消渴（糖尿病）

胃热多由偏食辛辣厚味，胃火素旺，或邪热犯胃，或气郁化火所致。火热内炽，胃腑脉络气血壅滞，故脘部灼热疼痛，热邪伤津，则口渴喜冷饮，火能消谷，则消谷善饥；若肝火犯胃，则吞酸嘈杂；火邪循经上炎，则口臭，牙龈肿痛，衄血等。阳明热或伤津，则便秘溲赤，舌红苔黄，脉滑数。

点按内庭、太冲、三阴交、地机、然谷、照海、降糖手穴（间使上一寸）、筑宾、水泉穴。

N3E44，N12E3，N4E6，N4E8，N8E2，N8E6，N16E17，N8E9，N8E5

34. 风阳上扰中风

指肝火偏旺，阳亢化风而导致的证候。常见于中风。病因病机肝火偏旺，阳亢化风，横窜络脉。症见头晕头痛，耳鸣目眩，突然发生口眼歪斜，舌强语謇，或手足重滞，甚则半身不遂等症。舌质红苔黄，脉弦。治法平肝潜阳，活血通络。

点按承山、风市、足临泣、阳陵泉、鱼际、尺泽、偏瘫头穴（角孙上三寸）、足三里、水泉穴。

N7E57，N11E31，N11E41，N11E34，N1E10，N1E5，N15E4，N3E36，N8E5

35. 阴虚火旺心悸

有阴虚火炎、虚火、阴虚火炽、阴火等称法，指阴液亏虚，虚火亢旺，阴虚则阳亢并生热化火，以心烦失眠、口燥咽干、盗汗遗精、两颧潮红、小便短黄、大便干结，或咯血、衄血，或舌体、口腔溃疡，舌红少津，脉细数等为常见证候。阴虚火旺证可偏重于不同的脏腑，临床以心、肺、肝、肾的病症为主，证见咽干口燥，心烦易怒，轰热升火，舌质红绛、夜寐多梦，心悸，小便短赤（心火）；头痛，面红，目干涩痛，口苦大便干结，脉弦（肝火）；干咳少痰，痰中带血（肺火）；骨蒸潮热，颧红升火，伴头昏，腰酸乏力等，男子遗精，甚则阳强易举，女子梦交（肾火）、舌碎有裂纹，无苔或少苔，脉细数。各脏的火旺可以交叉出现。治宜育阴泻火。

点按太冲、行间、内庭、鱼际、内关、阴陵泉、三阴交、照海穴。

N12E3，N12E2，N3E44，N1E10，N9E6，N4E9，N4E6，N8E6

36. 脚踝肿痛

点按太渊穴、脚踝手穴（拇指节末桡侧）、风市、环跳、飞扬穴、血海、中都穴。

N1E9，N17E11，N11E31，N11E30，N7E58，N4E10，N12E6

37. 膝盖疼痛

点按承山穴、风市穴、丘墟穴、手三里穴。

N7E57，N11E31，N11E40，N2E10

38. 腰痛（坐骨神经痛）

点按丘墟、商丘、腰腿手穴、腰痛脚穴（陷谷与足临泣间）、坐骨脚穴（外踝上两寸）、委中穴。

N11E40，N4E5，N17E19，N18E10，N16E31，N7E40

39. 打嗝

点按攒竹、内关、风池、风市穴。

N7E2，N9E6，N11E20，N11E31

40. 打鼾

点按隐白、丰隆、阴陵泉、天枢、列缺、云门穴。

N4E1，N3E40，N4E9，N3E25，N1E7，N1E2

五、穴位代码坐标图

见附一。

第十六章
经络穴位坐标代码体系

一、经络穴位标准化的客观需求

中医典籍浩如烟海，中医理论博大精深。即便是专业中医大学生，也只是略知皮毛，更不用说普通大众。很多具有本科以上学历的非中医专业毕业生，说起对中医的感觉也是"读了半篇医书就想打瞌睡"。

普通人对医学典籍的认识就是文言文，深奥晦涩，很多字都不认识，意思更是搞不懂，记住内容基本不可能。现代和下一代的年轻人，使用的语言除了大白话，还有网络语言。半文言和文言文在他们眼里就是像甲骨文一样古老的"天书"。

如果不把国粹中医用现代人可以读懂，容易明白的语言表达出来，让这一代和下一代人愿意学习、掌握中医技能，造福自己家人和社会，那么中医就会一代代衰败、凋落。

从现实情况看，中医不实现标准化诊疗，几乎就难以形成合力和趋势，更不用奢谈比肩或超越西医。

然而对于中医汤药而言，五运六气、四季五行、子午流注、辨证处病、遣方施治、药材产地、炮制工艺、煎药禁忌、服药方法等，都会影响疗效。加之师承家传、四诊差异、秘方配伍、脉象甄别等，根本不可能千人一方，千人同药。

银针虽然有标准穴位和针刺方法，但因为数千年来一直按照经验穴传承。目前中医院甚至使用电针和埋线，已经完全背离了银针

"温针补泻；一穴中的，病者应手而起"的便捷、神效初衷。

如果银针能从经验穴向诊断穴转化，那么针刺的效果将大大提高。与此同时风险也将增大，因为如果一旦辨证、诊断偏差，则治疗效果将大大降低甚至适得其反。医家难以承担这种风险。这也许就是针刺几千年来一直徘徊在经验穴范围的原因。

除了汤药和银针，中医其他砭、灸、导引、按跷、拔罐、点穴都可以尝试标准化。特别是指针点穴，不打针、不吃药、不动手术，只是通过在人体皮肤施行点、按、揉、捻，即可达到疏通经络，排出病邪，恢复健康的目标。

为充分体现大道至简的华夏精神，也为了让只熟悉简化汉字的当代甚至将来只熟悉网络语言的下一代炎黄子孙能一目了然地明白经络的功能与作用，同时为中医的标准化能与计算机、互联网接轨，标准人体经络穴位坐标代码体系应运而生是中医发展的客观需求。

二、经络穴位坐标代码体系简述

人体经络穴位系统，是一套目前肉眼和科学仪器都无法看得见、摸得着的理论体系。每一条经络，每一个穴位，都有悠久的历史和文化渊源。很多涵义只有在文言文中能够准确地体现和表达。

在现代中医教学、实践中，针灸专业的业者都觉得掌握人体经络穴位系统非常不容易，专业外的人群则很难学习和使用。对于汉语以外的其他语种人群，则完全是一部天书，复杂深奥程度远远超过"达芬奇密码"。

几千年来，由于标准化的诊断、配穴和治疗，一直流于经验诊疗的初级阶段，人有男女老少、高矮胖瘦，同样的一组配穴，治疗一个人有效，而对于另外一个人则没有效果。

不同的人群都使用同一种"药物"既不合理更不科学。只有重视个体差异，通过诊疗标准化，长期记录、跟踪个体身体差异和变化，不断调整经络穴位处方，并通过对特定病例和群体的总结，才能获得有效缓解、康复或痊愈比例，由此形成经络诊断配穴的康复医学体系。

经络穴位坐标代码体系，就是为上述目标而建立的一套运用工具。

三、经络穴位坐标代码体系要素

（1）国际化：即无须翻译就可以让全世界各个国家都通用。以全世界都熟悉的经纬线平面直角坐标体系标识穴位名称和位置。

（2）直观化：可以用图像和曲线表示，直观明了。

（3）数字化：可以用数字记录和演算每一组穴位点位的不同组合及变化。

（4）计算机化：可以利用计算机运算和互联网传播。可以将纵横两组数字以计算机、互联网为载体，从而达到记录、分析、保存个体不同阶段配穴病历，以此作为个人健康管理的档案记录。

（5）处方标准化：对于不同的人、不同的体质、不同的阶段、不同的辨证和不同的处方，可以通过数据分析和记录筛选、甄别，最终确定百分比较高的标准化诊疗模型。

四、经络穴位坐标代码定位标准

直角坐标系也称为笛卡尔直角坐标系。在平面直角坐标系中，让左手食指指向X轴的正方向，拇指指向Y轴的正方向，由此构成左手平面直角坐标系。

为了让全世界不同国家，不同语言的民族都能一目了然地读懂和认识人体经络穴位，穴位坐标代码体系采用向上的正方向为N，即正北方，向右的正方向为E，即正东方。由此构成与经纬线右上部分重叠的国际标准位置定位体系。

坐标方向确定后，人体经络系统中的十二条经络、奇经八脉上的所有穴位和经外穴共计830个穴位以及有效奇穴等，都可以用数字表示出来，即N坐标方向的数字和E坐标方向的数字。这两组数字不仅可以迅速确定每个穴位的准确位置，而且可以在计算机、互联网上记录、分析配穴曲线、图像的变化，由此可形成标准化、远程化的诊疗、会诊体系，为全人类有效开发、利用自身所携带的人体经络穴位排出毒素、垃圾和疾病，缓解或恢复健康做出长远可行的科学探索。

五、建立经络穴位坐标代码体系的意义

经络穴位坐标代码体系的建立，不仅可以极大地减少国家、社会、人们的医疗负担和资源损耗，快速、准确地确定病灶位置和配穴处方，为人类治疗疾病、恢复健康、有效减少药物使用量和依赖性，避免药物副作用和残留可能带来的二次损害开辟新的途径。同时还将为人类生活中有效利用经络穴位排毒祛疾，记录、分析、存档数据资料，管理健康状态做出有益的尝试。

经络穴位坐标代码体系不仅完全符合代码国际化的所有要素要求，而且还能够根据不同需要分别用数字代码或坐标图像显示和记录。由此可以借助计算机、互联网记录，分析每个人在不同阶段、不同时期的经络穴位诊疗变化，也可以对类似病例、不同人群、特定区域等进行记录、分析和存档。从此揭开人类短暂一生中健康管理的新的序幕。

六、常用穴位坐标代码

常用穴位为特定穴，即五腧穴、八会穴、八脉交会穴、原穴、下合穴、背腧穴、络穴、郄穴、募穴和经外奇穴，坐标代码对照表按全表坐标序列号标注。

1. 手太阴肺经N1（8穴Acupoints）

N1E1中府穴；N1E5尺泽穴；N1E6孔最穴；N1E7列缺穴；N1E8经渠穴；N1E9太渊穴；N1E10鱼际穴；N1E11少商穴。

2. 手阳明大肠经N2（9穴Acupoints）

N2E1商阳穴；N2E2二间穴；N2E3三间穴；N2E4合谷穴；N2E5阳溪穴；N2E6偏历穴；N2E7温溜穴；N2E10手三里穴；N2E11曲池穴。

3. 足阳明胃经N3（12穴Acupoints）

N3E25天枢穴；N3E32伏兔穴；N3E34梁丘穴；N3E36足三里穴；N3E37上巨虚穴；N3E39下巨虚穴；N3E40丰隆穴；N3E41解溪

穴；N3E42冲阳穴；N3E43陷谷穴；N3E44内庭穴；N3E45厉兑穴。

4. 足太阴脾经N4（10穴Acupoints）

N4E1隐白穴；N4E2大都穴；N4E3太白穴；N4E4公孙穴；N4E5商丘穴；N4E6三阴交；N4E8地机穴；N4E9阴陵泉；N4E10血海穴；N4E21大包穴。

5. 手少阴心经N5（7穴Acupoints）

N5E3少海穴；N5E4灵道穴；N5E5通里穴；N5E6阴郄穴；N5E7神门穴；N5E8少府穴；N5E9少冲穴。

6. 手太阳小肠经N6（10穴Acupoints）

N6E1少泽穴；N6E2前谷穴；N6E3后溪穴；N6E4腕骨穴；N6E5阳谷穴；N6E6养老穴；N6E7支正穴；N6E8小海穴；N6E12秉风穴；N6E19听宫穴。

7. 足态阳膀胱经N7（34穴Acupoints）

N7E2攒竹穴；N7E11大杼穴；N7E12风门穴；N7E13肺俞穴；N7E14厥阴俞；N7E15心俞穴；N7E17膈俞穴；N7E18肝俞；N7E19胆俞穴；N7E20脾俞穴；N7E21胃俞穴；N7E22三焦俞穴；N7E23肾俞穴；N7E25大肠俞穴；N7E27小肠俞穴；N7E28膀胱俞穴；N7E36承扶穴；N7E37殷门穴；N7E39委阳穴；N7E40委中穴；N7E43膏肓穴；N7E55合阳穴；N7E56承筋穴；N7E57承山穴；N7E58飞扬穴；N7E59跗阳穴；N7E60昆仑穴；N7E61仆参穴；N7E62申脉穴；N7E63金门穴；N7E64京骨穴；N7E65束骨穴；N7E66足通谷穴；N7E67至阴穴。

8. 足少阴肾经N8（10穴Acupoints）

N8E1涌泉穴；N8E2然谷穴；N8E3太溪穴；N8E4大钟穴；N8E5水泉穴；N8E6照海穴；N8E7复溜穴；N8E8交信穴；N8E9筑宾穴；N8E10阴谷穴。

9. 手厥阴心包经N9（8穴Acupoints）

N9E1天池穴；N9E3曲泽穴；N9E4郄门穴；N9E5间使穴；N9E6内关穴；N9E7大陵穴；N9E8劳宫穴；N9E9中冲穴。

10. 手少阳三焦经N10（10穴Acupoints）

N10E1关冲穴；N10E2液门穴；N10E3中渚穴；N10E4阳池穴；

N10E5外关穴；N10E6支沟穴；N10E7会宗穴；N10E10天井穴；N10E17翳风穴；N10E20角孙穴。

11．足少阳胆经N11（19穴Acupoints）

N11E3上关穴；N11E20风池穴；N11E21肩井穴；N11E24日月穴；N11E25京门穴；N11E26带脉穴；N11E30环跳穴；N11E31风市穴；N11E32中渎穴；N11E34阳陵泉穴；N11E35阳交穴；N11E36外丘穴；N11E37光明穴；N11E38阳辅穴；N11E39悬钟穴；N11E40丘墟穴；N11E41足临泣穴；N11E43侠溪穴；N11E44足窍阴穴。

12．足厥阴肝经N12（10穴Acupoints）

N12E1大敦穴；N12E2行间穴；N12E3太冲穴；N12E4中封穴；N12E5蠡沟穴；N12E6中都穴；N12E8曲泉穴；N12E9阴包穴；N12E13章门穴；N12E14期门穴。

13．任脉N13（11穴Acupoints）

N13E2曲骨穴；N13E3中极穴；N13E4关元穴；N13E5石门穴；N13E6气海穴；N13E8神阙穴；N13E12中脘穴；N13E14巨阙穴；N13E15鸠尾穴；N13E17膻中穴；N13E22天突穴。

14．督脉N14（10穴 Acupoints）

N14E2腰俞穴；N14E4命门穴；N14E7中枢穴；N14E8筋缩穴；N14E9至阳穴；N14E14大椎穴；N14E16风府穴；N14E20百会穴；N14E24神庭穴；N14E26水沟穴。

15．经外奇穴（48穴 Acupoints）

N15E1四神聪；N15E3当阳；N15E6印堂；N15E7鱼腰；N15E8太阳；N15E9耳尖：N15E10球后；N15E12上（内）迎香；N15E13聚泉；N15E14海泉；N15E15金津（玉液）；N15E17翳明；N15E18颈百劳；N16E1定喘；16E2夹脊；N16E4胃脘下俞；N16E5痞根；N16E6下极俞；N16E7腰宜；N16E8腰眼；N16E9十七锥；N16E10腰奇；N16E12子宫；N16E15肘尖；N16E16二白；N16E23百虫窝；N16E24髋骨穴；N16E25鹤顶；N16E26膝眼（内）；N16E28阑尾；N16E29胆囊；N17E1中泉；N17E19腰痛点；N17E20外劳宫；N17E26八邪；N17E27大骨空；N17E28小骨空；N17E29四缝；N17E30中魁；N17E34十宣；N18E1内踝尖；N18E2外踝尖；

N18E25八风；N18E26独阴；N18E28气端。

七、人体经络穴位度量法

人有高、低、胖、瘦不一而足，因此无法用统一的计量方法在不同体型体格的人体上获得准确的定位点。以人体解剖学规范为基础，以中医骨度分寸法和同身寸法为度量方法，由此才能准确地寻找到经络和穴位，根据穴位处方因人因病施治，从而到达无药治病，无针疗疾的康复效果。

依据国际度量衡标准：1米为3尺；10厘米为3寸。

分骨度分寸法和手指同身寸法两种。

骨度分寸法始见于《灵枢·骨度》篇。是以骨节为主要标志测量周身各部的大小、长短，并依其比例折算尺寸作为定穴标准的方法。不论男女、老少、高矮、肥瘦都是一样。如腕横纹至肘横纹作12寸，也就是把这段距离划成12个等分，取穴位点就以此作为折算的标准。

手指同身寸法是指依据本人手指为尺寸折量标准来量取腧穴的定位方法，又称"指寸法"，出自《千金要方》。

1. 骨度分寸法

始见于《灵枢·骨度》篇。它是将人体的各个部位分别规定其折算长度。作为量取腧穴的标准。

前后发际间为12寸；

两乳间为8寸；

胸骨体下缘至脐中为8寸；

脐孔至耻骨联合上缘为5寸；

肩胛骨内缘至背正中线为3寸；

腋前（后）横纹至肘横纹为9寸；

肘横纹至腕横纹为12寸；

股骨大粗隆（大转子）至膝中为19寸；

膝中至外踝尖为16寸；

胫骨内侧髁下缘至内踝尖为13寸；

外踝尖至足底为3寸。

常用骨度度量法说明：

头部前发际至后发际12寸直量如前后发际不明，从眉心量至大椎穴作18寸。

眉心至前发际3寸，大椎至后发际3寸，胸腹部两乳头之间8寸。

横量胸部与胁肋部取穴直寸，一般根据肋骨计算，每一肋两穴间作1寸6分；

胸剑联合至脐中8寸；

直量脐中至趾骨联合上缘5寸；

背腰部大椎以下至尾骶21椎，直量背部直寸根据脊椎定穴；

肩胛骨下角相当第7（胸）椎，髂嵴相当第16椎（第4腰椎棘突）。

背部横寸以两肩胛内缘作6寸；

上肢部腋前纹头至肘横纹9寸。

直量用于手三阴、手三阳经的骨度分寸：

肘横纹至腕横纹12寸；

下肢部耻骨上缘至股骨内上踝上缘18寸。

直量用于足三阴经的骨度分寸：

胫骨内侧髁下缘至内踝尖13寸；

股头大转子至膝中19寸；

直量用于足三阳经的骨度分寸：

膝中前面相当犊鼻穴，后面相当委中穴；

臀横纹至膝中，作14寸折量膝中至外踝尖16寸。

2. 解剖标志法

（1）固定标志指不受人体活动影响而固定不移的标志。如五官、毛发、指（趾）甲、乳头、肚脐及各种骨节突起和凹陷部。这些自然标志固定不移，有利于腧穴的定位，如两眉之间取"印堂"；两乳之间取"膻中"等。

（2）动作标志指必须采取相应的动作才能出现的标志。如张口于耳屏前方凹陷处取"听宫"；握拳于手掌横纹头取"后溪"等。

3. 手指同身寸法

以患者的手指为标准，进行测量定穴。

（1）中指同身寸：以患者的中指中节屈曲时内侧两端横纹头之间作为1寸，可用于四肢部取穴的直寸和背部取穴的横寸。

（2）拇指同身寸：以患者拇指指关节的横度作为1寸，亦适用于四肢部的直寸取穴。

（3）横指同身寸：又名"一夫法"，是令患者将食指、中指、无名指和小指并拢，以中指中节横纹处为准，四指测量为3寸。

4. 简便取穴法

临床上常用一种简便易行的取穴方法，如两耳尖直上取"百会"；两手虎口交叉拇指尖取"合谷"、交叉食指尖取"列缺"；双肘尖取"章门"；垂手双手中指端取"风市"等。

第十七章
生命科学的健康密码

一、人体生命科学

生命科学是系统地阐述与自然生命特性有关的重大课题的科学，通过分子遗传学为主的研究生命活动规律、生命的本质、生命的发育规律，以及各种生物之间和生物与环境之间相互关系的科学。最终目标是能够治疗诊断遗传病、提高农作物产量、改善人类生活、保护环境等。

生命科学研究不但依赖物理、化学知识，也依靠后者提供的仪器，如光学和电子显微镜、蛋白质电泳仪、超速离心机、X-射线仪、核磁共振分光计、正电子发射断层扫描仪等，不胜枚举。生命科学由各个学科汇聚而来，学科间的交叉渗透衍生出许多前景无限的生长点与新兴学科。

生命科学主要研究课题是生物物质的化学本质、生物大分子的组成和结构、细胞的功能、基因的遗传、细胞复制机制、受精卵细胞的发育、细胞与器官组织、人类的进化、记忆储存、DNA与染色体、人工合成胰岛素、克隆技术、宇宙空间的其他智慧生物等等。科学家认为，基因工程师在今后几年内，将有可能研制出治疗免疫系统疾病、心血管疾病和癌症等顽疾的基因工程药物。

二、人体运行通道

1. 人体与疾病

在正常情况下，健康的人体是不应该生病的。疾病，不论是西医的细菌、病毒还是中医的外邪进入人体，留宿不去，甚至发展壮大，一定是人体内产生吸引它的"诱惑"，适宜它生存的环境。

从西医的角度看，作为微生物的细菌和病毒，种群繁殖是其本身的主要功能。其繁殖也需要"食物"和水，人体本身70%的物质都是水，因此关键是体内是否产生了适合它们生存和繁殖的"食物"，也就是说身体内是否产生了适合它们寄居和生长的环境。

西医对待细菌和病毒的主要手段是"杀死"，即对抗性疗法。同时西医的给药途径主要依靠人的血液循环系统，这就很难抵达毛细血管和神经末梢，比如牙龈、腱鞘、骨膜等。然而细菌和病毒寄居的地方可能在这套循环系统之外，有些原先在循环系统之内，被"杀伤"未死的残余"逃跑"到"敌人"火力太强大的系统之外，潜伏在体内等待升级、变异后的细菌和病毒前来"增援"。

这就是有的病人痊愈若干年后复发，并由此加重甚至死亡的原因。有的是原来被感染的病人治愈了，新出现的细菌和变异的病毒又感染其他人后却治不好，对原来的药物产生了抗体。由此可知，对抗性疗法不是一种彻底解决问题的办法。

2. 现代中医与传统中医

为了区分传统中医和现代中医的区别，在这里把现代中医称为中国医学，把传统中医称为"中医生命科学"，也就是《黄帝内经》里记载的一切有关生命的概述。传统中医有砭、针、灸、药、导引、按跷六种治疗方法，而现代中医仅以汤药为主，银针辅之。无论是现代中医还是传统中医的任何治疗方法，首要的目标都是疏通气血、平衡阴阳、调节寒热、补泻虚实、驱邪扶正。而这些辨证施治、遣方处病的通道只有一条——那就是人体的经脉和络脉系统。"通则不痛，痛则不通"是中医气血论的最好诠释，精髓就是一个字"通"。所谓"通"，就是人体经脉的畅通无阻。

3. 疾病和药物的通道

治病必须用药，食物也是药物的补充，即便是西医手术，之后也需要药物抗感染和帮助恢复。西医的药物通道是静脉注射或肌肉注射，中医的所有物质包括药物通道都是人体经脉系统。

古代医学把经络看作运行血气通道，维系体表之间、内脏之间以及体表与内脏之间的枢纽，人体内外沟通的渠道。以《黄帝内经》为重典的传统中医，实际上是与天地、日月、四时、八方、自然规律和谐共生的生命科学。

中医认为，疾病是由于风、寒、暑、湿、燥、火六种外邪进入人体或是身体器官"过用"所致。六邪侵入人体比较容易理解，"过用"则是内邪致病。例如忧伤过度损伤了肺，生气、熬夜损伤了肝，过于思虑损伤了脾，惊喜过度损伤了心，饮食过量损伤了胃，油脂过高损伤了胆，房事不节损伤了肾，憋尿过久损伤了膀胱等。

中医对待外邪的方法就是"祛邪扶正"，即祛风、驱寒、消暑、除湿、降燥、清火等。对待内邪的方法则是"扶正固本"，平衡阴阳。所用疗法不过砭石、针刺、灸焫、汤药、导引和按跷六种。通过人体经脉系统调整气血，平衡阴阳、虚实、寒热、表里，从而恢复健康。除了汤药用药物的力量帮助人体"扶正祛邪""扶正固本"外，其余都是无药疗法。用现代语言讲就是绿色疗法、环保疗法、自然疗法。因此可以认为，经脉系统是人与天地自然交会的网络。

经脉系统包括了西医的人体消化系统、呼吸系统、循环系统、泌尿系统、运动系统、生殖系统、内分泌系统、神经系统和心血管系统，除了这九大系统，经脉系统还包括了目前科学尚未能揭示的其他系统。

4. 经脉系统与人体自愈

古代中医认为人体是一个整体，五脏六腑之间互相有非常紧密的关系，而且是相互平衡的。

除了个别脏腑和其相应经络之间存在着紧密的关系之外，各个脏腑之间也存在着非常密切的相生相克关系。

多数人都曾经在手脚上受过伤，受伤时西医医生所能做的就是用各种红药水、消毒水、消炎粉涂抹伤口，甚至打抗生素、病毒灵或伤风预防针等手段。这些手段都不过是为了防止伤口细菌感染而已。所有伤口修复、组织再生的工作全部都是身体自己做的。在体表上的伤口如此，体内的脏器也必然如此。让坏死的组织慢慢结成硬痂，覆盖在伤口上，达到保护伤口的作用，接着在痂下方再生出新的组织，所有组织必须和原有周边的组织完全密合。整个过程极为复杂，显现出极高的智慧和完美的工艺。

当人体血气处于正常状态时，这些修复工作都会正常进行，但是当血气不足时，则身体会视自身资源的能力，选择性的执行部分修复，对于不会立即危及生命的损伤，甚至可能暂时不进行修复。

传统中医最大的特色，在于非常注重人体的自我修复能力，并且主要的治疗手段都在透过提升人体的能量，或排除人体维修系统无法正常运行的障碍，来提高人体的维修能力。

三、穴位就是人类健康密码

经脉系统是唯一完整联系人体所有器官、细胞、皮肤、骨骼、汗毛的气血运行网络系统，所有疾病都可以从经络通过人体的代谢系统排出体外，所有的药物、食物、体液也是依靠经脉系统运行和吸收的。通过辨证选穴，六法处病，疏通经络，就可以全部或大部分把身体内的病气、邪气驱逐、排除体内，由此就可以让人的肌体恢复正常功能，并恢复健康。

从下面的远程诊疗咨询医案可以看到经络和穴位的神奇：

2016年3月16日，居住在美国洛杉矶的一位叫Sara Peng的女性通过微信向我求助，因为近来胸闷，呼吸不畅，与运动无关。

从中医的角度看，如果与运动有关，那么有可能是肺功能受损或退化。事实是与运动无关，则可能是心血管瘀阻或变窄。就是说有可能是心梗前兆，西医就诊通常会建议安放心血管支架。

这里是经络疏通、穴位调理辨证、处方的微信记录：

SARA 医案：@大风歌〔中医指针一阳指诊疗咨询表〕

日　　期：2016年3月16日

居　住　地：洛杉矶

性　　　别：女

年　　　龄：47岁

病史主诉：有时胸口闷呼吸不畅，与运动无关。不是胃酸倒流。发生于坐姿（打电脑），洗碗、洗菜上身略前倾时的站姿。

舌　　　苔：气虚

出　　　汗：无

饮　　　食：正常

睡　　　眠：正常

二便情况：正常

手脚冷热：脚冷

既往治疗：无

过敏史：无

遗传病史：无

穴位处方：

（1）膻中穴，在双乳正中间；

（2）经外奇穴：手掌背食指与中指交叉口向上两厘米处和两骨交接处，有颈椎病、胸椎病的人点按这两个穴会比较疼痛，可以由轻到重。

（3）尺泽穴。

在可以承受的范围内点按108次。每天点穴一遍即可。点穴前饮用500mL以上温开水。点穴期间忌冷风、凉水、冷饮。

2016年3月19日问：点穴头两天感觉胸闷减少，第二天晚上又略感胸闷，点穴后好点了。第三天即今天中午略感胸闷。头晚点穴很酸，第二三晚刚点时酸，然后好转。每次点完都感觉很困，即可便入睡。请问接下来怎么做？谢谢！

答：@SaraPeng 点完穴感觉困说明击中病灶，后面注意观察小便颜色、气味有否变化。

调整穴位处方：（1）承山穴；（2）太冲穴；（3）膻中穴；（4）经经奇穴；（5）尺泽穴。

饮水及其余注意事项同上。

点穴要领：（1）承山穴、太冲穴很酸痛，宜由轻到重，保持在可以承受的范围内开始记次数。（2）点膻中穴时配合头向左、右摆动。（3）点经外奇穴时头向左转动36圈，再向右转动36圈。转动范围须平时颈椎疼痛的地方。（4）点尺泽穴需稍向上臂方向顶，同时肘窝微弯才能点中。

2016年3月22日反馈问：这三晚点以上5穴，不是总按照上述5穴的顺序点的，但都点完了；头的摇动或摆动时，颈椎或任何其他部位没有感觉，所以后两晚就没再动头；小便没有变化；胸闷头两天感觉减少，今天下午又有胸闷感；其他没有什么特别的。请问接下来如何进行？多谢！

答：穴位处方：（1）内关；（2）阴郗；（3）天泉；（4）气海。注意事项同上。三天后反馈。

2016年3月31日反馈问：这几天胸闷感觉减少，小便仍然没有变化。点左手内关穴时酸麻感延左手臂内侧一直到腋下，点左手阴郗穴时一直酸麻至小手指尖。点右手时只是被点处酸而已。可能天泉穴的位置没有太找准，因为酸麻感觉很小。请问接下来如何进行？多谢！

2016年4月9日反馈问：本周中出现过几次胸闷，总体感觉比没点穴前好，虽然有时候有反复。小便仍没有变化。请问接下来如何进行？多谢！

穴位处方：（1）承山；（2）大都；（3）太冲；（4）阴陵泉；（5）列缺；（6）劳宫。饮水和注意事项同上。小便颜色、异味、泡沫指点穴后和早晨第一次小便。注意观察大便干、稀和身体出汗情况。一周后反馈。

2016年5月1日。反馈问：抱歉！最近较忙，没有及时反馈。最近一周多没点穴，但几周来情况一直不错，胸闷状况显著减少。小便无异样。请问是否继续点穴？多谢！

SARA家人医案：@大风歌〔中医指针一阳指诊疗咨询表〕

日　　期：2016年3月28日

居 住 地：洛杉矶

性　　别：男

年　　龄：44岁

病史主诉：排便不是很有规律，有时每天有，有时两天1次，有时1天2~3次。

舌　　苔：见照片

出　　汗：正常

饮　　食：正常

睡　　眠：正常

二便情况：小便正常，大便见以上描述、

手脚冷热：正常

既往治疗：无

过 敏 史：有打喷嚏

遗传病史：无

穴位处方：点按承山、曲池、气海、列缺、照海、地机、足三里穴。每天点穴一遍，每个穴位点至可承受的范围之内点按72/108下。点穴前饮用500mL以上温开水，点穴后忌食生冷、冷风、冷气、冲凉。注意观察小便变化。

2016年4月1日反馈问：原来似有尿频，最近感觉小便正常了。原来常有喉痛上火之感，最近没有了。上周末开始的两三天因大便不畅，吃了几次牛黄，这周配合点穴，大便天天有。 请问接下来如何做？谢谢！

答：停服所有药，继续点穴一周。注意观察小便颜色和大便干、稀度。

2016年5月1日问：牛黄两天前就不吃了。抱歉最近较忙没有及时反馈。最近一周多没点穴，但几周来情况一直不错，大便每天有，有时还有2次。小便无异样。请问是否继续点穴？多谢！

答：从反馈情况看已经基本康复，不用每天点穴，一周点两次作为保健巩固即可。

从上面的病例可以看出，只要辨证准确，遣方得当，坚持点穴，通过点按穴位，疏通经络，就可以远程治疗危害人类健康的各种慢性疾病。

四、淋巴瘤病情与经络疏通治疗研究

近年来，淋巴瘤在名人圈频频出现，从漫画名人熊顿、央视主播罗京、内地演员李珏、一级表演艺术家廖丙炎、香港名作词人林振强，再到新加坡总理李显龙和微软联合创始人保罗·艾伦，以及创新工场的创始人李开复，他们有人因此失去了生命，也有人也战胜了病魔。2016年9月7日，女演员徐婷因淋巴瘤去世。徐婷于1990年10月3日出生，安徽芜湖人。毕业于四川传媒学院表演系09级，曾参演《九里香》《英雄联盟》等影视作品。26岁的花季就黯然凋谢，确实令人震惊。

1. 淋巴瘤究竟是种怎样的疾病？哪些人容易患病

西医研究认为，淋巴瘤是造血系统的一种肿瘤，与白血病是同一种病。近年来，国内外的临床医生都发现了该病的发病率在逐年上升，这可能与环境的污染、病毒感染与微生物感染及吸烟喝酒等不良生活习惯相关。尤其是经常熬夜、劳累导致自身免疫力下降，就容易让疾病乘虚而入。

淋巴瘤是最复杂的肿瘤，有几十种，而且每一种还有不同的亚型，不同的种类和分型预后千差万别。不过业内公认将淋巴瘤分为两大类，一类叫霍奇金淋巴瘤，治愈率可达80%以上，不过这类淋巴瘤只占所有淋巴瘤的10%左右，另一类非霍奇金淋巴瘤，治愈率就很难预测。

淋巴瘤可以发生在任何年龄段，而且基本上所有淋巴瘤都是恶性的。得了淋巴瘤之后是否必死无疑，一是得看淋巴瘤的种类，二是得看发现的时间。

从中医的治疗情况看，目前还没有证据证明单纯中医中药可以治愈肿瘤，对一些现代医学不能治疗的晚期病人中医药有一定的控制症状作用。拔罐和放血都是中医外治疗法，通过改变患者的内环境对中暑等某些特定的疾病有一定的作用，但对于大多数疾病的治疗是无效的，在治疗淋巴瘤上的作用即使有也是微乎其微的。

2. 徐婷患病始末

据媒体报道，女演员徐婷2016年9月7日因患淋巴瘤病逝。据她生前的微信记录得知，因为年初搬家，吸入新家具中过多甲醛导致中毒，成了罹癌的导火线。

回顾徐婷的治疗过程，她在微博中提到，因为不想承受化疗所带来的痛苦，她选择接受中医治疗，拔血罐、针灸，还有指尖放血，这种忍受剧痛的勇气完全来自于她顽强的求生欲望。

徐婷拔罐照曝光神情十分痛苦，据了解她在罹患癌症后曾求助于所谓的中医疗法，尝试过拔罐、扎针、放血等方式，但病情不见好转。就算痛到哭也是咬牙硬撑，后期才又求助于西医治疗。

她妹妹8月底痛批替姐姐诊治的中医全是骗子，才会到罹癌一个月后开始化疗，延误黄金治疗期。徐婷去世前夜，双手臂一夜之间完全溃烂。

对于徐婷误信拔血罐、十指放血后出现的瘀血有排毒效果，一小名昵称"棒棒医生"的现任医师痛斥她的中医师心狠手辣，怎能欺骗病患拔罐能治疗淋巴癌，直言所谓的瘀毒，其实是皮下血管被刮破后的人为损伤出血，只会加重病情。强调中医疗法不是不好，是应该在接受西医化疗后，再寻求中医协助调养身体，也澄清并非一竿子打翻所有中医，而是认为"徐婷是死于中医骗子之手"。

3. 淋巴癌经络疏通治疗研究

淋巴肿瘤、淋巴癌在中医里属于瘰疬。指发生于颈部、腋下等处淋巴结之慢性感染疾患。在中医经络里属于肺经、脾经受邪。

所谓中医，常人都以为只是汤药为主，银针辅之。其实真正的中医包括砭、针、灸、药、按跷、导引六法。

"五脏受气于其所生，传之于其所胜，气舍于其所生，死于其所不胜。病之且死，必先传行，至其所不胜，病乃死。此言气之逆行也，故死。肝受气于心，传之于脾，气舍于肾，至肺而死。心受气于脾，传之于肺，气舍于肝，至肾而死。脾受气于肺，传之于肾，气舍于心，至肝而死。肺受气于肾，传之于肝，气舍于脾，至心而死。肾受气于肝，传之于心，气舍于肺，至脾而死。"（《素问·玉机真脏论》）

"迟脉主里，数脉主表。迟脉主脏，数脉主腑。迟脉主寒，数脉主热。"（《濒湖脉学》）

"论言治痿者，独取阳明。"（《素问·痿论》）

医学检测认为，吸入甲醛易患癌症。在中医里，淋巴属于脾经所主。按照《内经》上述五脏致病、传变规律，可知其病起于肺，呼吸过多甲醛毒素；传于肾，舍于心，至肝而死。在整个患病过程和病情转变发展过程中，本来是有很多的治疗机会的。特别是徐婷因害怕脱发、毁容等而拒绝了化疗，这就给中医的治疗留下了转瞬即逝的时机。

遗憾的是由于这位所谓的"中医"不懂得脏腑得病与传变规律，只懂得一点拔罐、刮痧的粗浅技能，不辨证，不断病，不管病在表还是在里，只是一味蛮干，希望用拔罐、刮痧把肿瘤瘀毒从皮肤里排出。最后导致病情恶化而凋亡。

不用说中医医生，就是稍有生活常识的人都应该知道，无论是刮痧还是拔罐，通过人体的皮肤只能排出气体和液体，例如湿气、寒气、瘀血。但是绝对不可能排除固体，比如包块、肿瘤。

身体包块、肿瘤只能通过治疗手段使其溶解，让身体吸收并代谢出体外；或者是西医手术切除。期望从皮肤使其排出的想法是异想天开、缘木求鱼。

中医治病，辨证为首。治疗核心只有唯一一个，就是排毒！排出甲醛在人体内的瘀毒以及毒素在体内损伤、杀死细胞形成的肿瘤。必须望、闻、问、切四诊合参，确定病根在脏还是在腑。同时根据病情变化随时调整治疗标的，逐步排出体内瘀毒和肿瘤，才可能缓解病情，逐步康复。

人体本身是具有自愈和恢复功能的，即使是不做任何治疗（无论中医、西医），只要调整好营养，做一些辅助的食疗，徐婷也不会去得那么快，那么惨。

"诸气膹郁，皆属于肺；诸痛痒疮，皆属于心。"（《内经·至真要大论》）

肺部衰竭就是"诸气膹郁"，皮肤溃烂就是"诸痛痒疮"。由于中、西医的整个治疗过程都是在抑制身体的自愈和恢复功能，最后才会导致毒火攻心、肺部衰竭、皮肤溃烂而逝。

4.经络排毒的治疗思路

（1）淋巴系统有感染、痞块为脾经受邪，也就是西医诊断的淋巴结节、肿大。

"脾受气于肺，传之于肾，气舍于心，至肝而死。"（《内经·玉机真脏论》）

从病机十九条等病气五脏传变规律可知，脾经之病起之于肺，呼吸过多甲醛污染确实为肺先受邪。随后传之于肾，再驻扎于心，最后传至肝经而死。甲醛中毒是实证，因此经络排毒治疗的过程也应遵循甲醛之毒素传变规律进行疏导排出，即"泻"之疗法。同时依照六经传变、四时五行和子午流注规律甄别、筛选辨证及遣穴处方。

（2）刚开始肺部呼吸甲醛造成苯中毒会出现头晕、头痛、流泪、恶心、无力、胸闷、昏沉、瞌睡等症状时，可以通过疏通肺经、大肠经井穴、荥穴、腧穴、合穴及其络穴来排出毒素。

（3）如果断断续续出现声音嘶哑、咳嗽胸痛、视力模糊、呼吸困难、身体震颤等症状时，这是苯中毒严重的反应，也是身体免疫力对抗外邪的紧急提醒。这时苯的毒素已传到肾和膀胱。

由于膀胱是身体内液体排泄的唯一途径，同时膀胱经是人体最大的代谢"通道"，因而此时疏通膀胱经、大肠经、肝经、肾经、肺经的井穴、荥穴、腧穴、合穴、络穴、郄穴、本经子穴（实则泻其子）、子经本穴等逐步排毒缓解。

（4）当甲醛造成的苯中毒持续较长时间，上述的各种反应反而会有所减轻。这不是病情好转，而是身体"抵抗力"越来越弱，不足以抵抗越来越多的外邪入侵所致。

这个时期会断断续续地出现发烧、感冒、浑身无力、身体忽冷忽热等时常不舒服症状，越来越多的毒素会积聚在体内形成包块、肿瘤。这时苯的毒素已经攻入心脏，占据不走了。

因为心脏是人体能量、热量最多、最集中的地方，通过心脏可以更快地把毒素传播到全身五脏六腑、四肢百骸。就好像抢占了敌方的飞机场、火车站，可以向四面八方快速地运送"兵员"和"武器弹药"。

这个时期的治疗就非常不容易了，因为身体的抵抗力急剧下降，既不能大补，因为身体无力接纳；更不能快泻，因为身体残存的阳气、体力、免疫力也可能被一起泻掉。

5. 中毒后期的疏通经络排毒选穴

这个时期的排毒治疗过程只能慎之又慎、边排边补。须严格遵循四时八方、五行阴阳和子午流注规律疏通经络。春夏季点穴宜浅，秋冬季点穴宜深。同时还需要按五行生克规律来增强排毒效果。遵循"补宜相生，泻宜相克"原则，重点生、克受邪脏腑经络。

（1）每天凌晨3~5点，轻泻轻补肺经；凌晨5~7点，重泻轻补大肠经。选穴荥穴、郄穴、腧穴、合穴、络穴、下合穴、原穴、背俞穴、募穴。同时泻心经、小肠经；补脾经、胃经。

（2）每天上午9~11点，重泻轻补脾经；上午7~9点，轻泻重补胃经。选穴府舍、天溪、胸乡、周荣、太乙、承满、不容、屋翳、气舍穴及郄穴、腧穴、合穴、络穴、下合穴、原穴、背俞穴、募穴。同时泻肝经、胆经；补心经、小肠经、心包经、三焦经。

（3）每天中午11~13点，边泻边补心经；下午1~3点，边泻边补小肠经。选穴郄穴、腧穴、合穴、络穴、下合穴、原穴、背俞穴、募穴。同时泻肾经、小肠经；补肝经、胆经。

（4）每天下午3~5点，缓缓地泻膀胱经；下午5~7点，轻轻地温补肾阳。选穴承山、昆仑、申脉、俞府、四满穴及郄穴、腧穴、合穴、络穴、下合穴、原穴、背俞穴、募穴。同时泻脾经、胃经；补肺经、大肠经。

（5）每天晚上7~9点，边泻边补心包经；晚上9~11点，重泻轻补三焦经。选穴郄穴、腧穴、合穴、络穴、下合穴、原穴、背俞穴、募穴。同时泻肾经、大肠经；补肝经、胆经。

（6）每天凌晨1~3点，边泻边补肝经；每天夜里11点~凌晨1点，重泻轻补胆经。选穴阴包、中渎、带脉、渊腋、辄筋及郄穴、腧穴、合穴、络穴、下合穴、原穴、背俞穴、募穴。同时泻肺经、大肠经；补肾经、膀胱经。

上述治疗必须每日四诊合参，五脏六腑整体照应，仔细观察各脏腑八纲变化，谨慎把握相互之间的生、克、乘、侮平衡。以免某一脏腑过强及另一脏腑过弱。依据木桶理论之短板原理，无论其他脏腑怎么强盛，只要有一个脏腑衰竭，其他脏腑都无法成活。

如果未能随时掌握治疗过程中的各种变化，甚至稍微的疏忽大意，都有可能导致甲醛苯的毒素传变至肝胆。肝胆的毒素强则毒蕴心脏（木生火），心脏毒素过剩则毒火攻心。

"诸痛痒疮，皆属于心。"（《素问·至真要大论》）

最后一夜之间双手手臂溃烂，皆为心经、心包经毒火肆虐失控所致。同时肝胆毒素过盛则反克肺（木侮金），导致肺功能衰竭而死。

通过对人体经络系统运行规律的详细研究，不妨大胆设想：

经络和穴位是开启人类健康和长寿的钥匙，在不远的未来，或许进一步认识经脉系统就是最终解决人类疾病、健康问题，提高生存寿命的生命科学系统。而人体的穴位，就是破译人类健康和长寿的真正密码。

第十八章
穴位坐标代码名称位置对照表

穴位坐标代码名称位置对照表依子午流注顺序，按全表坐标序列号标注。经外穴为常用穴位和特效穴位，顺序为从上至下，从头到脚。后续经临床遣穴确有疗效的经外穴，可依照经外穴部位续加补充。

一、人体经络穴位坐标代码表

上N（North），右E（East）

1. 手太阴肺经N1（11穴）

N1E1中府穴；N1E2云门穴；N1E3天府穴；N1E4侠白穴；N1E5尺泽穴；N1E6孔最穴；N1E7列缺穴；N1E8经渠穴；N1E9太渊穴；N1E10鱼际穴；N1E11少商穴。

2. 手阳明大肠经N2（20穴）

N2E1商阳穴；N2E2二间穴；N2E3三间穴；N2E4合谷穴；N2E5阳溪穴；N2E6偏历穴；N2E7温溜穴；N2E8下廉穴；N2E9上廉穴；N2E10手三里穴；N2E11曲池穴；N2E12肘髎穴；N2E13五里穴；N2E14臂臑穴；N2E15肩髃穴；N2E16巨骨穴；N2E17天鼎穴；N2E18扶突穴；N2E19禾髎穴；N2E20迎香穴。

3. 足阳明胃经N3（45穴）

N3E1承泣穴；N3E2四白穴；N3E3巨髎穴；N3E4地仓穴；N3E5大迎穴；N3E6颊车穴；N3E7下关穴；N3E8头维穴；N3E9人迎穴；N3E10水突穴；N3E11气舍穴；N3E12缺盆穴；N3E13气

户穴；N3E14库房穴；N3E15屋翳穴；N3E16膺窗穴；N3E17乳中穴；N3E18乳根穴；N3E19不容穴；N3E20承满穴；N3E21梁门穴；N3E22关门穴；N3E23太乙穴；N3E24滑肉门穴；N3E25天枢穴；N3E26外陵穴；N3E27大巨穴；N3E28水道穴；N3E29归来穴；N3E30气冲穴；N3E31髀关穴；N3E32伏兔穴；N3E33阴市穴；N3E34梁丘穴；N3E35犊鼻穴；N3E36足三里穴；N3E37上巨虚穴；N3E38条口穴；N3E39下巨虚穴；N3E40丰隆穴；N3E41解溪穴；N3E42冲阳穴；N3E43陷谷穴；N3E44内庭穴；N3E45厉兑穴。

4. 足太阴脾经N4（21穴）

N4E1隐白穴；N4E2大都穴；N4E3太白穴；N4E4公孙穴；N4E5商丘穴；N4E6三阴交；N4E7漏谷穴；N4E8地机穴；N4E9阴陵泉；N4E10血海穴；N4E11箕门；N4E12冲门；N4E13府舍穴；N4E14腹结穴；N4E15大横穴；N4E16腹哀穴；N4E17食窦穴；N4E18天溪穴；N4E19胸乡穴；N4E20周荣穴；N4E21大包穴。

5. 手少阴心经N5（9穴）

N5E1极泉穴；N5E2青灵穴；N5E3少海穴；N5E4灵道穴；N5E5通里穴；N5E6阴郄穴；N5E7神门穴；N5E8少府穴；N5E9少冲穴。

6. 手太阳小肠经N6（19穴）

N6E1少泽穴；N6E2前谷穴；N6E3后溪穴；N6E4腕骨穴；N6E5阳谷穴；N6E6养老穴；N6E7支正穴；N6E8小海穴；N6E9肩贞穴；N6E10臑俞穴；N6E11天宗穴；N6E12秉风穴；N6E13曲垣穴；N6E14肩外俞穴；N6E15肩中俞穴；N6E16天窗穴；N6E17天容穴；N6E18颧髎穴；N6E19听宫穴。

7. 足态阳膀胱经N7（67穴）

N7E1睛明穴；N7E2攒竹穴；N7E3眉冲穴；N7E4曲差穴；N7E5五处穴；N7E6承光穴；N7E7通天穴；N7E8络却穴；N7E9玉枕穴；N7E10天柱穴；N7E11大杼穴；N7E12风门穴；N7E13肺俞穴；N7E14厥阴俞；N7E15心俞穴；N7E16督俞穴；N7E17膈俞穴；N7E18肝俞；N7E19胆俞穴；N7E20脾俞穴；N7E21胃俞穴；N7E22三焦俞穴；N7E23肾俞穴；N7E24气海俞穴；N7E25大肠俞穴；N7E26关元俞穴；N7E27小肠俞穴；N7E28膀胱俞穴；N7E29中

脊俞穴；N7E30白环俞穴；N7E31上髎穴：N7E32次髎穴；N7E33中髎穴；N7E34下髎穴；N7E35会阳穴；N7E36承扶穴；N7E37殷门穴；N7E38浮郄穴；N7E39委阳穴；N7E40委中穴；N7E41附分穴；N7E42魄户穴；N7E43膏肓穴；N7E44神堂穴；N7E45噫嘻穴；N7E46膈关穴；N7E47魂门穴；N7E48阳纲穴；N7E49意舍穴；N7E50胃仓穴；N7E51肓门穴；N7E52志室穴；N7E53胞肓穴；N7E54秩边穴；N7E55合阳穴；N7E56承筋穴；N7E57承山穴；N7E58飞扬穴；N7E59跗阳穴；N7E60昆仑穴；N7E61仆参穴；N7E62申脉穴；N7E63金门穴；N7E64京骨穴；N7E65束骨穴；N7E66足通谷穴；N7E67至阴穴。

8. 足少阴肾经N8（27穴）

N8E1涌泉穴；N8E2然谷穴；N8E3太溪穴；N8E4大钟穴；N8E5水泉穴；N8E6照海穴；N8E7复溜穴；N8E8交信穴；N8E9筑宾穴；N8E10阴谷穴；N8E11横骨穴：N8E12大赫穴；N8E13气穴穴；N8E14四满穴；N8E15中注穴；N8E16肓俞穴；N8E17商曲穴；N8E18石关穴；N8E19阴都穴；N8E20腹通谷穴；N8E21幽门穴；N8E22步廊穴；N8E23神封穴；N8E24灵墟穴；N8E25神藏穴；N8E26或中穴；N8E27俞府穴。

9. 手厥阴心包经N9（9穴）

N9E1天池穴；N9E2天泉穴；N9E3曲泽穴；N9E4郄门穴；N9E5间使穴；N9E6内关穴；N9E7大陵穴；N9E8劳宫穴；N9E9中冲穴。

10. 手少阳三焦经N10（23穴）

N10E1关冲穴；N10E2液门穴；N10E3中渚穴；N10E4阳池穴；N10E5外关穴；N10E6支沟穴；N10E7会宗穴；N10E8三阳络穴；N10E9四渎穴；N10E10天井穴；N10E11清冷渊穴；N10E12消泺穴；N10E13臑会穴；N10E14肩髎穴；N10E15天髎穴；N10E16天牖穴；N10E17翳风穴；N10E18瘛脉穴；N10E19颅息穴；N10E20角孙穴；N10E21耳门穴；N10E22耳和髎穴；N10E23丝空竹穴。

11. 足少阳胆经N11（44穴）

N11E1瞳子髎穴；N11E2听会穴；N11E3上关穴；N11E4颔厌穴；N11E5悬颅穴；N11E6悬厘穴；N11E7曲鬓穴；N11E8率谷穴；

N11E9天冲穴；N11E10浮白穴；N11E11头窍阴穴；N11E12完骨穴；N11E13本神穴；N11E14阳白穴；N11E15头临泣穴；N11E16目窗穴；N11E17正营穴；N11E18承灵穴；N11E19脑空穴：N11E20风池穴；N11E21肩井穴；N11E22渊腋穴；N11E23辄筋穴；N11E24日月穴；N11E25京门穴；N11E26带脉穴；N11E27五枢穴；N11E28维道穴；N11E29居髎穴；N11E30环跳穴；N11E31风市穴；N11E32中渎穴；N11E33膝阳关穴；N11E34阳陵泉穴；N11E35阳交穴；N11E36外丘穴；N11E37光明穴；N11E38阳辅穴；N11E39悬钟；N11E40丘墟穴；N11E41足临泣穴；N11E42地五会穴；N11E43侠溪穴；N11E44足窍阴穴。

12. 足厥阴肝经N12（14穴）

N12E1大敦穴；N12E2行间穴；N12E3太冲穴；N12E4中封穴；N12E5蠡沟穴；N12E6中都穴；N12E7膝关穴；N12E8曲泉穴；N12E9阴包穴；N12E10足五里穴；N12E11阴廉穴；N12E12急脉穴；N12E13章门穴；N12E14期门穴。

13. 任脉N13（24穴）

N13E1会阴穴；N13E2曲骨穴；N13E3中极穴；N13E4关元穴；N13E5石门穴；N13E6气海穴；N13E7阴交穴；N13E8神阙穴；N13E9水分穴；N13E10下脘穴；N13E11建里穴；N13E12中脘穴；N13E13上脘穴；N13E14巨阙穴；N13E15鸠尾穴；N13E16中庭穴；N13E17膻中穴；N13E18玉堂穴；N13E19紫宫穴；N13E20华盖穴；N13E21璇玑穴；N13E22天突穴；N13E23廉泉穴；N13E24承浆穴。

14. 督脉N14（28穴）

N14E1长强穴；N14E2腰俞穴；N14E3腰阳关穴；N14E4命门穴；N14E5悬枢穴；N14E6脊中穴；N14E7中枢穴；N14E8筋缩穴；N14E9至阳穴；N14E10灵台穴；N14E11神道穴；N14E12身柱穴；N14E13陶道穴；N14E14大椎穴；N14E15哑门穴；N14E16风府穴；N14E17脑户穴；N14E18强间穴；N14E19后顶穴；N14E20百会穴；N14E21前顶穴；N14E22囟会穴；N14E23上星穴；N14E24神庭穴；N14E25素髎穴；N14E26水沟穴；N14E27兑端穴；N14E28龈交穴。

15. 经外头穴

N15E1四神聪穴；N15E2升阳穴：N15E3当阳穴；N15E4偏瘫头穴（率谷穴上0.5寸）；N15E5宛中；N15E6印堂穴；N15E7鱼腰穴；N15E8太阳穴；N15E9耳尖穴；N15E10球后穴；N15E11牙痛穴；N15E12迎香（上内）穴；N15E13聚泉穴；N15E14海泉穴；N15E15金津穴（玉液穴）；N15E16牵正穴；N15E17翳明穴；N15E18颈百劳。

16. 经外身穴

N16E1定喘穴；N16E2夹脊穴；N16E3灸劳穴；N16E4胃脘下俞穴（胰俞）；N16E5痞根穴；N16E6下极俞；N16E7腰宜穴；N16E8腰眼穴；N16E9十七锥；N16E10腰奇；N16E11三角灸穴；N16E12子宫穴；N16E13腋窝；N16E14肘窝；N16E15肘尖；N16E16二白穴；N16E17降糖穴；N16E18上三关；N16E19下六腑；N16E20推天河水；N16E21髀窝；N16E22环中穴；N16E23百虫窝；N16E24髋骨穴；N16E25鹤顶穴；N16E26膝眼穴；N16E27腘窝；N16E28阑尾穴；N16E29胆囊穴；N16E30抽筋穴；N16E31坐骨痛穴；N16E32臀痛穴。

17. 经外手穴

N17E1中泉穴；N17E2安眠手穴；N17E3足跟痛穴；N17E4灵骨穴；N17E5感冒手穴；N17E6失眠安神；N17E7扁桃体炎；N17E8胃肠痛穴；N17E9鼻渊出血；N17E10止汗手穴；N17E11脚踝痛穴；N17E12眼疾近视；N17E13心悸手穴；N17E14哮喘手穴；N17E15牙痛穴；N17E16梅核气；N17E17止痒穴；N17E18肩颈背痛；N17E19腰腿痛穴；N17E20外劳宫穴；N17E21落枕穴；N17E22腹泻手穴；N17E23坐骨神经；N17E24退热穴；N17E25断红穴；N17E26八邪穴；N17E27大骨空；N17E28小骨空；N17E29四缝穴；N17E30中魁穴；N17E31头痛穴；N17E32鼻炎穴；N17E33呃逆手穴；N17E34十宣穴；N17E35五指五脏穴：拇食中无小，脾肝心肺肾。

18. 经外脚穴

N18E1内踝尖；N18E2外踝尖；N18E3化痰点；N18E4闪腰点；N18E5性福穴；N18E6肋间神经穴；N18E7性冷不孕；N18E8子宫

肌瘤；N18E9前列腺炎；N18E10腰背痛穴；N18E11肩颈痛穴；N18E12腹泻穴；N18E13乳癖脚穴；N18E14痛经穴；N18E15椎间盘突出；N18E16膝关节炎；N18E17尿道膀胱；N18E18前列腺增生；N18E19网球肘；N18E20肩周炎；N18E21颈椎疾病；N18E22低血压穴；N18E23咽喉扁桃体；N18E24打鼾穴；N18E25八风穴；N18E26独阴穴；N18E27降压穴；N18E28气端穴。

二、标准经络穴位坐标位置全表

N1肺经；N2大肠经；N3胃经；N4脾经；N5心经；N6小肠经；N7膀胱经；N8肾经；N9心包经；N10三焦经；N11胆经；N12肝经；N13任脉；N14督脉；N15经外头部；N16经外身部；N17经外手部；N18经外脚部。

人体经络穴位坐标位置全表：

上N（North），右E（East）。

人的脊骨分为颈椎、胸椎、腰椎、骶椎、尾椎五个部分，其中颈椎骨有7节，胸椎骨有12节，腰椎骨有5节，骶椎、尾椎共有10节，人的脊骨从上到下共有34节。

1. 手太阴肺经N1（11穴）

N1E1中府穴：两手叉腰立正，锁骨外侧端下缘的三角窝中心正中垂直往下推一条肋骨（平第1肋间隙）处即是本穴。或者男性乳头外侧旁开两横指，往上直推三条肋骨处即是本穴（平第1肋间隙）。

N1E2云门穴：两手叉腰立正，锁骨外侧端下缘的三角窝中心即是本穴。

N1E3天府穴：臂内侧面，肱二头肌桡侧缘，腋前纹头下3寸处。或取坐位，臂向前平举，俯头鼻尖接触内侧处是穴。

N1E4侠白穴：臂内侧面，肘横纹上5寸，肱二头肌桡侧缘凹陷处。

N1E5尺泽穴：在肘横纹中，肱二头肌桡侧凹陷处。

N1E6孔最穴：在前臂掌面桡侧，当尺泽与太渊连线上，腕横纹上7寸。

N1E7列缺穴：在前臂桡侧缘，桡骨茎突上方，腕横纹上1.5寸，当肱桡肌与拇长展肌腱之间。或以左右两手虎口交叉，一手食指押在另一手的桡骨茎突上，当食指尖到达之凹陷处取穴。

N1E8经渠穴：在前臂掌面桡侧，桡骨茎突与桡动脉之间凹陷处，腕横纹上1寸。

N1E9太渊穴：手腕掌侧横纹桡侧，桡动脉搏动处。或仰掌，当掌后第一横纹上，用手摸有脉搏跳动处的桡侧凹陷者中即是。

N1E10鱼际穴：在手拇指掌指关节后凹陷处，约当第1掌骨中点桡侧，赤白肉际处。

N1E11少商穴：在手拇指末节桡侧，距指甲角0.1寸处。

2. 手阳明大肠经N2（20穴）

N2E1商阳穴：在手食指末节桡侧，距指甲角0.1寸（指寸）。

N2E2二间穴：微握拳，在手食指本节（第2掌指关节）前，桡侧凹陷处。

N2E3三间穴：微握拳，在食指桡侧，第2掌指关节后凹陷处，即赤白肉际处。

N2E4合谷穴：合谷：在手背，第1、第2掌骨间，当第2掌骨桡侧的中点处。或以一手的拇指指骨关节横纹，放在另一手拇、食指之间的指蹼缘上，当拇指尖下是穴。

N2E5阳溪穴：手腕上桡侧，当拇短伸肌腱与拇长伸肌腱之间凹陷处；拇指上翘，在手腕桡侧，当两筋（拇长伸肌腱与拇短伸肌腱）之间，腕关节桡侧处取穴。

N2E6偏历穴：屈肘，在N2E5与N2E11连线上，腕横纹上3寸处即是。或两手虎口垂直交叉，当中指端落于前臂背面，所指处有一凹陷，即为此穴。

N2E7温溜穴：屈肘，在阳溪与曲池穴连线上，腕横纹上5寸处。

N2E8下廉穴：在前臂背面桡侧，当阳溪与曲池连线上，肘横纹下4寸处。

N2E9上廉穴：在N2E5与N2E11连线上，肘横纹下3寸处，屈肘取穴。

N2E10手三里穴：手前臂背面桡侧，在N2E5与N2E11连线上，肘横纹下2寸处。

N2E11曲池穴：屈肘成直角，当肘弯横纹尽头处；屈肘，于N1E5与肱骨外上髁连线的中点处取穴。

N2E12肘髎穴：位于人体的臂外侧，屈肘，N2E11上方1寸，当肱骨边缘处。

N2E13五里穴：屈肘，在臂外侧N2E11与肩髃的连线上，当N2E11上3寸处。

N2E14臂臑穴：在臂外侧，三角肌止点处，当N2E11与N2E15连线上，曲池上7寸。

N2E15肩髃穴：定位：肩部三角肌上，臂外展或向前平伸时，当肩峰前外方凹陷处。.将上臂外展平举，肩关节部即可呈现出两个凹窝，前面一个凹窝中即为本穴；

N2E16巨骨穴：在肩端上，当锁骨肩峰端与肩胛冈之间的凹陷处；正坐垂肩，在肩锁关节后缘，当锁骨与肩胛冈形成的叉骨间取穴。

N2E17天鼎穴：在颈侧面，N2E18直下1寸，当胸锁乳突肌后缘处。取法：正坐，头微侧仰，喉结旁开3寸，约当胸锁乳突肌的胸骨头与锁骨头之间的N2E18，再从扶突穴直下1寸，当胸锁乳突肌后缘处取穴。

N2E18扶突穴：正坐，头微侧仰，先取甲状软骨与舌骨之间的N13E23，从廉N13E23向外3寸，当胸锁乳突肌的胸骨头与锁骨之间处。

N2E19禾髎穴：该穴位于人体的头侧部，当鬓发后缘，平耳郭根之前方，颞浅动脉的后缘。

N2E20迎香穴：在鼻翼外缘中点旁开，当鼻唇沟中。

3. 足阳明胃经N3（45穴）

N3E1承泣穴：位于面部，瞳孔直下，当眼球与眶下缘之间。定位此穴时通常采用正坐或仰靠、仰卧的姿势。

N3E2四白穴：位于人体面部，瞳孔直下，当眶下孔凹陷处。

N3E3巨髎穴：位于面部，横平鼻翼下缘，瞳孔直下。

N3E4地仓穴：在面部，口角外侧，口角旁开0.4寸，上直对瞳孔。

N3E5大迎穴：面部下颌角前方，咬肌附着部前缘，面动脉搏动处。当颌下缘中点上方一横指，鼓颊肘呈凹陷处。取穴：闭口鼓腮，在下颌骨边缘现一沟形，按之有动脉搏动处取穴。

N3E6颊车穴：位于面颊部，下颌角前上方约1横指（中指），当咀嚼时咬肌隆起，按之凹陷处。

N3E7下关穴：在面部，耳前方，颧骨与下颌之间的凹陷处。合口有孔，张口即闭。

N3E8头维穴：头侧部，额角发际上5分，头正中线旁开4.5寸处，与神庭相平。取穴：当鬓发前缘直上入发际0.5寸，距N14E24穴4.5寸处取穴。

N3E9人迎穴：穴位于颈部，喉结旁，当胸锁乳突肌的前缘，颈总动脉搏动处。取此穴道时要让患者采用正坐或仰靠的姿势，人迎穴位于颈部，前颈喉结外侧大约3厘米处。

N3E10水突穴：位于人体的颈部，胸锁乳突肌的前缘，当人迎穴与气舍穴连线的中点。

N3E11气舍穴：位于人体的上胸部，锁骨根部稍中之处。

N3E12缺盆穴：在乳中线上，锁骨上窝中点处取穴。

N3E13气户穴：位于人体的胸部，当锁骨中点下缘，距前正中线4寸。

N3E14库房穴：在胸部，当第1肋间隙，距前正中线4寸。

N3E15屋翳穴：在胸部，当第2肋间隙，距前正中线4寸。

N3E16膺窗穴：位于人体的胸部，当第3肋间隙，距前正中线4寸。

N3E17乳中穴：位于人体的胸部，当第4肋间隙，乳头中央，距前正中线4寸。

N3E18乳根穴：位置在乳头直下，乳房根部，当第5肋间隙，距前正中线4寸。

N3E19不容穴：在上腹部，当脐中上6寸，距前正中线2寸。

N3E20承满穴：在上腹部，当脐中上5寸，距前正中线2寸。

N3E21梁门穴：在上腹部，当脐中3寸，距前正中线2寸。

N3E22关门穴：位于人体的上腹部，当脐中上3寸，距前正中线2寸。

N3E23太乙穴：在上腹部，当脐中上2寸，距前正中线2寸。

N3E24滑肉门穴：在上腹部，当脐中上1寸，距前正中线2寸。

N3E25天枢穴：位于腹部横平脐中，前正中线旁开2寸处。

N3E26外陵穴：位于人体的下腹部，当脐中下1寸，距前正中线2寸。

N3E27大巨穴：位于人体下腹部，从肚脐到耻骨上方画一线，将此线四等分，从肚脐往下3/4点的左右三指宽处，即为大巨穴。在下腹部，当脐中下2寸，距前正中线2寸。

N3E28水道穴：脐中下2寸，前正中线旁开2寸。

N3E29归来穴：在下腹部，当脐中下4寸，距前正中线2寸。

N3E30气冲穴：曲骨（耻骨）旁开2寸。

N3E31髀关穴：在大腿前面，当髂前上棘与髌底外侧端的连线上，屈髋时，平会阴，居缝匠肌外侧凹陷处。

N3E32伏兔穴：在大腿前面，当髂前上棘与髌骨外侧端的连线上，髌骨上缘上6寸。

N3E33阴市穴：在大腿前面，当髂前上棘与髌底外侧端的连线上，髌底上3寸。

N3E34梁丘穴：股前方，髌底上2寸，髂前上棘与髌底外侧端的连线上。

N3E35犊鼻穴：屈膝，在膝部，髌骨与髌韧带外侧凹陷中。

N3E36足三里穴：小腿前外侧，膝眼下3寸处。

N3E37上巨虚穴：小腿前外侧，膝眼下6寸处。

N3E38条口穴：在小腿前外侧，当犊鼻下8寸，距胫骨前缘一横指（中指），犊鼻与解溪连线上。

N3E39下巨虚穴：在小腿前外侧，当膝眼下9寸，距胫骨前缘一横指。

N3E40丰隆穴：在小腿前外侧，当外踝尖上8寸，距胫骨前缘二横指。

N3E41解溪穴：在足背与小腿交界处的横纹中央凹陷中，当拇长伸肌腱与趾长伸肌腱之间。

N3E42冲阳穴：位于人体的足背最高处，当拇长伸肌腱和趾长伸肌腱之间，足背动脉搏动处。

N3E43陷谷穴：在足背，当第2、第3跖骨结合部前方凹陷处。

N3E44内庭穴：在足背第2、第3跖骨结合部前方凹陷处。

N3E45厉兑穴：在足第2趾末节外侧，距趾甲角0.1寸（指寸）。

4. 足太阴脾经N4（21穴）

N4E1隐白穴：位于足大趾内侧，趾甲角旁开0.1寸。

N4E2大都穴：位于足内侧缘，当足大趾本节（第1跖趾关节）前下方赤白肉际凹陷处。

N4E3太白穴：位于足内侧缘，当第1跖骨小头后下方凹陷处。

N4E4公孙穴：位于足内侧缘，当第1跖骨基底的前下方，赤白肉际处。

N4E5商丘穴：位于内踝前下方凹陷中，当舟骨结节与内踝尖连线的中点处。

N4E6三阴交：位于小腿内侧，内踝尖上3寸，胫骨内侧缘后际。

N4E7漏谷穴：位于人体的小腿内侧，当内踝尖与阴陵泉穴的连线上，距内踝尖6寸，胫骨内侧缘后方。

N4E8地机穴：位于人体的小腿内侧，当内踝尖与N4E6穴的连线上，N4E6穴下3寸。

N4E9阴陵泉：在小腿内侧，胫骨内侧下缘与胫骨内侧缘之间的凹陷中。以拇指由小腿前沿胫骨往上推至骨弯，前凹陷处即为本穴。

N4E10血海穴：屈膝在大腿内侧，髌底内侧端上2寸，当股四头肌内侧头的隆起处。

N4E11箕门：在股前区，长收肌和缝匠肌交角的动脉搏动处。抬腿收紧肌肉，大腿内侧中部凹陷处。

N4E12冲门：在腹股沟外侧斜纹中，距耻骨联合上缘中点3.5寸，当髂外动脉搏动处的外侧。

N4E13府舍穴：在下腹部，当脐中下4寸，冲门上方0.7寸，距前正中线4寸。

N4E14腹结穴：在下腹部，大横下1.3寸，距前正中线4寸。

N4E15大横穴：位于腹部，距脐中旁开4寸。

N4E16腹哀穴：在上腹部，当脐中上3寸，距前正中线4寸。

N4E17食窦穴：在胸外侧部，当第5肋间隙，距前正中线6寸。

N4E18天溪穴：位于乳头向外延长线上，将手的虎口张开，正对乳房四指托住，拇指对着乳房外侧两处（第4、第5肋间）即是。

N4E19胸乡穴：在胸外侧部，当第3肋间隙，距前正中线6寸。

N4E20周荣穴：在胸外侧部，位于第2肋间隙，距前正中线6寸。

N4E21大包穴：在腋下6寸、腋中线上，第6肋间隙处取穴。或乳头下二个肋间顺肋间隙平推至腋下中线交点处。

5. 手少阴心经N5（9穴）

N5E1极泉穴：位于腋窝顶点，腋动脉搏动处。

N5E2青灵穴：在臂内侧，当极泉与少海的连线上，肘横纹上3寸，肱二头肌的尺侧缘。

N5E3少海穴：位于在肘前区，横平肘横纹，肱骨内上髁前缘。

N5E4灵道穴：当尺侧腕屈肌腱的桡侧缘，腕横纹上1.5寸。

N5E5通里穴：腕横纹上1寸，尺侧腕屈肌腱的桡侧缘。

N5E6阴郄穴：位于当尺侧腕屈肌腱的桡侧缘，腕横纹上0.5寸。

N5E7神门穴：位于腕部，腕掌侧横纹尺侧端，尺侧腕屈肌腱的桡侧凹陷处。

N5E8少府穴：位于手掌面，第4、第5掌骨之间，握拳时，当小指尖处。

N5E9少冲穴：位于小指末节桡侧，距指甲角0.1寸处。

6. 手太阳小肠经N6（19穴）

N6E1少泽穴：小指尺侧指甲角旁0.1寸。

N6E2前谷穴：位于人体的手掌尺侧，微握拳，当小指本节（第5指掌关节）前的掌指横纹头赤白肉际。

N6E3后溪穴：位于微握拳，第5指掌关节后尺侧的近侧掌横纹头赤白肉际。

N6E4腕骨穴：位于手掌尺侧，第5掌骨基底与三角骨之间的凹陷处，赤白肉际。

N6E5阳谷穴：腕背横纹尺侧端，当尺骨茎突与三角骨之间的凹陷处。

N6E6养老穴：以手掌面向胸，当尺骨茎突桡侧骨缝凹陷中。

N6E7支正穴：位于前臂背面尺侧，腕背横纹上5寸。

N6E8小海穴：屈肘，当尺骨鹰嘴与肱骨内上髁之间凹陷处。

N6E9肩贞穴：在肩关节后下方，肩臂内收时，腋后纹头上1寸。

N6E10臑俞穴：在肩部，当腋后纹头直上，肩胛冈下缘凹陷中。

N6E11天宗穴：在肩胛区，肩胛冈中点与肩胛骨下角连线上1/3与下2/3交点凹陷中。

N6E12秉风穴：在肩胛部，岗上窝中央，天宗直上，举臂有凹陷处。

N6E13曲垣穴：位于背部左右肩胛骨内上侧，指压此穴就可以使身体感到轻松，情绪稳静；对于使水蛇腰变直也很有效。

N6E14肩外俞穴：在第1胸椎棘突下旁开3寸。

N6E15肩中俞穴：在背部，在第7颈椎棘突下，旁开2寸。

N6E16天窗穴：位于人体的颈外侧部，胸锁乳突肌的后缘，N2E18后，与喉结相平。

N6E17天容穴：下颌角后，胸锁乳突肌前缘。

N6E18颧髎穴：《千金要方》作权髎，别名兑骨。位于目外眦直下，颧骨凹陷处。

N6E19听宫穴：位于面部，耳屏前，下颌骨髁状突的后方，张口时呈凹陷处。

7. 足态阳膀胱经N7（67穴）

N7E1睛明穴：目内眦角稍上方凹陷处。

N7E2攒竹穴：位于面部，眉头凹陷中，额切际处。

N7E3眉冲穴：在头部，N7E2直上入发际0.5寸，神庭与曲差的连线之间。

N7E4曲差穴：位于前发际正中直上0.5寸，旁开1.5寸。

N7E5五处穴：前发际正中直上1寸，旁开1.5寸，即N7E4上0.5寸处。

N7E6承光穴：位于人体的头部，当前发际正中直上2.5寸，旁开1.5寸。

N7E7通天穴：前发际正中直上4寸，旁开1.5寸，即N7E6后1.5寸。

N7E8络却穴：位于人体的头部，当前发际正中直上5.5寸，旁开1.5寸。

N7E9玉枕穴：后发际正中直上2.5寸，旁开1.3寸，约平枕外粗隆上缘的凹陷处。

N7E10天柱穴：位于后头骨正下方凹处，后发际正中旁开约2厘米左右即是此穴。

N7E11大杼穴：位于脊柱区，第1胸椎棘突下，后正中线旁开1.5寸。

N7E12风门穴：位于背部，当第2胸椎棘突下，旁开1.5寸。

N7E13肺俞穴：位于背部，当第3胸椎棘突下，旁开1.5寸。

N7E14厥阴俞：在第4胸椎棘突下旁开1.5寸处。

N7E15心俞穴：第5胸椎棘突下，旁开1.5寸。

N7E16督俞穴：在背部，当第6胸椎棘突下，旁开1.5寸。

N7E17膈俞穴：位于背中，当第7胸椎棘突下，旁开1.5寸。

N7E18肝俞：位于背部，当第9胸椎棘突下，旁开1.5寸。

N7E19胆俞穴：位于背部，当第10胸椎棘突下，旁开1.5寸。

N7E20脾俞穴：第11胸椎棘突下，旁开1.5寸。

N7E21胃俞穴：位于脊柱区，第12胸椎棘突下，后正中线旁开1.5寸。

N7E22三焦俞穴：位于人体的腰部，当第1腰椎棘突下，左右旁开2指宽处。

N7E23肾俞穴：位于第2腰椎棘突下，旁开1.5寸。

N7E24气海俞穴：位于在第3腰椎棘、旁开1.5寸处。

N7E25大肠俞穴：位于腰部，当第4腰椎棘突下，旁开1.5寸。

N7E26关元俞穴：位于腰部，当第5腰椎棘突下，旁开1.5寸。

N7E27小肠俞穴：位于骶部，当骶正中嵴旁1.5寸，平第1骶后孔。当第1仙椎（尾椎）左右两指宽处，与第1骶后孔齐平。

N7E28膀胱俞穴：位于身体骶部，第2仙椎左右两指宽处，与第

2骶后孔齐平。

N7E29中膂俞穴：骶正中嵴（第3骶椎棘突下）旁开1.5寸，约平第3骶后孔。

N7E30白环俞穴：位于骶正中嵴（第4骶椎棘突下）旁开1.5寸。

N7E31上髎穴：在骶部，当髂后上棘与中线之间，适对第1骶后孔处。

N7E32次髎穴：位于髂后上棘与后正中线之间，适对第2骶后孔。

N7E33中髎穴：位于次髎下内方，适对第3骶后孔。

N7E34下髎穴：位于中髎穴下内方，适对第4骶后孔。

N7E35会阳穴：在骶部，尾骨端旁开0.5寸。

N7E36承扶穴：位于大腿后面，臀下横纹的中点。

N7E37殷门穴：在大腿后面，承扶穴与委中穴的连线上，承扶穴下6寸。

N7E38浮郄穴：位于腘横纹外侧端，委阳穴上1寸，股二头肌腱的内侧。

N7E39委阳穴：位于膝部，腘横纹上，肱二头肌腱的内侧缘，在股二头肌腱内侧。

N7E40委中穴：位于在膝后区，腘横纹中点。

N7E41附分穴：在人体背部，当第2胸椎棘突下，旁开3寸。

N7E42魄户穴：在背部，当第3胸椎棘突下，旁开3寸。

N7E43膏肓穴：位于第4胸椎棘突下，旁开3寸。

N7E44神堂穴：位于人体的背部，当第5胸椎棘突下，旁开3寸。

N7E45噫嘻穴：位于背部第6胸椎棘突下，旁开3寸。

N7E46膈关穴：在背部，当第7胸椎棘突下，旁开3寸。

N7E47魂门穴：位于人体的背部，当第9胸椎棘突下，旁开3寸。

N7E48阳纲穴：位于第10胸椎棘突下，旁开3寸。

N7E49意舍穴：在背部，当第11胸椎棘突下，旁开3寸。

N7E50胃仓穴：位于第12胸椎棘突下，旁开3寸。

N7E51肓门穴：在腰部，当第1腰椎棘突下，旁开3寸。

N7E52志室穴：位于第2腰椎棘突下，旁开3寸。

N7E53胞肓穴：位于平第2骶后孔，骶正中嵴旁开3寸。

N7E54秩边穴：位于平第4骶后孔，骶正中嵴旁开3寸。

N7E55合阳穴：位于小腿后面，N7E14穴直下2寸。

N7E56承筋穴：在小腿后面，当委中与承山的连线上，腓肠肌肌腹中央，委中下5寸。

N7E57承山穴：位于小腿后面正中，当伸直小腿和足跟上提时腓肠肌肌腹下出现凹陷处。

N7E58飞扬穴：位于小腿后外侧，外踝尖与跟腱水平连线之中点直上七寸，当腓骨后缘处；或于N7E16斜下外开约1寸处取穴。

N7E59跗阳穴：在小腿后面，外踝后，N7E60直上3寸。

N7E60昆仑穴：位于足部外踝后方，当外踝尖与跟腱之间的凹陷处。

N7E61仆参穴：位于外踝后下方，N7E18穴直下，跟骨外侧，赤白肉际处。

N7E62申脉穴：位于外踝直下方凹陷中。

N7E63金门穴：位于人体的足外侧部，当外踝前缘直下，骰骨下缘处。

N7E64京骨穴：位于第5跖骨粗隆下方，赤白肉际处。

N7E65束骨穴：位于第5跖趾关节后方，赤白肉际处。

N7E66足通谷穴：位于第5跖趾关节的前方，赤白肉际处。

N7E67至阴穴：位于足小趾外侧趾甲角旁0.1寸。

8. 足少阴肾经N8（27穴）

N8E1涌泉穴：位于足底部，蜷足时足前部凹陷处，约当足底第2、第3跖趾缝纹头端与足跟连线的前1/3与后2/3交点上。

N8E2然谷穴：位于在内踝前下方，足舟骨粗隆下方凹陷中。

N8E3太溪穴：位于内踝尖与跟腱之间的凹陷处。

N8E4大钟穴：位于内踝后下方，N8E6穴下0.5寸稍后，当跟腱附着部的内侧前方凹陷处。

N8E5水泉穴：位于内踝后下方，N8E6穴下1寸，跟骨结节内侧凹陷处。

N8E6照海穴：位于内踝尖下1寸，内踝下缘边际凹陷中。

N8E7复溜穴：位于人体的小腿里侧，脚踝内侧中央上两指宽处，胫骨与跟腱间。

N8E8交信穴：位于人体小腿内侧，N8E4穴前0.5寸，胫骨内侧缘的后方。

N8E9筑宾穴：在小腿内侧，当N8E3与N8E10的连线上，太溪穴上5寸，腓肠肌肌腹的内下方。

N8E10阴谷穴：位于膝后区，腘横纹上，半腱肌肌腱外侧缘。

N8E11横骨穴：在下腹部，当脐中下5寸，前正中线旁开0.5寸。

N8E12大赫穴：位于脐中下4寸，前正中线旁开0.5寸。

N8E13气穴穴：位于脐中下3寸，前正中线旁开0.5寸。

N8E14四满穴：在下腹部，当脐中下2寸，前正中线旁开0.5寸。

N8E15中注穴：脐中下1寸，前正中线旁开0.5寸。

N8E16肓俞穴：在腹中部，当脐中旁开0.5寸。

N8E17商曲穴：位于脐中上2寸，前正中线旁开0.5寸。

N8E18石关穴：位于上腹部，当脐中上3寸，前正中线旁开0.5寸。

N8E19阴都穴：位于上腹部，脐中上4寸，前正中线旁开0.5寸。

N8E20腹通谷穴：在上腹部，当脐中上5寸，前正中线旁开0.5寸。

N8E21幽门穴：位于脐中上6寸，前正中线旁开0.5寸。

N8E22步廊穴：位于在第5肋间隙，前正中线旁开2寸。

N8E23神封穴：在胸部，当第4肋间隙，前正中线旁开2寸。

N8E24灵墟穴：在胸部，当第3肋间隙，前正中线旁开2寸。

N8E25神藏穴：在胸部，当第2肋间隙，前正中线旁开2寸。

N8E26或中穴：位于胸部，第1肋间隙，前正中线旁开2寸。

N8E27俞府穴：位于胸部，当锁骨下缘，前正中线旁开2寸。

9. 手厥阴心包经N9（9穴）

N9E1天池穴：在胸部，当第四肋间隙，乳头外1寸，前正中线旁开5寸。

N9E2天泉穴：在臂内侧，当腋前纹头下2寸，肱二头肌的长、短头之间。

N9E3曲泽穴：在肘横纹中，当肱二头肌腱的尺侧缘。

N9E4郄门穴：位于腕横纹上5寸正中。

N9E5间使穴：位于前臂掌侧中线，腕横纹上3寸，掌长肌腱与桡侧腕屈肌腱之间。

N9E6内关穴：位于前臂掌侧中线，腕横纹上2寸，掌长肌腱与桡侧腕屈肌腱之间。

N9E7大陵穴：位于腕掌横纹的中点处，当掌长肌腱与桡侧腕屈肌腱之间。

N9E8劳宫穴：位于手掌心，当第2、第3掌骨之间偏于第3掌骨，握拳屈指时中指尖处。

N9E9中冲穴：位于手中指末节尖端中央，距指甲游离缘约1分许。

10. 手少阳三焦经N10（23穴）

N10E1关冲穴：位于无名指尺侧指甲旁0.1寸。

N10E2液门穴：位于手背部，第4、第5指间赤白肉际处。

N10E3中渚穴：位于手背部，当第4掌指关节的后方，第4、第5掌骨间凹陷处。

N10E4阳池穴：位于腕背横纹中，当指总伸肌腱的尺侧缘凹陷处。

N10E5外关穴：位于前臂背侧，在前臂后区，当阳池与肘尖的连线上，腕背侧远端横纹上2寸，尺骨与桡骨间隙中点。

N10E6支沟穴：在前臂背侧，当N10E4与肘尖的连线上，腕背横纹上3寸。

N10E7会宗穴：在前臂背侧，当腕背横纹上3寸，支沟尺侧，尺骨的桡侧缘。

N10E8三阳络穴：在前臂背侧，手背腕横纹上4寸，尺骨与桡骨之间。

N10E9四渎穴：在前臂背侧，肘尖下方5寸，当阳池与肘尖的连线上，尺骨与桡骨之间。

N10E10天井穴：位于臂外侧，屈肘时当肘尖直上1寸凹陷处。

N10E11清冷渊穴：在臂外侧，屈肘时，当肘尖直上2寸，即天井上1寸。

N10E12消泺穴：位于人体的臂外侧，当清冷渊穴与N10E13连线中点处。

N10E13臑会穴：在臂外侧，当肘尖与肩髎的连线上，肩髎下3寸，三角肌的后下缘。

N10E14肩髎穴：在肩部，肩髃后方，当臂外展时，于肩峰后下方呈现凹陷处。

N10E15天髎穴：在肩胛部，肩井穴与曲垣穴的中间，当肩胛骨上角处。

N10E16天牖穴：在颈侧部，当乳突的后下方，平下颌角，胸锁乳突肌的后缘。

N10E17翳风穴：位于耳垂后，当乳突与下颌骨之间凹陷处。

N10E18瘛脉穴：位于乳突中央，当角孙穴至翳风穴之间，沿耳轮连线的中、下1/3的交点处。

N10E19颅息穴：位于耳后，当角孙穴至翳风穴之间，沿耳轮连线的上、中1/3的交点处。

N10E20角孙穴：在侧头部，折耳郭向前，当耳尖直上入发际处。

N10E21耳门穴：在耳屏上切迹的前方，下颌骨髁状突后缘，张口有凹陷处。

N10E22耳和髎穴：在侧头部，当鬓发后缘，平耳郭根之前方，颞浅动脉的后缘。

N10E23丝空竹穴：在眉梢凹陷处。

11. 足少阳胆经N11（44穴）

N11E1瞳子髎穴：在面部，目外眦外侧0.5寸凹陷中。

N11E2听会穴：位于耳屏切迹的前方，下颌骨髁状突的后缘，张口有凹陷处。

N11E3上关穴：位于耳前，N3E7直上，当颧弓的上缘凹陷处。

N11E4颔厌穴：位于鬓角上0.5寸处垂线与眉梢至耳尖连线交点往上3/4处。

N11E5悬颅穴：位于鬓角上0.5寸处垂线与眉梢至耳尖连线交点往上1/2处。

N11E6悬厘穴：位于头维穴与曲鬓穴弧形连线的上3/4与下1/4交

点处。

N11E7曲鬓穴：在头部，当耳前鬓角发际后缘的垂线与耳尖水平线交点处。

N11E8率谷穴：位于耳尖直上入发际1.5寸。

N11E9天冲穴：位于头部，耳根后缘直上，入发际2寸。

N11E10浮白穴：位于耳尖正斜后上方1.5寸处。

N11E11头窍阴穴：在头部，当耳后乳突的后上方，穴位N11E9与穴位N11E12的弧形连线的中1/3与下1/3交点处。

N11E12完骨穴：位于头部，耳后乳突的后下方凹陷处。

N11E13本神穴：位于前发际上0.5寸，N14E24旁开3寸，N14E24与N3E8连线的内2/3与外1/3的交点处。

N11E14阳白穴：目正视，瞳孔直上，眉上1寸。

N11E15头临泣穴：在头部，当瞳孔直上入前发际0.5寸，N14E24与头维连线的中点处。

N11E16目窗穴：位于人体的头部，当前发际上1.5寸，头正中线旁开2.25寸。

N11E17正营穴：位于人体的头部，当前发际上2.5寸，头正中线旁开2.25寸。

N11E18承灵穴：在头部，当前发际上4寸，头正中线旁开2.25寸。

N11E19脑空穴：位于枕外隆凸的上缘外侧，头正中线旁开2.25寸，N14E17穴。

N11E20风池穴：位于当枕骨之下凹陷处两旁各开1.5寸处。或胸锁乳突肌与斜方肌上端之间的凹陷处。

N11E21肩井穴：位于颈椎与肩峰水平连线中点处。

N11E22渊腋穴：当腋中线上，腋下3寸，第4肋间隙中。

N11E23辄筋穴：在胸外侧区，第4肋间隙中，腋中线前1寸。

N11E24日月穴：位于乳头直下（乳头平第4肋间隙），第7肋间隙，前正中线旁开4寸。

N11E25京门穴：位于侧腰部，N12E1穴后1.8寸，当第12肋骨游离端的下方。

N11E26带脉穴：章门穴（腋中线，十一肋游离端下）下1.8寸。

N11E27五枢穴：在侧腹部，当髂前上棘的前方，横平脐下3寸处。

N11E28维道穴：当髂前上棘的前下方，五枢穴前下0.5寸。

N11E29居髎穴：位于髋部，当髂前上棘与股骨大转子最凸点连线的中点处。

N11E30环跳穴：位于臀外下部，当股骨大转子最凸点与骶管裂孔连线的外1/3与中1/3交点处。

N11E31风市穴：位于大腿外侧部的中线上，当腘横纹上7寸，或直立垂手时，中指尖处。

N11E32中渎穴：位于N11E9穴直下1寸。

N11E33膝阳关穴：在膝外侧，当股骨外上髁上方的凹陷处。

N11E34阳陵泉穴：位于小腿外侧，当腓骨头前下方凹陷处。

N11E35阳交穴：位于小腿外侧，当外踝尖上7寸，腓骨后缘。

N11E36外丘穴：位于人体的小腿外侧，当外踝尖上7寸，腓骨前缘，平N11E35。

N11E37光明穴：位于人体的小腿外侧，当外踝尖上5寸，腓骨前缘。

N11E38阳辅穴：在小腿外侧，当外踝尖上4寸，腓骨前缘稍前方。

N11E39悬钟：在外踝尖上3寸，腓骨前缘。

N11E40丘墟穴：位于足背，外踝前下方，当趾长伸肌腱的外侧，距跟关节间凹陷处。

N11E41足临泣穴：位于足背外侧，第4趾、小趾跖骨夹缝中。

N11E42地五会穴：位于足背外侧，当足四趾本节（第4跖趾关节）的后方，第4、第5跖骨之间，小趾伸肌腱内侧缘。

N11E43侠溪穴：位于足背部，第4、5趾缝间，趾蹼缘后方赤白肉际处。

N11E44足窍阴穴：位于足第4趾末节外侧，距趾甲角0.1寸。

12. 足厥阴肝经N12（14穴）

N12E1大敦穴：位于大趾末节外侧（靠第2趾一侧）趾甲根角侧后方0.1寸。

N12E2行间穴：位于足背侧，当第1、第2趾间，趾蹼缘的后方赤白肉际处。

N12E3太冲穴：位于足背侧，第1、第2跖骨结合部之前凹陷处。

N12E4中封穴：位于足背侧，当足内踝前，N4E5与N3E41连线之间，胫骨前肌腱的内侧凹陷处。

N12E5蠡沟穴：在小腿内侧，当足内踝尖上5寸，胫骨内侧面的中央。

N12E6中都穴：位于内踝上7寸，胫骨内侧面的中点或胫骨后缘处。

N12E7膝关穴：在小腿内侧，当胫骨内髁的后下方，N4E9后1寸，腓肠肌内侧头的上部。

N12E8曲泉穴：位于膝内侧部，屈膝内侧横纹端，当股骨内上髁后缘，半腱肌、半膜肌止端前缘凹陷处。

N12E9阴包穴：位于大腿内侧，当股骨内上髁上4寸，股内肌与缝匠肌之间。

N12E10足五里穴：在大腿内侧，当N3E30直下3寸，大腿根部，耻骨结节的下方，长收肌的外缘。

N12E11阴廉穴：位于人体的大腿内侧，当N3E30直下2寸，大腿根部，耻骨结节的下方，长收肌的外缘。

N12E12急脉穴：位于人体的耻骨结节的外侧，当N3E30外下腹股沟股动脉搏动处，前正中线旁开2.5寸。

N12E13章门穴：位于腹侧，腋中线第11肋骨端稍下处，屈肘合腋时，当肘尖尽处。

N12E14期门穴：位于胸部，当乳头直下，第6肋间隙，前正中线旁开4寸。

13. 任脉N13（24穴）

N13E1会阴穴：位于人体肛门和生殖器的中间凹陷处。

N13E2曲骨穴：位于下腹部，当前正中线上，耻骨联合上缘的中点处。

N13E3中极穴：位于下腹部，前正中线上，当脐下4寸。

N13E4关元穴：位于下腹部，前正中线上，当脐下3寸。

N13E5石门穴：位于人体的下腹部，前正中线上，当脐中下2寸。

N13E6气海穴：位于下腹部，前正中线上，当脐下1.5寸。

N13E7阴交穴：位于下腹部，前正中线上，当脐中下1寸。

N13E8神阙穴：在脐中部，脐中央。

N13E9水分穴：位于上腹部，前正中线上，当脐中上1寸。

N13E10下脘穴：在上腹部，前正中线上，当脐中上2寸。

N13E11建里穴：在上腹部，前正中线上，当脐中上3寸。

N13E12中脘穴：位于上腹部，前正中线上，脐上4寸处。

N13E13上脘穴：位于上腹部，前正中线上，脐上5寸处。

N13E14巨阙穴：位于上腹部，前正中线上，当脐中上6寸。

N13E15鸠尾穴：位于上腹部，前正中线上，当胸剑结合部下1寸。

N13E16中庭穴：位于胸部，当前正中线上，平第5肋间，即胸剑结合部。

N13E17膻中穴：位于胸部前正中线上，平第4肋间，两乳头连线之中点。

N13E18玉堂穴：位于胸部，当前正中线上，平第3肋间隙。

N13E19紫宫穴：在胸部，当前正中线上，平第2肋间。

N13E20华盖穴：在胸部，当前正中线上，平第1肋间。

N13E21璇玑穴：在胸部，当前正中线上，胸骨上窝中央下1寸。

N13E22天突穴：位于颈部，当前正中线上，胸骨上窝中央。

N13E23廉泉穴：位于人体的颈部，当前正中线上，结喉上方，舌骨上缘凹陷处。

N13E24承浆穴：位于人体的面部，当颏唇沟的正中凹陷处。

14. 督脉N14（28穴）

N14E1长强穴：在尾骨尖端下，尾骨尖端与肛门连线的中点处。

N14E2腰俞穴：位于骶部，当后正中线上，适对骶管裂孔。

N14E3腰阳关穴：在脊柱区，第4腰椎棘突下凹陷中，后正中线上，约以髂脊相平。

N14E4命门穴：位于第2、第3腰椎棘突间。

N14E5悬枢穴：在腰部，当后正中线上，第1腰椎棘突下凹陷中。

N14E6脊中穴：位于背部，当后正中线上，第11胸椎棘突下凹陷中。

N14E7中枢穴：在背部，当后正中线上，当第10胸椎棘突下凹陷中。

N14E8筋缩穴：位于背部，当后正中线上，第9胸椎棘突下凹陷中。

N14E9至阳穴：位于背部，第7胸椎棘突下凹陷中。

N14E10灵台穴：在背部，当第6胸椎棘突下凹陷中。

N14E11神道穴：位于背部，当后正中线上，第5胸椎棘突下凹陷中。

N14E12身柱穴：位于背部，第3胸椎棘突下凹陷中。

N14E13陶道穴：位于背部，当后正中线上，第1胸椎棘突下凹陷中。

N14E14大椎穴：位于后背正中线上，第7颈椎棘突下凹陷中。

N14E15哑门穴：位于项部，当后发际正中直上0.5寸，第1颈椎下。

N14E16风府穴：位于后发际正中直上1寸处。

N14E17脑户穴：位于后发际正中直上2.5寸。

N14E18强间穴：在头部，当后发际正中直上4寸。

N14E19后顶穴：头顶正中线后发际上5.5寸和当百会后1.5寸，下距脑户3寸。

N14E20百会穴：位于头顶正中线与两耳尖连线的交叉处。

N14E21前顶穴：在头部，当前发际正中直上3.5寸。

N14E22囟会穴：在头部，当前发际正中直上2寸。

N14E23上星穴：该穴位于人体的头部，当前发际正中直上1寸。

N14E24神庭穴：在头部，当前发际正中直上0.5寸。

N14E25素髎穴：在人体的面部，当鼻尖的正中央。

N14E26水沟穴：位于人体的上唇上中部，人中沟的上1/3与中1/3的交点。

N14E27兑端穴：位于上唇尖端，当人中沟下端与口唇连接处。

N14E28龈交穴：位于上唇内，上唇系带与齿龈连接处。

15. 经外头穴

N15E1四神聪穴：在N14E20前、后、左、右各开1寸处，因共有四穴，故又名四神聪。

N15E2升阳穴：N14E20前1.5寸。

N15E3当阳穴：在头前部当瞳孔直上，入前发际上1寸。

N15E4偏瘫头穴：N11E8及耳尖上3寸。

N15E5宛中：后发际中两筋间。

N15E6印堂穴：在人体前额部，当两眉头间连线与前正中线之交点处。仰靠或仰卧位取穴。

N15E7鱼腰穴：位于额部，瞳孔直上，眉毛中的穴位。

N15E8太阳穴：在耳郭前面，前额两侧，外眼角延长线的上方。

N15E9耳尖穴：在耳郭的上方，当折耳向前，耳郭上方的尖端处。

N15E10球后穴：位于面部，当眶下缘外1/4与内3/4交界处。

N15E11牙痛穴：耳垂尖与脸颊连接点处。

N15E12上（内）迎香穴：在鼻翼软骨与鼻甲的交界处，近鼻唇沟上端处（位于鼻孔内，当鼻翼软骨与鼻甲交界和黏膜处）。

N15E13聚泉穴：位于口腔内，当舌背正中缝的中点处。

N15E14海泉穴：位于口腔内，当舌下系带中点处。

N15E15金津穴（玉液穴）：当舌下系带左侧的静脉上（当舌下系带右侧的静脉上）。

N15E16牵正穴：在咬肌上，耳垂前0.5～1寸。

N15E17翳明穴：在N10E17后1寸处。

N15E18颈百劳：位于项部，当大椎穴直上2寸，后正中线旁开1寸。

16. 经外身穴

N16E1定喘穴：位于后正中线上，第7颈椎棘突下凹陷处，旁开0.5寸处。

N16E2夹脊穴：在背腰部，当第1胸椎至第5腰椎棘突下两侧，后正中线旁开0.5寸，一侧17个穴位，乃华佗所创。

N16E3灸劳穴：位于第3胸椎棘突之高点处。

N16E4胃脘下俞穴（胰俞）：在背部，当第8胸椎棘突下，旁开1.5寸。

N16E5痞根穴：位于腰部，第1腰椎棘突下，旁开3.5寸。

N16E6下极穴：又名屈骨穴、横骨穴、屈骨端穴、曲骨端穴。位于人体的下腹部，当脐中下5寸，前正中线旁开0.5寸。

N16E7腰宜穴：在腰部，当第四腰椎棘突下，旁开3寸。

N16E8腰眼穴：位于腰部，当第4腰椎棘突下，旁开约3.5寸凹陷中。

N16E9十七锥：在腰部，当后正中线上，第5腰椎棘突下。

N16E10腰奇：位于骶部，当尾骨端直上2寸，骶角之间凹陷中。

N16E11三角灸穴：以患者两口角之间的长度为一边，作等边三角形，将顶角置于脐中心，底边成水平线，两底角处是穴。

N16E12子宫穴：位于在下腹部，当脐中下4寸，中极旁开3寸。

N16E13腋窝：位于臂膀与胸部交接处（俗称胳肢窝）。

N16E14肘窝：位于肘前区略呈三角形的凹陷处。

N16E15肘尖：在肘后部，屈肘，当尺骨鹰嘴的尖端。

N16E16二白穴：位于前臂前区，腕掌侧远端横纹上4寸，桡侧腕屈肌腱的两侧，一肢2穴，共4穴，伸臂仰掌取之。

N16E17降糖（消渴）穴：N9E5穴上1寸；内踝尖上6寸处。

N16E18上三关：从N2E4穴上推至N2E1穴。

N16E19下六腑：从肘横纹尺侧尽头点下推N6E2穴。

N16E20推天河水：从手腕横纹中点上推至肘窝中点。

N16E21髀窝：位于大腿内侧与小腹交接处的腹股沟部位。

N16E22环中穴：俯卧时，在股骨大转子最凸点与骶管裂孔连线的中点。

N16E23百虫窝：屈膝，在大腿内侧，髌底内侧端上3寸（血海穴上1寸）。

N16E24髋骨穴：在大腿前面下部，当N3E34两旁各1.5寸处，一侧两穴；正坐或仰卧取穴。

N16E25鹤顶穴：位于膝盖中髌骨的上缘，在其中点上方凹陷处。

N16E26膝眼穴：屈膝，在髌韧带两侧凹陷处，在内侧的称内膝眼，在外侧的称外膝眼。

N16E27腘窝：位于膝后区的菱形凹陷。

N16E28阑尾穴：N3E36穴下2寸。

N16E29胆囊穴：N11E11直下2寸。

N16E30抽筋穴：N16E13、N16E14、N16E21、N16E27及N7E57。

N16E31坐骨痛穴：外踝上两寸处，内踝骨挠后侧上1寸及N11E13穴上1寸。

N16E32：臀痛穴：肩贞穴上1寸，往桡侧旁开1寸。

17. 经外手穴

N17E1中泉穴：在腕背侧横纹中，当指总伸肌腱桡侧的凹陷处。

N17E2安眠手穴：N2E5穴下1寸、N1E7穴下0.5寸。

N17E3足跟痛穴：N9E3穴下1寸处。

N17E4灵骨穴：在手背虎口处，手背拇指与食指叉骨间，即第一掌骨与第二掌骨接合处。

N17E5感冒手穴：N1E8穴尺侧1寸。

N17E6失眠安神：拇指背面末节中点。

N17E7扁桃体炎：拇指第2骨节桡侧顶点往尺侧横1寸处。

N17E8胃肠痛穴：N9E4穴上1寸。

N17E9鼻渊出血：拇指、食指交叉点赤白肉际处。

N17E10止汗手穴：握拳无名指尖上1寸。

N17E11脚踝痛穴：拇指第2骨节桡侧顶点；N1E7穴下0.5寸。

N17E12眼疾近视：拇指第1骨节尺侧顶点。

N17E13心悸手穴：握拳小指尖下1寸。

N17E14哮喘手穴：手掌面食指与中指、无名指与小指连接点下1寸。

N17E15牙痛穴：掌面中指与无名指交叉点上1寸处。

N17E16梅核气：掌面食指中指缝后1寸。

N17E17止痒穴：N10E3穴往尺侧0.5寸处。

N17E18肩颈背痛：掌背食指、中指交叉点上1寸处。

N17E19腰腿痛穴：掌背食指与中指、中指与无名指指骨交叉点。

N17E20外劳宫穴：在手背侧，第2、第3掌骨之间，掌指关节后0.5寸。

N17E21落枕穴：在手背侧，当第2、第3掌骨之间，掌指关节后约0.5寸处。

N17E22腹泻手穴：掌背中指与无名指连接点上1.5寸。

N17E23坐骨神经：掌背无名指与小指交叉点赤白肉际处上1寸处。

N17E24退热穴：掌背食指与中指交叉赤白肉际处。

N17E25断红穴：掌背食指与中指交叉赤白肉际处。

N17E26八邪穴：在手指背侧，微握拳，第1指~第5指间，指蹼缘后方赤白肉际处，左右共8个穴位。

N17E27大骨空：在拇指背侧指间关节的中点处。

N17E28小骨空：在小指背侧近侧指间关节的中点处。

N17E29四缝穴：位于第2指~第5指掌面，第1、第2节横纹中央。

N17E30中魁穴：在手中指背侧近侧指关节的中点处。

N17E31头痛穴：头痛穴：拇指背面末节中点；掌背食指、中指第2骨节桡侧顶点；无名指与小指第2骨节尺侧顶点。

N17E32鼻炎穴：无名指节关节最高点。

N17E33呃逆手穴：中指甲上骨节中点。

N17E34十宣穴：在手十指尖端，距指甲游离缘0.1寸，左右共10个穴位。

N17E35五指五脏：拇食中无名小指，脾肝心肺肾。

18. 经外脚穴

N18E1内踝尖：内踝尖顶点处。

N18E2外踝尖：外踝尖顶点处。

N18E3化痰点：N3E12穴上半寸处。

N18E4闪腰点：N4E8穴、N11E13穴处。

N18E5性福穴：脚外踝前侧1寸凸起肌肉顶点。

N18E6肋间神经穴：N3E13穴上0.5寸处，或N4E9穴下0.5寸处。

N18E7性冷不孕：N7E21穴及向前、向上1寸区域。

N18E8子宫肌瘤：N8E6穴直下2.5寸处。

N18E9前列腺疾病：N8E6穴直下2寸处。

N18E10腰背痛穴：脚背第2指与中指、中指与无名指交叉点上2寸处。

N18E11肩颈痛穴：脚背第2指与中指、中指与无名指交叉点上1寸处。

N18E12腹泻穴：N11E15穴上0.5寸处。

N18E13乳癖脚穴：N12E6穴下1寸，脚背中指与无名指交叉点上1.5寸。

N18E14痛经穴：N12E6穴、N4E10穴及外踝尖上2寸的腓骨后缘。

N18E15椎间盘突出：N8E10穴及前、后1寸区域。

N18E16膝关节炎：N12E7及N7E19穴下方赤白肉际处。

N18E17尿道膀胱：内踝骨下至赤白肉际处及弧线向N18E21穴区域。

N18E18前列腺疾病：N7E62后0.5寸处。

N18E19网球肘：N7E22穴后0.5寸处。

N18E20肩周炎：N11E15穴上1寸处。

N18E21颈椎疾病：小指第1骨节横纹桡侧赤白肉际及向后1寸区域；脚背第2指与中指、中指与无名指指骨交会点。

N18E22低血压穴：N11E16穴上0.5寸。

N18E23咽喉扁桃体：N4E12桡侧0.5寸处及N12E7尺侧0.5寸处。

N18E24打鼾穴：N3E10和大脚趾甲根部及向后1寸桡、尺区域。

N18E25八风穴：第1～第5趾间，趾蹼缘后方赤白肉际处，一侧四穴，左右共8个穴位。

N18E26独阴穴：在足第2趾的跖侧远侧趾间关节的中点。

N18E27降压穴：足底大脚趾骨节横纹区及横纹尺侧顶点。

N18E28气端穴：在足十趾尖端，距趾甲游离缘0.1寸，左右共10个穴位。手指医院常用经络穴位坐标代码图手指医院常用穴位为特定穴，即五腧穴、八会穴、八脉交会穴、原穴、下合穴、背腧穴、络穴、郄穴、募穴和经外奇穴，坐标代码对照表按全表坐标序列号标注。经外穴为常用穴位和特效穴位，顺序为从上至下，从头到脚。

三、经络穴位坐标代码图

手太阴肺经 ▶ N1

　　手太阴肺经分布于人体胸前、上肢内侧前缘及拇指桡侧，循行11个穴位，首穴为中府，末穴为少商。
　　其中有2个穴位在胸前外上部，其余9个穴位则分布在上肢掌面桡侧。

穴位数量：11个（11Acupoints）
归属脏腑：肺
主治病症：咽喉、胸、肺及经脉循行部位的其他病症。

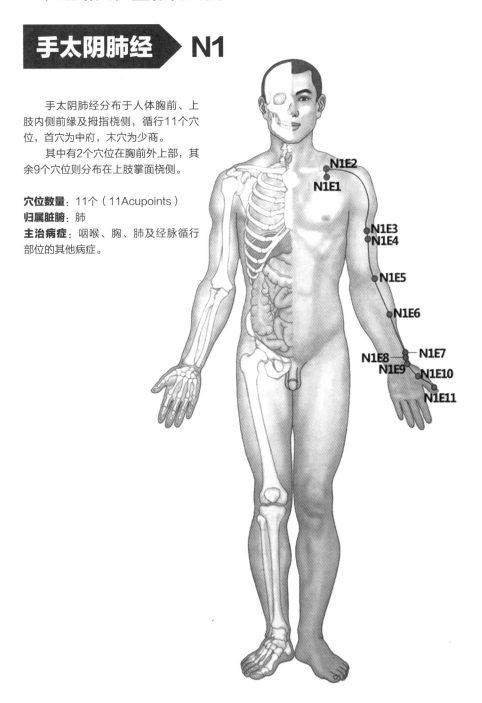

手阳明大肠经 ▶ N2

手阳明大肠经分布于人体食指、上肢外侧前缘、肩、颈、颊、鼻侧，循行20个穴位，首穴为商阳，末穴为迎香。有6个穴位在肩、颈和面部，其余14个穴位则分布在手部及上肢背面的桡侧。

穴位数量： 20个（20Acupoints）
归属脏腑： 大肠
主治病症： 面、咽喉病症，热病、神志病及经脉循行部位的其他病症。

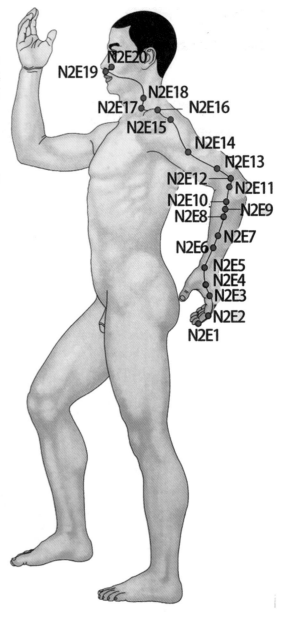

足阳明胃经 ▶ N3

足阳明胃经分布于人体头面、腹、下肢外侧前缘及第2趾和大趾，循行45个穴位，首穴为承泣，末穴为厉兑。其中有12个穴位在头面颈部，18个穴位在胸腹部，其余15个穴位则分布在下肢前外侧和足部。

穴位数量： 45个（45Acupoints）
归属脏腑： 胃
主治病症： 胃肠、头面、五官病症，神志病及经脉循行部位的病症。

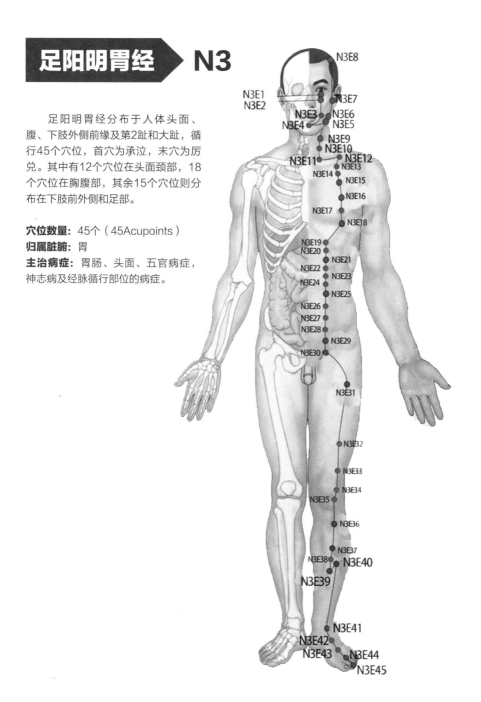

足太阴脾经 ▶ N4

足太阴脾经分布于人体侧胸腹部、下肢内侧前缘及足大趾内侧，循行21个穴位，首穴为隐白，末穴为大包。其中有11个穴位在下肢内侧面和足部，其余10个穴位则分布在侧胸腹部。

穴位数量： 21个（21Acupoints）
归属脏腑： 脾胃
主治病症： 脾胃、妇科病症，前阴病及经脉循行部位的其他病症。

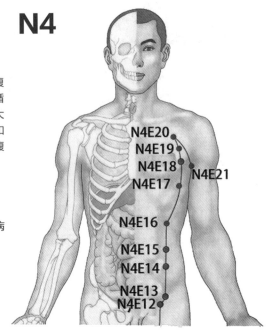

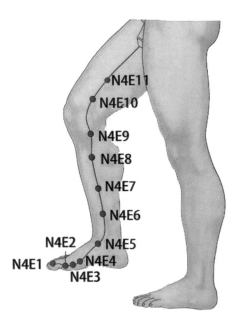

手少阴心经 ▶ N5

手少阴心经分布于人体腋下，上肢内侧后缘、手掌及手小指桡侧，循行9个穴位，首穴为极泉，末穴为少冲。其中有1个穴位在腋窝部，其余8个穴位则分布在上肢掌侧面的尺侧。

穴位数量： 9个（9 Acupoints）
归属脏腑： 心
主治病症： 心、胸病症，神志病及经脉循行部位的其他病症。

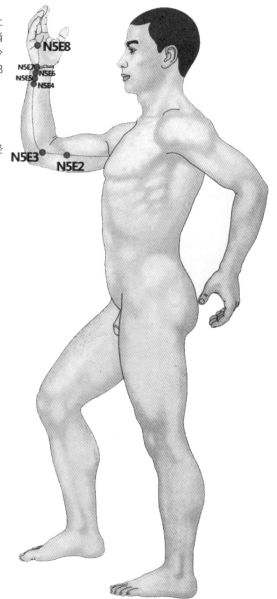

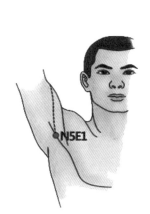

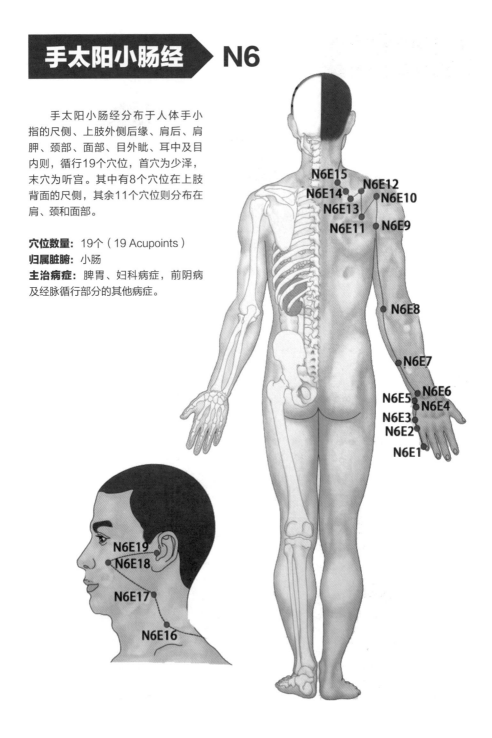

手太阳小肠经 ▶ N6

手太阳小肠经分布于人体手小指的尺侧、上肢外侧后缘、肩后、肩胛、颈部、面部、目外眦、耳中及目内眦，循行19个穴位，首穴为少泽，末穴为听宫。其中有8个穴位在上肢背面的尺侧，其余11个穴位则分布在肩、颈和面部。

穴位数量： 19个（19 Acupoints）
归属脏腑： 小肠
主治病症： 脾胃、妇科病症，前阴病及经脉循行部分的其他病症。

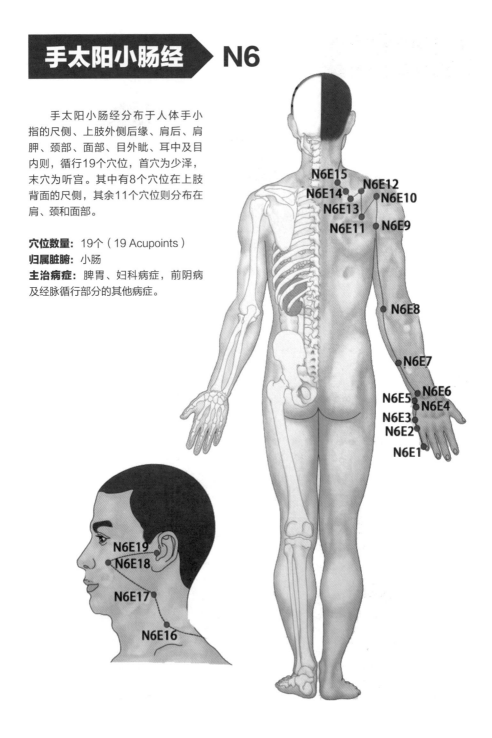

足太阳膀胱经 N7

足太阳膀胱经分布于人体头面、腰背、下肢外侧后缘及中小趾，循行67个穴位，首穴为睛明，末穴为至阴。其中有10个穴位在头顶部，39个穴位在腰背部，其余18个穴位则分布在下肢后外侧部。

穴位数量： 67个（67 Acupoints）
归属脏腑： 膀胱
主治病症： 头颈、目、腰背、下肢病症、神志病、呼吸系统、循环系统、消化系统、泌尿生殖系统及经脉循行部分的其他病症。

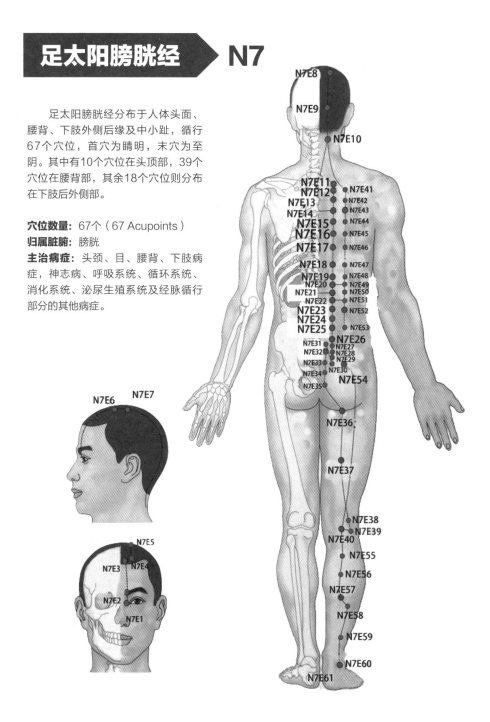

足少阴肾经 ➤ N8

　　足少阴肾经分布于人体第5趾、足底、下肢内侧后缘及胸腹部，循行27个穴位，首穴为涌泉，末穴为俞府。其中有10个穴位在下肢内侧后缘，其余17个穴位则分布在胸腹部前正中线的两侧。

穴位数量： 27个（27 Acupoints）
归属脏腑： 肾
主治病症： 男科疾病、妇科病、咽喉、肺、肾及经脉循行部位的其他病症。

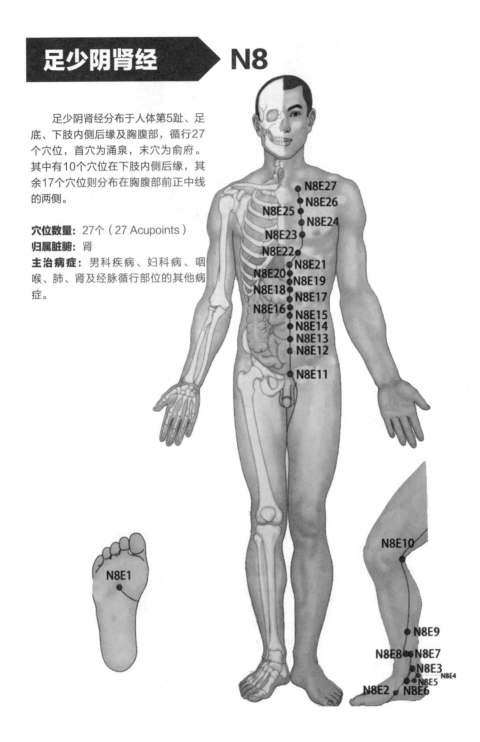

手厥阴心包经

N9

手厥阴心包经分布于人体胸胁、上肢内侧中部，手掌及中指，循行9个穴位，首穴为天池，末穴为中冲。其中有1个穴位在胸前，其余8个穴位则分布在上肢后内侧中部及手部。

穴位数量： 9个（9 Acupoints）
归属脏腑： 心包
主治病症： 心血管系统、胸、胃病症，神志病及经脉循行部位的其他病症。

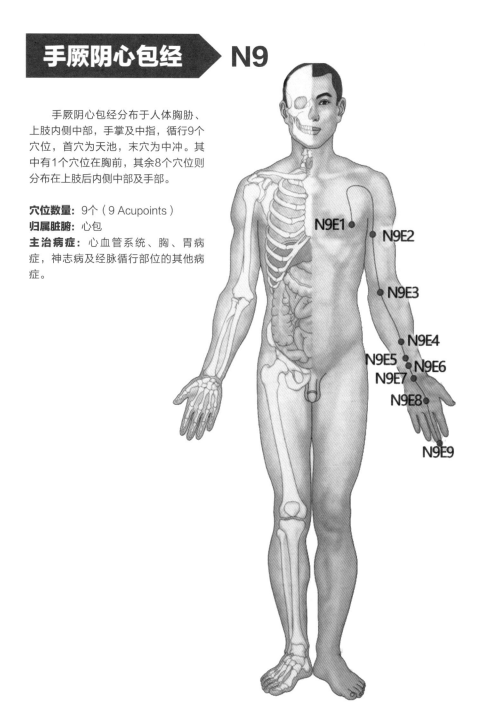

手少阳三焦经 ▶ N10

手少阳三焦经分布于人体无名指、上肢外侧中部、肩颈及头面部，循行23个穴位，首穴为关冲，末穴为竹空。其中有13个穴位在上肢的外侧，其余10个穴位则分布在侧头、颈和肩部。

穴位数量： 23个（23 Acupoints）
归属脏腑： 三焦
主治病症： 头面、眼耳、咽喉、胸、肩臂病症，热病及经脉循行部位的其他病症。

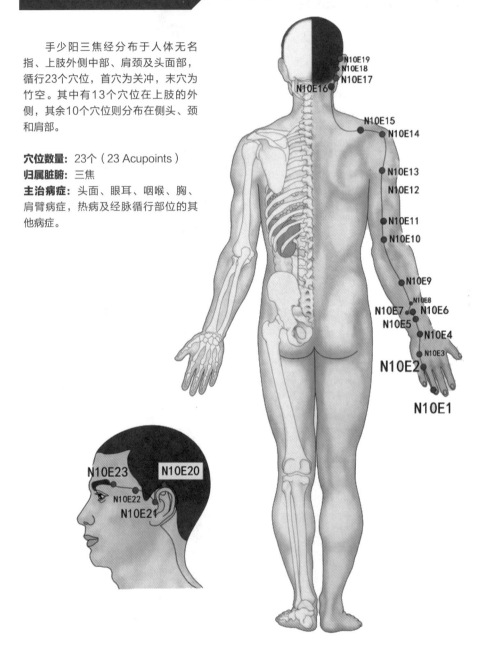

足少阳胆经 ▶ N11

足少阳胆经分布于人体头侧面、胸腹侧面、下肢外侧中部及第4趾，循行44个穴位，首穴为瞳子髎，末穴为足窍阴。其中有15个穴位在外侧面，8个穴位在髋部、胸腹侧部，其余21个穴位则分布在头面、项及肩部。

穴位数量： 44个（44 Acupoints）
归属脏腑： 胆
主治病症： 侧头部、眼、耳、咽喉、肝胆病症、神志病、热病及经脉循行部位的其他病症。

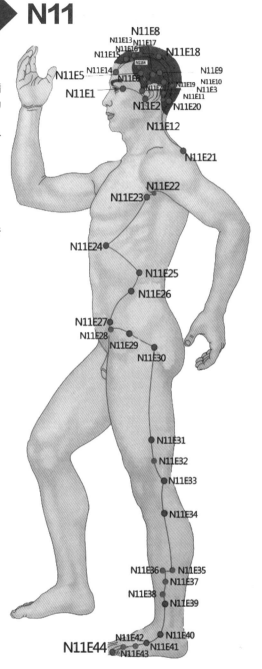

足厥阴肝经 ➤ N12

足厥阴肝经分布于人体足大踇趾、下肢内侧、胸腹部、颈部、头面及头顶，循行14个穴位，首穴为大敦，末穴为期门。其中有12个穴位在足部及下肢内侧，其余2个穴位则分布在腹部和胸部。

穴位数量： 14（14 Acupoints）
归属脏腑： 肝
主治病症： 胸、肝胆病症，妇科病、神志病、热病及经脉循行部位的其他病症。

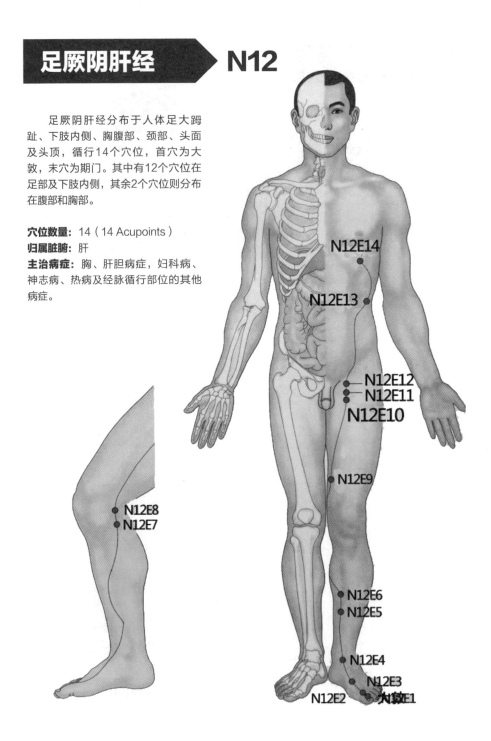

N12E14

N12E13

N12E12
N12E11
N12E10

N12E9

N12E8
N12E7

N12E6
N12E5

N12E4
N12E3
N12E2　大敦E1

任脉 ▶ N13

任脉分布于人体前正中线及颈部、口旁、面部，循行24个穴位，首穴为会阴，末穴为承浆。其中有21个穴位在腰部及胸腹部，其余3个穴位则分布在颈面部。

穴位数量： 24个（24 Acupoints）
归属脏腑： 肺、脾、心、肾、肝、心包。
主治病症： 头面、颈部、胸腹部病症，神志病及相应的内脏病症。

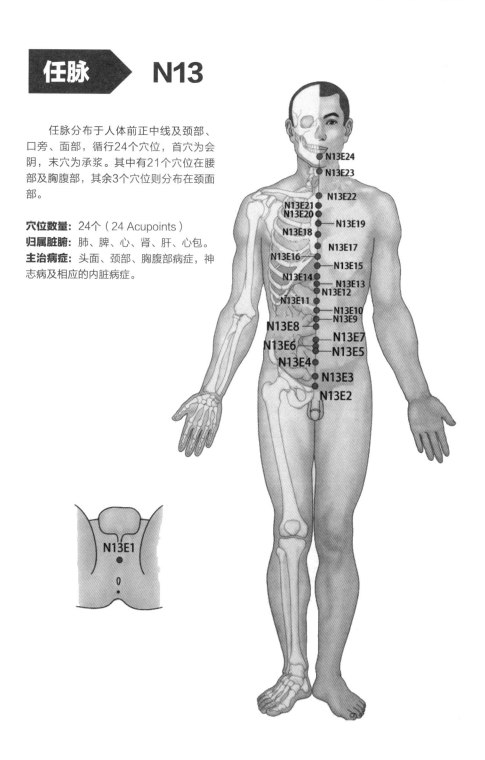

督脉 ▶ N14

督脉分布于人体后正中线及头面部正中，循行28个穴位，首穴为长强，末穴为龈交。其中有2个穴位在臀部，12个穴位在要背部，其余14个穴位则分布在头部。

穴位数量： 28个（28 Acupoints）
归属脏腑： 大肠、胃、小肠、膀胱、三焦、胆。
主治病症： 头颈、背部、腰骶病症，神志病、热病及相应的内脏病症。

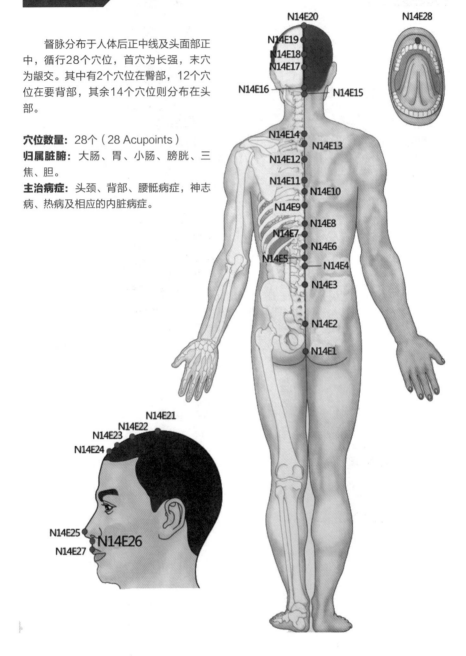

经外奇穴 N15

经外奇穴：指不归属于十四经，但具有一定名称、固定位置和一定主治作用的腧穴。经外奇穴的分布比较分散，大多不在十四经循行路线上，但与经络系统仍有一定关系。有的经外奇穴并不专指某一个部位，而是指一组腧穴，如十宣、八邪、八风等。

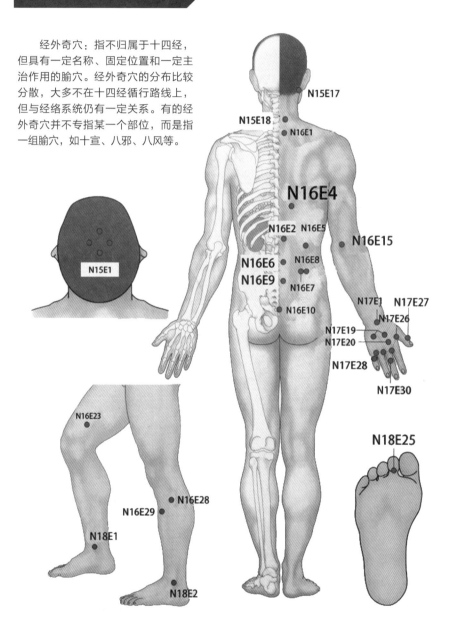

经外奇穴 ▶ N15

经外奇穴：指不归属于十四经，但具有一定名称、固定位置和一定主治作用的腧穴。经外奇穴的分布比较分散，大多不在十四经循行路线上，但与经络系统仍有一定关系。有的经外奇穴并不专指某一个部位，而是指一组腧穴，如十宣、八邪、八风等。

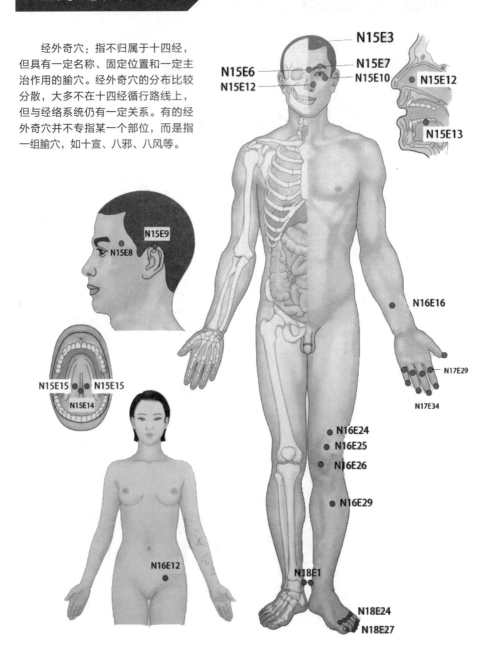

附一　穴位代码坐标图

1. 发烧推三关

三关六腑两穴性相对。三关，性大热，主补元气，可助气活血，熏蒸无汗时可取。元气足便不必用此穴。此穴使用甚少，故无太多见解。通常三关又分大三关与小三关，推三关处为大三关，小三关为儿科望指纹处，是大肠经穴，所以可以解大肠之热，此为鉴别。N16E18（N2E5，N2E7，N2E11）

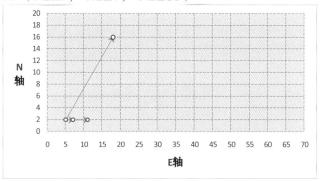

2. 发烧下六腑

三关取热，六腑取凉，此二穴尤大热大寒之剂，故在选穴时，实在应当慎重辩证取之。"若非大热大寒，必二法交用，取水火相济之义也。" N17E37 推三关、下六腑二者一补一泻、一热一寒。因二穴寒、热较烈，故临床上，若以热、实为主，以退六腑为主，推三关次之；若以寒、虚为主，则以推三关为主、退六腑次之。以防寒热、补泻太过，有平调之意。N16E19（N6E8，N6E7，N6E5）

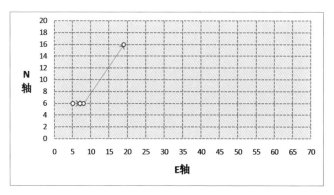

3. 发烧清天河水（常用于儿童）

天河水穴位于心包经，主退上焦之热，清心及心包之火，降相火，可退潮热，除烦躁。穴名喻义取天河之水降火。平素临床以此穴用于小儿夜啼，小儿腹泻，小儿夜睡不安。在中医小儿推拿中，三关是有温阳散寒的作用，主要在寒症时用。比如风寒感冒、出疹出不透时等；六腑主要在高热时用，代药是代犀牛角、羚羊角的。一般在高烧39度以上时用；天河水不但有退热作用，还有宁心安神的作用。N16E20（N9E8，N9E6，N9E3）

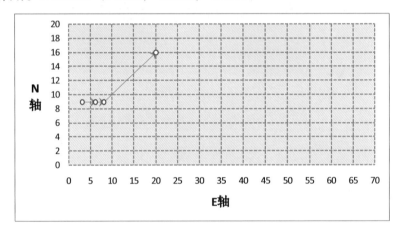

4. 风寒感冒

点按承山、风池、大椎、涌泉、感冒手穴、尺泽、天枢穴。N7E57、N11E20、N14E14、N8E1、N17E5、N3E25、N1E5。

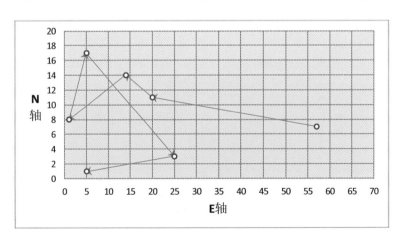

5. 风热感冒

点按承山、鱼际、商阳、风池、太冲、内庭穴。N7E57、N1E10、N2E1、N11E20、N12E3、N3E44。

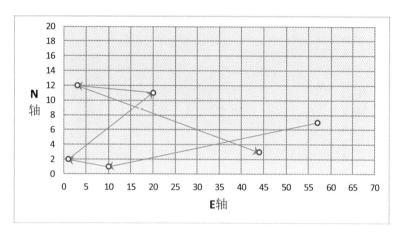

6. 风寒咳嗽

点按承山、风池、大椎、肺俞、涌泉、尺泽穴。N7E57、N11E20、N14E14、N7E13、N8E1、N1E5。

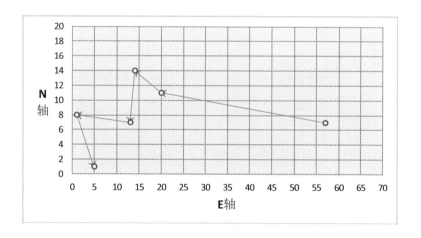

7. 风热咳嗽

点按承山、鱼际、太冲、水泉、尺泽穴。N7E57、N1E10、N12E3、N8E5、N1E5。

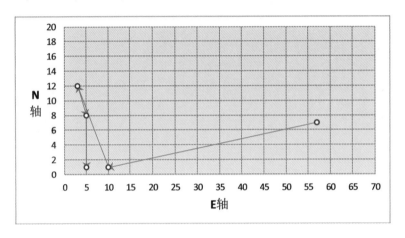

8. 风寒闭肺哮喘

点按承山、风府、天枢、气海、哮喘手穴、申脉穴。N7E57、N14E16、N3E25、N13E6、N17E14、N7E62。

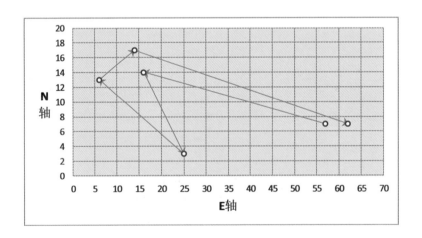

9. 心火炽盛失眠

点按太冲、大陵、安眠手穴、少海、水泉、太渊穴。N12E3、N9E7、N17E2、N5E3、N8E5、N1E9。

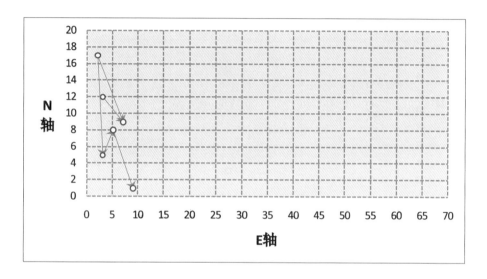

10. 脾胃虚寒胃痛

点按承山、大都、解溪、梁丘、胃肠手穴、阴交穴。N7E57、N4E2、N3E41、N3E34、N17E8、N13E7。

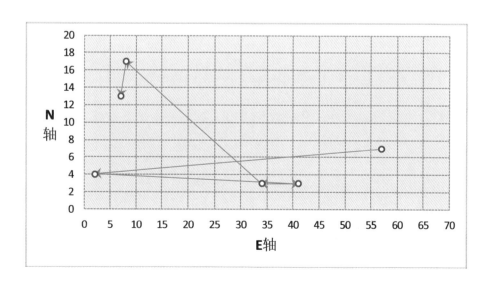

11. 寒邪　阻腹痛

点按承山、公孙、阴交、合谷、梁丘穴。N7E57、N4E4、N13E7、N2E4、N3E34。

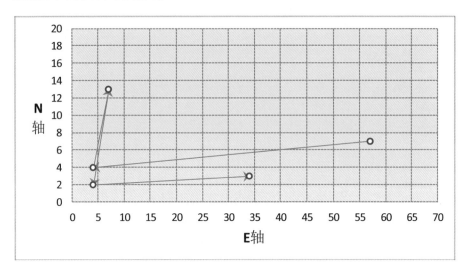

12. 外邪犯胃呕吐

点按风池、承山、丰隆、足三里、涌泉、呃逆手穴、尺泽穴。N11E20、N7E57、N3E40、N3E36、N8E1、N17E33、N1E5。

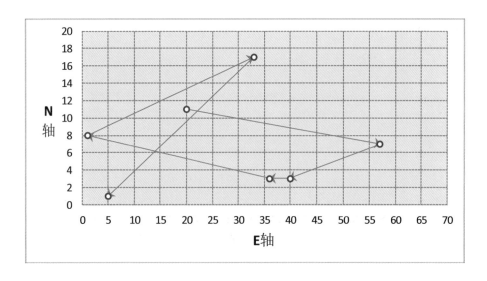

13. 寒湿泄泻

点按承山、水道、阴交、冲阳、胃俞穴。N7E57、N3E28、N13E7、N3E42、N7E21。

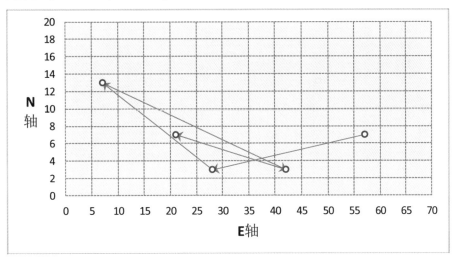

14. 热结肠胃便秘

点按承山、内庭、解溪、商丘、二间、合谷穴。N7E57、N3E44、N3E41、N4E5、N2E2、N2E4。

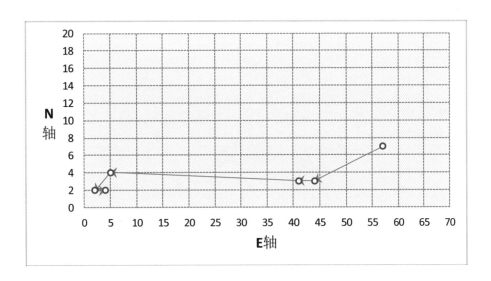

15. 风寒头痛

点按风池、大椎、承山、复溜、头痛手穴、申脉穴。N11E20、N14E14、N7E57、N8E7、N17E31、N7E62。

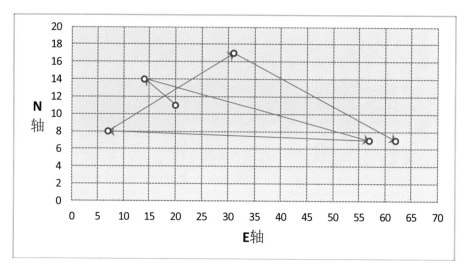

16. 风热头痛

点按鱼际、商阳、内庭、太冲、头痛手穴、尺泽、肺俞穴。N1E10、N2E1、N3E44、N12E3、N17E31、N1E5、N7E13。

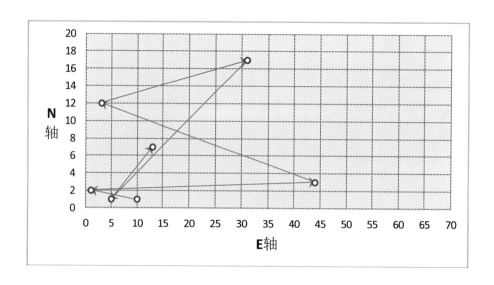

17. 肝风上扰眩晕

点按承山、太冲、行间、足临泣、风市、日月穴。N7E57、N12E3、N12E2、N11E41、N11E31、N11E24。

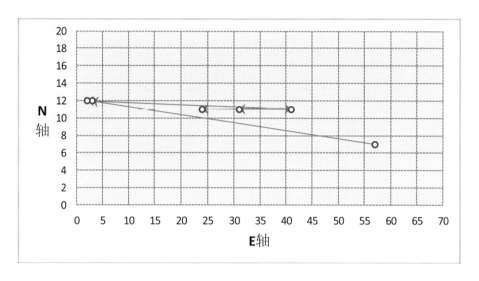

18. 盗汗

点按阴陵泉、三阴交、陷谷、灵道、中府、照海穴。N4E9、N4E6、N3E43、N5E4、N1E1、N8E6。

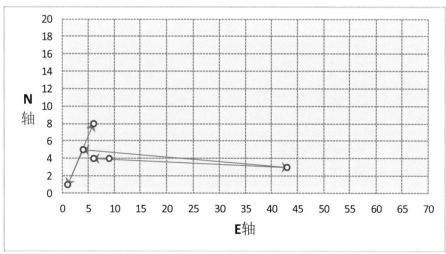

19. 中暑

点按中冲、鱼际、承山、中渚、太冲、厉兑穴。N9E9、N1E10、N7E57、N10E3、N12E3、N3E45。

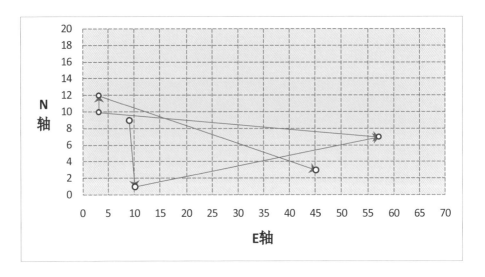

20. 虚火上炎口疮

点按行间、内庭、阴陵泉、上巨虚、下巨虚、太溪、尺泽穴。N12E2、N3E44、N4E9、N3E37、N3E39、N8E3、N1E5。

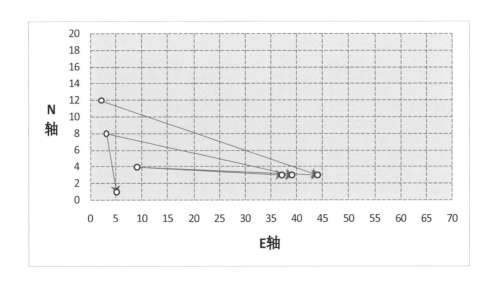

21.肺气虚寒鼻渊

点按膻中、中府、太渊、鼻渊手穴、偏历、肺俞穴。N13E17，N1E1，N1E9，N17E9，N2E6，N7E13。

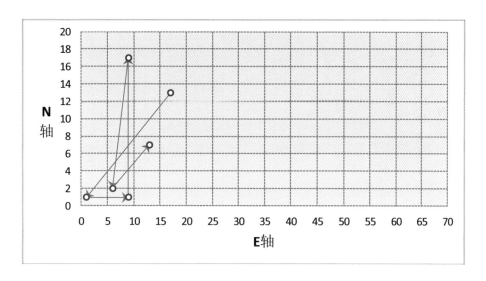

22.肝郁痰凝乳癖

点按承山、丰隆、阴包、太冲、乳癖脚穴、血海、气海穴。N7E57，N3E40，N12E9，N12E3，N18E13，N4E10，N13E6。

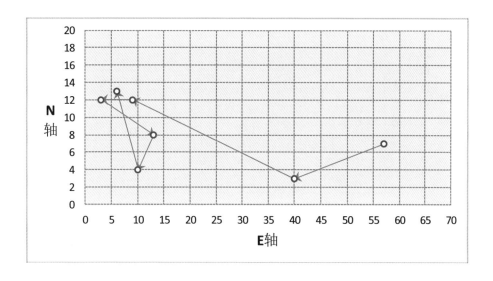

23. 淋证气淋

点按膻中、承山、太冲、秩边、性福穴、中极、公孙穴。
N13E17、N7E57、N12E3、N7E54、N18E5、N13E3、N4E4

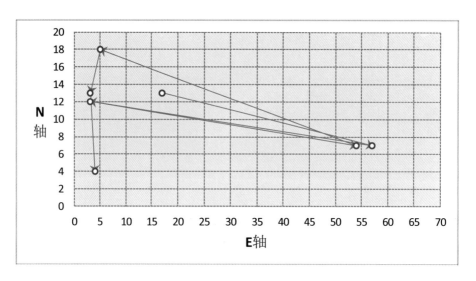

24. 膀胱湿热癃闭

点按鱼际、承山、胞肓、性福穴、阴谷、太溪穴。N1E10、
N7E57、N7E53、N18E5、N8E10、N8E3

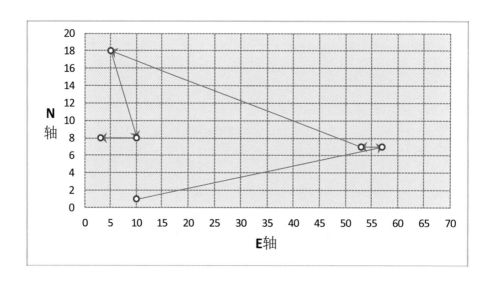

25. 心脾两虚阳痿

点按少府、曲泽、承山、太白、曲泉、志室、性福穴、照海、太溪穴。N5E8、N9E3、N7E57、N4E3、N12E8、N7E52、N18E5、N8E6、N8E3。

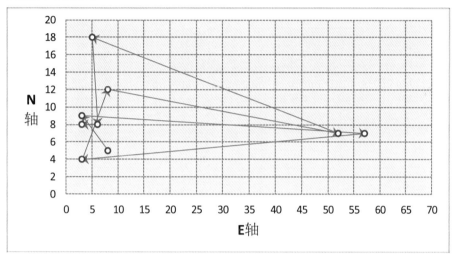

26. 湿热下注痔疮

点按承山、太冲、内庭、二白、少海、孔最、尺泽穴。N7E57、N12E3、N3E44、N16E16、N5E3、N1E6、N1E5。

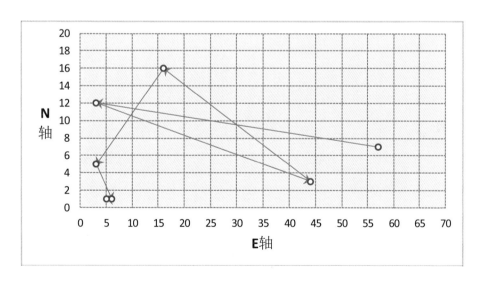

27. 风湿性关节炎

点按承山、行间、陷谷、风市、翳风、申脉、足三里穴。
N7E57，N12E2，N3E43、N11E31、N10E17、N7E62、N3E36。

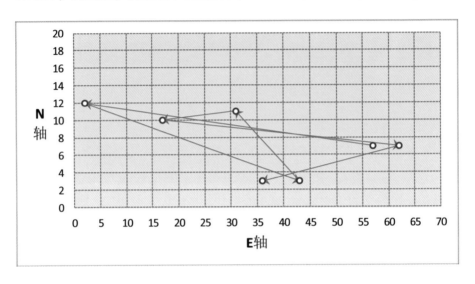

28. 月经不调血虚寒瘀

点按承山、太冲、仆参、血海穴、三阴交、膈俞、足三里穴。
N7E57、N12E3、N7E61、N4E10、N4E6、N7E17、N3E36。

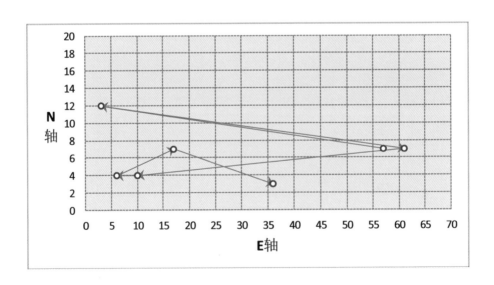

29. 月经不调经量过多、崩漏

拍八窝穴，点仆参、断红穴。N16E13、N16E14、N16E21、N16E27、N7E61、N17E25。

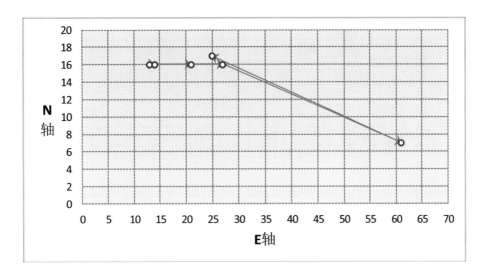

30. 气滞血瘀痛经

点按膻中、太冲、行间、地机、大都、气海穴。N13E17、N12E3、N12E2、N4E8、N4E2、N13E6。

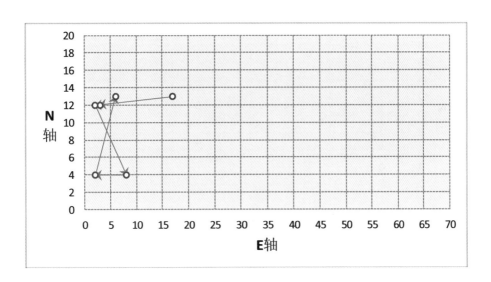

31. 颈椎病

点按手脚颈穴、后溪、悬钟穴。N17E18、N18E11、N6E3、N11E39。

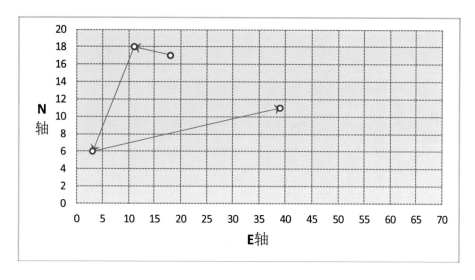

32. 腰椎疼痛

点按手脚腰穴、商丘、丘墟、委中穴。N17E19、N18E10、N4E5、N11E40、N7E40。

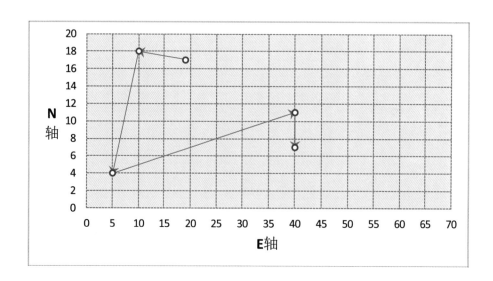

33. 胃热积盛消渴（糖尿病）

点按内庭、太冲、三阴交、地机、然谷、照海、消渴手穴（间使上1寸）、筑宾、水泉穴。N3E44、N12E3、N4E6、N4E8、N8E2、N8E6、N16E17、N8E9、N8E5。

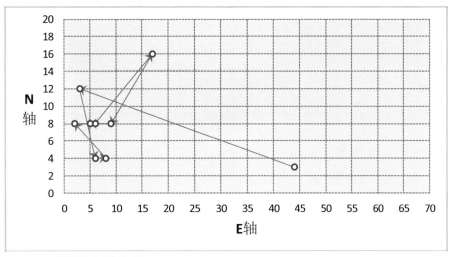

34. 风阳上扰中风

点按承山、风市、足临泣、阳陵泉、鱼际、尺泽、偏瘫头穴（角孙上3寸）、足三里、水泉穴。N7E57、N11E31、N11E41、N11E34、N1E10、N1E5、N15E4、N3E36、N8E5。

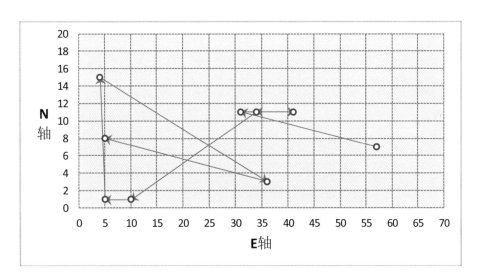

35. 阴虚火旺心悸

点按太冲、行间、内庭、鱼际、内关、阴陵泉、三阴交、照海穴。N12E3、N12E2、N3E44、N1E10、N9E6、N4E9、N4E6、N8E6。

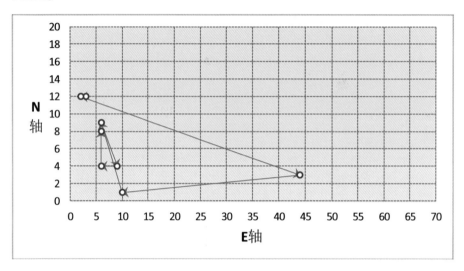

36. 脚踝肿痛

点按太渊穴、脚踝手穴（拇指节末桡侧）、风市、环跳、飞扬穴、血海、中都穴。N1E9、N17E11、N11E31、N11E30、N7E58、N4E10、N12E6。

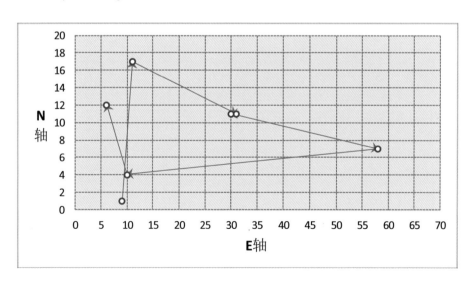

37. 膝盖疼痛

点按承山穴、风市穴、丘墟穴、手三里穴。N7E57、N11E31、N11E40、N2E10。

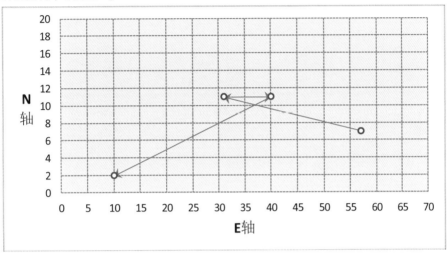

38. 腰痛（坐骨神经痛）

点按丘墟、商丘、腰腿手穴、腰痛脚穴（陷谷与足临泣间）、坐骨脚穴（外踝上两寸）、委中穴。N11E40、N4E5、N17E19、N18E10、N16E31、N7E40。

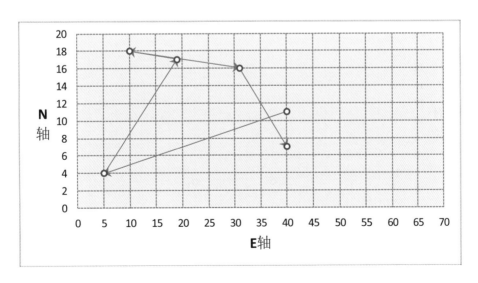

39. 打嗝

点按攒竹、内关、风池、风市穴。N7E2、N9E6、N11E20、N11E31。

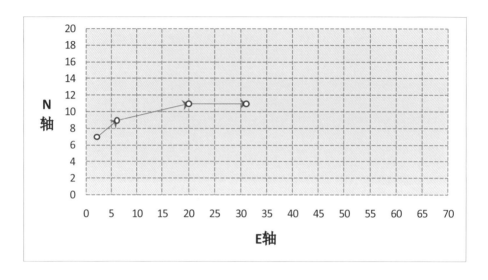

40. 打鼾

点按隐白、丰隆、阴陵泉、天枢、列缺、云门穴。N4E1、N3E40、N4E9、N3E25、N1E7、N1E2。

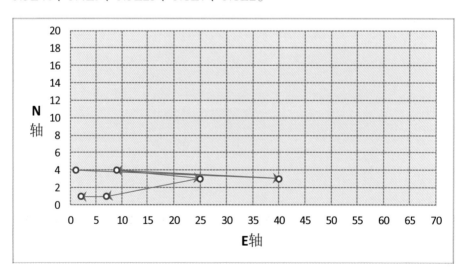